Kohlhammer

Ali Kemal Gün

Interkulturelle therapeutische Kompetenz

Möglichkeiten und Grenzen
psychotherapeutischen Handelns

Verlag W. Kohlhammer

Dieses Werk einschließlich aller seiner Teile ist urheberrechtlich geschützt. Jede Verwendung außerhalb der engen Grenzen des Urheberrechts ist ohne Zustimmung des Verlags unzulässig und strafbar. Das gilt insbesondere für Vervielfältigungen, Übersetzungen, Mikroverfilmungen und für die Einspeicherung und Verarbeitung in elektronischen Systemen.

Pharmakologische Daten, d. h. u. a. Angaben von Medikamenten, ihren Dosierungen und Applikationen, verändern sich fortlaufend durch klinische Erfahrung, pharmakologische Forschung und Änderung von Produktionsverfahren. Verlag und Autoren haben große Sorgfalt darauf gelegt, dass alle in diesem Buch gemachten Angaben dem derzeitigen Wissensstand entsprechen. Da jedoch die Medizin als Wissenschaft ständig im Fluss ist, da menschliche Irrtümer und Druckfehler nie völlig auszuschließen sind, können Verlag und Autoren hierfür jedoch keine Gewähr und Haftung übernehmen. Jeder Benutzer ist daher dringend angehalten, die gemachten Angaben, insbesondere in Hinsicht auf Arzneimittelnamen, enthaltene Wirkstoffe, spezifische Anwendungsbereiche und Dosierungen anhand des Medikamentenbeipackzettels und der entsprechenden Fachinformationen zu überprüfen und in eigener Verantwortung im Bereich der Patientenversorgung zu handeln. Aufgrund der Auswahl häufig angewendeter Arzneimittel besteht kein Anspruch auf Vollständigkeit.

Die Wiedergabe von Warenbezeichnungen, Handelsnamen und sonstigen Kennzeichen in diesem Buch berechtigt nicht zu der Annahme, dass diese von jedermann frei benutzt werden dürfen. Vielmehr kann es sich auch dann um eingetragene Warenzeichen oder sonstige geschützte Kennzeichen handeln, wenn sie nicht eigens als solche gekennzeichnet sind.

Es konnten nicht alle Rechtsinhaber von Abbildungen ermittelt werden. Sollte dem Verlag gegenüber der Nachweis der Rechtsinhaberschaft geführt werden, wird das branchenübliche Honorar nachträglich gezahlt.

Dieses Werk enthält Hinweise/Links zu externen Websites Dritter, auf deren Inhalt der Verlag keinen Einfluss hat und die der Haftung der jeweiligen Seitenanbieter oder -betreiber unterliegen. Zum Zeitpunkt der Verlinkung wurden die externen Websites auf mögliche Rechtsverstöße überprüft und dabei keine Rechtsverletzung festgestellt. Ohne konkrete Hinweise auf eine solche Rechtsverletzung ist eine permanente inhaltliche Kontrolle der verlinkten Seiten nicht zumutbar. Sollten jedoch Rechtsverletzungen bekannt werden, werden die betroffenen externen Links soweit möglich unverzüglich entfernt.

1. Auflage 2018

Alle Rechte vorbehalten
© W. Kohlhammer GmbH, Stuttgart
Gesamtherstellung: W. Kohlhammer GmbH, Stuttgart

Print:
ISBN 978-3-17-030659-2

E-Book-Formate:
pdf: ISBN 978-3-17-030660-8
epub: ISBN 978-3-17-030661-5
mobi: ISBN 978-3-17-030662-2

Für den Inhalt abgedruckter oder verlinkter Websites ist ausschließlich der jeweilige Betreiber verantwortlich. Die W. Kohlhammer GmbH hat keinen Einfluss auf die verknüpften Seiten und übernimmt hierfür keinerlei Haftung.

Für meine verstorbene Mutter, für meine Frau Selma
und unsere Kinder Arda und Eda

Inhaltsverzeichnis

Der Autor		10
Einleitung		11
1	Interkulturelle therapeutische Kompetenz (IKTK)	17
	1.1 Interkulturelle Aspekte in der Therapie mit Migranten – ausgehend von den Auswertungsergebnissen eigener Untersuchung	26
	1.1.1 Therapeut-Patient-Beziehung und interkulturelle Kommunikation	27
	1.1.2 Kultursensible Anamneseerhebung, Diagnostik und Behandlerwechsel	35
	1.1.3 Verstehen von Chiffren, Organchiffren und körperbezogenen Signalen und Metaphern	43
	1.1.4 Überbetonung oder Verleugnung (Akzentuierung oder Nivellierung)	49
	1.1.5 Muttersprachliche Therapeuten versus einheimische Therapeuten	52
	1.2 Eine Falldarstellung als Beispiel für ein interkulturell kompetentes Vorgehen (Interkulturelle Therapeutische Kompetenz)	55
2	Eigene Untersuchung zum Thema »Interkulturelle Missverständnisse in der Psychotherapie und Interkulturelle therapeutische Kompetenz«	72
	2.1 Gleichbehandlungsmaxime	73
	2.2 Kulturelle Missverständnisse	80
	2.3 Sprachliche Missverständnisse	87
	2.3.1 Zum Einsatz von Sprach- und Integrationsmittlern (SIM)	100
	2.4 Religiöse Missverständnisse	104
	2.5 Ethnische Missverständnisse	109
	2.6 Zusammenfassung der Auswertungsergebnisse in Form von Übertragungsbereitschaften (Vorannahmen)	113

	2.6.1	Übertragung/Gegenübertragung sowie Vorannahmen einheimischer Therapeut gegenüber Migranten-Patient	113
	2.6.2	Übertragung/Gegenübertragung sowie Vorannahmen Migranten-Patient gegenüber einheimischen Therapeuten	115

3	Gesundheitsversorgung der Migranten in Deutschland		119
	3.1	Datenlage zur Gesundheitssituation der Migranten	119
	3.2	Erhöhte Krankheitsrisiken bei Migranten im Verhältnis zu Deutschen	121
	3.3	Krankheitsfördernde bzw. -begünstigende Faktoren bei Migranten	129
	3.4	Inanspruchnahmeverhalten der Migranten und Rahmenbedingungen	131
	3.5	Zugangsbarrieren zum und im Sozial- und Gesundheitswesen	134
	3.6	Interkulturelle Öffnung der Gesundheitsdienste - Eine Herausforderung für die gesamte Gesellschaft und eine zeitgerechte Notwendigkeit	140
		3.6.1 Qualitätskriterien zur Interkulturellen Öffnung der Gesundheitsdienste	144
		3.6.2 Zusammenfassung	153
	3.7	Leitkriterien für eine interkulturell geöffnete bzw. ausgerichtete Institution des Gesundheitsdienstes (Checkliste)	155

4	Familienstruktur der Türkeistämmigen		158
	4.1	Zur Struktur der aus dem türkisch-islamischen Kulturkreis stammenden Familien	158
	4.2	Traditionelle Wertorientierung der Familien in der türkischen Gesellschaft	159
	4.3	Rollendifferenzierung und Kulturstandards	160
	4.4	Gesellschafts- und Familienstruktur im Wandel	167
	4.5	Die Familie in der Migration	168
	4.6	Interkulturelle therapeutische Haltungen (Interkulturelle therapeutische Kompetenz bei der Arbeit mit Migrantenfamilien)	174

5	Religiöse Krankheits- und Heilvorstellungen am Beispiel des Islam		179
	5.1	Kurzer Rückblick zur Entwicklung der Medizin im Altertum	182
	5.2	Traditionelle Heilpraktiken und Islam	184
	5.3	Gesundheit und Krankheit im Islam	185

	5.4	Traditionell-magisch-religiöse Vorstellungen über Krankheit und Heilung	187
	5.5	Traditionelle Heiler und Behandlung von Krankheiten	188
		5.5.1 Hodscha *(Hoca)*	189
	5.6	Therapeutische Haltungen	196
6		**Zur Geschichte der Arbeitsmigration im Nachkriegsdeutschland**	**199**
	6.1	Historischer Rückblick	199
	6.2	Anwerbevertrag und die ersten Arbeitsmigranten (»Gastarbeiter«)	200
	6.3	Deutsche Verbindungsstelle	201
	6.4	Gesundheitsprüfung	203
	6.5	Gesundheit bei der Einreise und Anpassungsreaktionen in der Anfangsphase der Migration	205
	6.6	Arbeitsbedingungen und Wohnsituation	205
	6.7	Soziale Lage der Migranten	208
	6.8	Anwerbestopp und Familiennachzug	211
	6.9	Rückkehr oder Niederlassung?	212
	6.10	Flüchtlinge	217
		6.10.1 Fluchtursachen	217
		6.10.2 Gesundheitssituation und Gesundheitsversorgung von Flüchtlingen und Asylbewerber	219
	6.11	Psychosoziale Versorgung von Migranten	221

Literaturverzeichnis **223**

Stichwortverzeichnis **239**

Der Autor

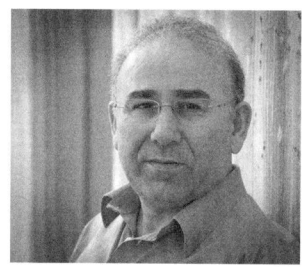

Foto: Andrzej Walkusz

Dr. phil. Dipl.-Psych. Ali Kemal Gün wurde in der Türkei geboren und kam 1979 mit 18 Jahren zum Studium nach Deutschland. Er ist als türkisch-/deutschsprachiger bilingualer Psychologischer Psychotherapeut in der LVR-Klinik Köln tätig.

Als erste psychiatrische Klinik in der Bundesrepublik ernannte ihn die LVR-Klinik Köln mit festem Stellenanteil zum Integrationsbeauftragten. In dieser Funktion berät er auch den Landschaftsverband Rheinland (LVR) beim Schwerpunkt »Verbesserung der Versorgung von Migrantinnen und Migranten«, der darauf abzielt, die strukturelle Integration der Patientinnen und Patienten zu fördern und die Qualität der Versorgungsleistungen für Zuwanderer zu erhöhen. Neben seiner therapeutischen Arbeit engagiert er sich in verschiedenen bundesweiten und kommunalen Arbeitskreisen zur Verbesserung der gesundheitlichen Versorgung von Migrantinnen und Migranten und ist Mitglied des Integrationsgipfels im Bundeskanzleramt. Seine Arbeits- und Forschungsschwerpunkte lassen sich überschreiben mit: Interkulturelle Missverständnisse in der Psychotherapie, Interreligiöse und Interkulturelle Kompetenz, Interkulturelle Öffnung von Institutionen, interkulturelle Kommunikation und Sensibilisierung. Hierzu bietet er Fort- und Weiterbildungen, Seminare, Vorträge, Trainings, Beratung, Mediation, Projektmanagement und Organisationsentwicklung an. Dr. Gün tritt für die Integration von Migrantinnen und Migranten auf allen gesellschaftlichen Ebenen ein. Seit April 2012 ist er im Vorstand von DOMID (Das Dokumentationszentrum und Museum über die Migration in Deutschland) und engagiert sich für die Gründung eines zentralen Migrationsmuseums in Deutschland.
Kontakt: a.k.guen@lvr.de

Einleitung

Deutschland ist von einer kulturellen, ethnischen und religiösen Vielfalt geprägt, die angesichts von 17 Millionen Einwohnern mit Migrationshintergrund nicht überrascht. Es wird nicht dabei bleiben. Im Zuge der allgemeinen Globalisierung und der weltweit wachsenden Migrationsbewegungen sowie der demografischen Entwicklung vollzieht sich in Deutschland und vielen Ländern der Welt zunehmend ein gesellschaftlicher Wandel, der von einem Nebeneinander zu einer gegenseitigen Durchdringung kultureller, ethnischer und weltanschaulicher Lebensweisen führen wird. Die zunehmend enger werdenden interkulturellen Verknüpfungen haben international den wirtschaftlichen Sektor bestimmt; sie werden die gesellschaftlichen Normen und Wertvorstellungen der Länder ebenso erfassen. Institutionelle und individuelle Leitbilder sind von diesem strukturellen Wandel ebenso betroffen wie die psychosoziale und gesundheitliche Versorgung der Menschen.

Deswegen können selbst so entlegene Wissenschafts- und Praxisbereiche wie die Theorien und Methoden der Psychotherapie hiervon nicht unberührt bleiben. Notgedrungen müssen sie sich dieser Entwicklung anpassen. Die psychotherapeutischen Methoden und ihre theoretischen Modelle, die sich seit dem frühen zwanzigsten Jahrhundert im christlich-jüdisch geprägten Zentraleuropa entwickelten, dürften inzwischen den neuen Anforderungen an die sich entwickelnde europäische Gesellschaft der Vielfalt von Kulturen, Religionen, Ethnien und Sprachen nicht mehr gewachsen sein. Die ursprünglich überwiegend mit Blick auf den westeuropäischen Mittelstand entwickelten therapeutischen Modelle scheinen nicht ohne weiteres auf andere soziale Gruppen und Kulturen übertragbar zu sein. Migration und Interkulturalität stellen somit in jedem Einwanderungsland komplexe Herausforderungen an den Problembereich Psychotherapie, besonders hinsichtlich der theoretisch-konzeptionellen und methodisch-praktischen Aspekte, dar.

Bei Menschen mit Migrationshintergrund ist die Hürde größer, bei psychischen Problemen professionelle Hilfe in Anspruch zu nehmen. In Fällen, in denen Hilfe dennoch in Anspruch genommen wird, stellt sich die Frage, wie diese fachkompetent gewährleistet werden kann. Denn in interkulturellen Überschneidungssituationen tauchen oft Missverständnisse zwischen den jeweils Handelnden (Arzt – Therapeut – Patient) auf, die u. a. auf eine mangelnde interkulturelle Kompetenz der Fachleute zurückführbar sind. Trotz langjährigen Zusammenlebens in einer

Gesellschaft bestehen bei Therapeuten und Migranten[1] Fremdheitsgefühle, die die Kommunikations- und Interaktionsprozesse stark beeinflussen können.

Migranten sind in unterschiedlichen kulturellen Räumen sozialisiert. Sie bringen differente kulturelle, traditionelle und religiöse Norm- und Wertvorstellungen mit. Neben Sprachbarrieren tragen eben diese Besonderheiten dazu bei, dass im therapeutischen Zwischenraum beiderseitige Unsicherheiten und Ängste entstehen, die den Therapieprozess beeinflussen können. Bewusste Wahrnehmung und Auseinandersetzung hiermit fördert nicht nur das Vertrauensverhältnis zwischen Therapeut und Patient, sondern begünstigt vor allem den Therapieerfolg. Die inhaltsanalytische Auswertung der zu dem Thema durchgeführten Interviews in meiner Dissertation hat aufgezeigt, dass die einheimischen deutschen Therapeuten und ihre türkeistämmigen[2] Patienten unterschiedliche Vorstellungen und Erwartungen an und über psychotherapeutische Behandlungen haben. Umso wichtiger erscheint der Aufbau einer vertrauensfördernden, tragfähigen Therapeut-Patient-Beziehung, damit die therapeutische Begegnung von den Beteiligten als hilfreich, nützlich und zufriedenstellend erlebt werden kann. Deutlich wird hierbei die Bedeutung der »Interkulturellen therapeutischen Kompetenz« (IKTK). Es gibt unterschiedliche Vorstellungen darüber, was damit gemeint ist.

Das *erste Kapitel* des Buches behandelt das Thema »Interkulturelle Therapeutische Kompetenz« (IKTK) in allgemeiner Form. Diese Kompetenz umfasst eine Vielzahl von Kenntnissen, Fähigkeiten und Fertigkeiten und erfordert u. a. die Fähigkeit und Bereitschaft, ein Behandlungskonzept zu verfolgen, das eingehend sprach- und kulturbezogene, ethnische und religiöse Aspekte berücksichtigt. Im interkulturellen Überschneidungsbereich scheint therapeutisches Können erforderlich zu sein, um gerade diese Aspekte als Möglichkeit einer Bewältigungsstrategie einzubeziehen und damit neue Handlungsstrategien zu entwickeln.

Ausgehend aus den Auswertungsergebnissen der eigenen Untersuchung werden hier einige interkulturelle Aspekte in der Therapie mit Migranten behandelt. Dabei werden u. a. die Therapeut-Patient-Beziehung und interkulturelle Kommunikation, die kultursensible Anamneseerhebung, Diagnostik und Behandlerwechsel, das Verstehen von Chiffren, Organchiffren und körperbezogenen Signalen und Metaphern thematisiert.

Aus der Feststellung, dass die Therapeuten, die im interkulturellen Setting arbeiten, dazu neigen, kulturelle Differenzen über- bzw. unterzubewerten, werden Kulturalisierung (i.S.v. Überbetonung der Kultur oder kulturelle Besonderheiten)

---

1 Einfachheitshalber wird im Folgenden aus Gründen der besseren Lesbarkeit die männliche Form verwendet, wenn beide Geschlechter gemeint sind. Es sei denn, es handelt sich um geschlechtsspezifische Besonderheiten. Dann wird dies ausdrücklich angeführt.
2 Der Begriff »türkeistämmig« wird angewandt, weil sich unter den aus der Türkei stammenden Migranten auch viele andere Minderheiten, wie z. B. Kurden befinden und diese Bezeichnung die ethnische Vielfalt der Gesellschaft besser widerspiegelt. Es sind »Türkeistämmige« gemeint, wenn im Text der Einfachheit halber die Bezeichnung »türkisch« benutzt wird.

bzw. Personalisierung (i.S.v. Verleugnung von Kultur oder kulturellen Besonderheiten) unterschieden.

In Fachkreisen wird kontrovers diskutiert, ob Psychotherapien im muttersprachlichen Setting effektiver sind als im interkulturellen Setting. Auch die Frage, wie das interkulturelle Therapiesetting bestenfalls zu gestalten sei und worin die günstigste Konstellation bestehen könnte, wird kontrovers diskutiert. Eine Annäherung zu diesem Thema soll unter der Überschrift »Überbetonung oder Verleugnung (Akzentuierung oder Nivellierung), Muttersprachliche Therapeuten versus einheimische Therapeuten« vorgestellt werden.

Das erste Kapitel schließt mit einer ausführlichen Falldarstellung zur Illustration einer aus Sicht des Autors interkulturell kompetenten Vorgehensweise.

Im *zweiten Kapitel* wird anhand qualitativer Interviews die Bedeutung der sprachlichen, kulturellen, ethnischen und religiösen Aspekte für die therapeutische Beziehung im interkulturellen Kontext beschrieben. Dabei werden die durch Interviews gewonnenen Daten zunächst nach einer tiefenhermeneutischen Textinterpretation ausgewertet (vertikale Hermeneutik), der eine vergleichende Auswertung der Interviews (horizontale Hermeneutik) folgt. Ausgehend von den Auswertungsergebnissen werden schließlich einige interkulturelle Aspekte wie Gleichbehandlungsmaxime und im interkulturellen Überschneidungsraum auftauchende sprachliche kulturelle, religiöse und ethnische Missverständnisse in der Therapie mit Migranten herausgearbeitet. Die Auswertungsergebnisse werden dann zusammengefasst in Form von Übertragungsbereitschaften tabellarisch dargestellt.

Die Gesundheitssituation und Gesundheitsversorgung der Migranten wird im *dritten Kapitel* behandelt. Nach einer Einführung über die Datenlage zur Gesundheitssituation von Migranten wird ausgehend aus wissenschaftlichen Untersuchungen auf erhöhte Krankheitsrisiken bei Migranten im Verhältnis zu Deutschen, krankheitsfördernde bzw. -begünstigende Faktoren bei Migranten, ihr Inanspruchnahme-Verhalten und Zugangsbarrieren zum und im Sozial- und Gesundheitswesen hingewiesen. Die Auseinandersetzung mit dem Thema der Gesundheitsversorgung von Migranten mündet im Kapitel »Interkulturelle Öffnung der Gesundheitsdienste« und endet mit einer Checkliste. Am Beispiel einer psychiatrischen Klinik werden Leitkriterien für eine interkulturell geöffnete bzw. ausgerichtete Institution des Gesundheitsdienstes vorgestellt.

In allen Kapiteln des Buchs wird das Thema »Interkulturelle Kompetenz« bzw. »Interkulturelle therapeutische Kompetenz« unter verschiedenen Aspekten behandelt. Unter anderem soll die inhaltliche Auseinandersetzung mit Themen wie Familienstrukturen und religiöse Vorstellungen zum Erwerb des IKTK beitragen. Da es einem Einzelnen nicht möglich ist, in einem multikulturellen Land wie Deutschland, in dem über 190 Sprachen gesprochen werden, alle Kulturen zu kennen und darüber Wissen zu erwerben, wird fast durchgängig am Beispiel des türkisch-islamischen Kulturkreises versucht aufzuzeigen, auf welche Aspekte zu achten ist, will man erfolgreich IKTK erwerben und zeigen. Der Autor geht davon aus, dass dadurch die in diesem Bereich professionell Tätigen sensibilisiert werden, entsprechendes Wissen über andere Kulturen zu erwerben und in Anlehnung an die hier vorgestellten Erkenntnisse erfolgreich umzusetzen.

Im Leben der Menschen aus kollektivistischen Kulturen wird die Familie als normierende und verhaltenssteuernde Kraft erlebt. Auch in der türkischen Gesellschaft sowie bei den im Ausland lebenden Türkeistämmigen nimmt die Familie einen hohen Stellenwert ein und bestimmt weitgehend deren alltägliches Verhalten. Deswegen werden *im vierten Kapitel* die traditionelle Wertorientierung der Familien in der türkischen Gesellschaft, die familiären Bindungen und herkunftsspezifischen Norm- und Wertvorstellungen, Rollendifferenzierung und Kulturstandards sowie die Besonderheiten der türkeistämmigen Familien in der Migration vorgestellt. Dieser Teil mündet in dem Versuch, kultursensible therapeutische Haltungen i.S.v. IKTK in der Arbeit mit den Migrantenfamilien abzuleiten.

Das *fünfte Kapitel* behandelt religiöse Krankheits- und Heilvorstellungen am Beispiel des Islam. Eigene Erfahrungen und Untersuchungen zeigen, dass Migranten, die aus dem türkisch-islamischen Kulturkreis stammen – trotz langjährigen Aufenthalts in Deutschland – weiterhin unter dem Einfluss herkunftsspezifisch geprägter traditionell-islamischer Wertvorstellungen leben. Die religiösen und magischen Krankheits- und Heilvorstellungen sind bei vielen türkeistämmigen Patienten von großer Bedeutung. Dies führt bei vielen westlich sozialisierten Behandlern oft zu Unsicherheiten im Umgang mit den Menschen aus diesen Kulturkreisen. Nach einem kurzen Rückblick zur Entwicklung der Medizin im Altertum sollen das Krankheitsverständnis im Islam, traditionell-magisch-religiöse Vorstellungen über Krankheit und Heilung, traditionelle Heilpraktiken und Islam, traditionelle Heiler und Behandlung von Krankheiten vorgestellt werden. Die Diskussion in Fachkreisen bezüglich des Umgangs mit traditionellen Heilern wird am Beispiel von Hodschas (sunnitische religiöse Geistliche) geführt. Abgeschlossen wird das Thema mit möglichen therapeutischen Haltungen im Umgang mit Menschen aus diesem Kulturkreis.

Das *sechste Kapitel* befasst sich mit einem historischen Rückblick zur Migration im Nachkriegsdeutschland. Hierbei wird insbesondere auf den geschichtlichen Hintergrund am Beispiel der Migration aus der Türkei eingegangen. Selbstverständlich wird hierbei kein Anspruch auf eine soziographische Gesamtdarstellung der Migrationsgeschichte erhoben, auch nicht hinsichtlich der dargestellten psychosozialen und gesundheitlichen Versorgung von Migranten in Deutschland. Nichtsdestotrotz scheint der Blick auf die Entstehung und Entwicklung der Arbeitsmigration im Nachkriegsdeutschland für die therapeutische Beziehung im interkulturellen Kontext wichtig zu sein. Die Kenntnisse über die Hintergründe des Migrationsprozesses und der Herkunftskultur der Migranten bilden u. a. den Kern des Verständnisses in der therapeutischen Arbeit mit Migranten.

Angesicht krisenhafter Entwicklungen in vielen Regionen der Welt und der Feststellung, dass Deutschland als Einwanderungsland auch in Zukunft einen Zuwanderungszustrom haben wird, müssen wir Psychotherapeuten uns auf diese Entwicklung einstellen. Denn wir sind auch professionell gefordert, Menschen in für sie belastenden Lebenssituationen zu verstehen, um ihnen überhaupt unsere fachliche Hilfe anbieten zu können. Flüchtlinge, die bei uns Schutz, Sicherheit und bessere Lebensbedingungen suchen, sind in unterschiedlichen kulturellen Räumen sozialisiert und bringen ihre je eigenen kulturellen, traditionellen und religiösen Normen- und Wertvorstellungen mit. Dazu kommt, dass sie oft aus Kriegsgebieten kommen, aus ihren vertrauten Lebenszusammenhängen rausgerissen sind und u. a. auf strapaziösen Wegstrecken traumatisiert wurden. Umso wichtiger ist es, diesen Menschen eine kompetente gesundheitliche Versorgung anzubieten. Ohne Auseinandersetzung mit dem Thema interkulturelle Kompetenz wird dies nicht möglich sein.

Bei dem vorliegenden Buch handelt es um mein überarbeitetes und aktualisiertes Buch »Interkulturelle Missverständnisse in der Psychotherapie«, das 2007 im Lambertus-Verlag erschien. Da das Buch ausverkauft ist, habe ich mich auf viele Anregungen und Nachfragen hin dazu entschlossen, es in einer gründlich überarbeiteten Form neu herauszugeben.

An dieser Stelle möchte ich mich besonders bei meinem Freund Dr. Mehmet Toker herzlichst bedanken, der mich durch Korrekturlesen, wertvolle kritische Hinweise und fachlichen Austausch sehr unterstützt hat. Dr. Benno Raffelsieper danke ich herzlichst für das Korrekturlesen und seine wertvollen Hinweise, die mir sehr geholfen haben.

Herrn Dr. Ruprecht Poensgen danke ich für sein Engagement, das Buchprojekt anzunehmen und zu begleiten. Frau Dr. Annegret Boll und Herrn Dominik Rose danke ich herzlichst für ihre Unterstützung bei der Konzeptualisierung und der redaktionellen Überarbeitung des Buchs.

Zum Schluss möchte ich meiner Ehefrau Dr. Selma Gün herzlichst danken, die meine Arbeit immer respektiert und geschätzt hat und sich liebevoll unserer Kinder Arda und Eda annahm, wenn ich mich mal wieder für Stunden am Schreibtisch vergrub.

1 Interkulturelle therapeutische Kompetenz (IKTK)

Interkulturelle therapeutische Kompetenz (IKTK) stellt in der psychotherapeutischen Tätigkeit einen wichtigen Beitrag dar, das Verhaltensrepertoire für interkulturelle Begegnungen zu erweitern, Erfahrungen zu reflektieren, Denk- und Verhaltensmuster zu erkennen, sprachliche, kulturelle und religiöse Besonderheiten als Möglichkeit der Bewältigung einer Krise in die Reflexion und Intervention einzubeziehen sowie neue Handlungsstrategien zu entwickeln.

Interkulturelle therapeutische Kompetenz setzt zunächst eine Reihe von Fähigkeiten voraus, welche die Grundlage für interkulturelle Kompetenz – als Querschnittkompetenz – im weiteren Sinne bilden. Daher wird IKTK im Zusammenhang mit »Interkultureller Kompetenz« als Querschnittkompetenz betrachtet und behandelt.

Unter interkultureller Kompetenz wird die Fähigkeit und Bereitschaft zur Selbstreflexion, Empathie, Flexibilität und Anerkennung von Vielfalt verstanden. Thomas betont interkulturelles Lernen als Grundlage zum Erwerb der interkulturellen Kompetenzen. »Eine effektive Kooperation zwischen verschiedenen kulturell sozialisierten Partnern erfordert ein gewisses Maß an Fähigkeit und Bereitschaft, fremde Kulturstandards in das eigene Wahrnehmungs-, Denk-, Bewertungs- und Handlungsmuster zu integrieren. Dazu ist interkulturelles Lernen erforderlich« (Thomas 2003, S. 438). Für Thomas hat interkulturelles Lernen dann stattgefunden, wenn »die Veränderungen im Wahrnehmen, Denken, Empfinden und Handeln so beschaffen sind, dass sie den jeweiligen Anforderungen kultureller Überschneidungssituationen und den Erwartungen der in verschiedenen Kulturen sozialisierten Interaktionspartnern entsprechen« (a. a. O., S. 439). In Anlehnung an Winter (1988) und Kammhuber (2000) stellt Thomas interkulturelles Lernen anhand eines aufeinander aufgebauten Vier-Stufen-Modells dar. Bei der ersten Stufe geht es um die Aneignung von Orientierungswissen über eine fremde Kultur. Bei der zweiten Stufe handelt es sich um die Erfassung kulturfremder Orientierungssysteme wie Normen, Einstellungen, Überzeugungen, Werthaltungen usw. Mit der dritten Stufe ist die Fähigkeit zur Koordination kulturdivergenter Handlungsschemata gemeint. Bei der vierten Stufe handelt es sich um die generelle Fähigkeit zum Kultur-Lernen und Kultur-Verstehen. Damit ist gemeint, dass jemand über hochgradig generalisierbares Handlungswissen verfügt, das ihn in die Lage versetzt, sich in jeder fremden Kultur schnell und effektiv zurechtzufinden (vgl. ebd.).

Von diesem Vier-Stufen-Modells leitet Thomas Folgendes ab: »Interkulturelles Lernen ist dann erfolgreich, wenn es zu einem interkulturellen Verstehen führt, das einerseits die Kenntnisse über fremde Kulturstandards und ihre handlungssteuernden Wirkungen umfasst und andererseits in der Fähigkeit zum Wahrnehmen, Denken, Urteilen und Empfinden im Kontext des fremdkulturellen Orientierungssystems besteht. Erfolgreiches interkulturelles Lernen und ein hohes Maß an interkulturellem Verstehen sind Grundvoraussetzungen zum Aufbau interkultureller Handlungskompetenz, definiert als die Fähigkeit des Handelnden, beide Orientierungssysteme in einer aufeinander abgestimmten Weise zur effektiven Handlungssteuerung in der kulturellen Überschneidungssituation zum Einsatz zu bringen« (ebd.).

Was Thomas hier bezüglich des interkulturellen Lernens beschreibt, lässt sich auch auf den Erwerb interkultureller therapeutischer Kompetenz beziehen. Interkulturelle Kompetenz wird demnach definiert als die Fähigkeit, kulturelle Bedingungen und Einflussfaktoren im Wahrnehmen, Urteilen, Empfinden und Handeln bei sich selbst und anderen Personen zu erfassen, zu würdigen, zu respektieren und produktiv einzusetzen im Sinne von wechselseitiger Anpassung, von Toleranz gegenüber Inkompatibilitäten sowie einer Entwicklung synergetischer Formen des Zusammenlebens und der Weltorientierung (vgl. Thomas, Kammhuber, Layes 1997, S. 67–68).

Clement & Clement verstehen unter interkultureller Kompetenz sowohl eine Haltung als auch ein substantielles Wissen: »Als Haltung meint interkulturelle Kompetenz das Bewußtsein, daß die eigene Kultur nur eine von vielen ist, daß in jeder Kultur eigene Vorstellungen davon existieren, was ›real‹ ist, was Menschen unausgesprochen voneinander erwarten können« (Clement & Clement 2000, S. 159–160).

Interkulturelle therapeutische Kompetenz sollte kognitive (i. S. der Kenntnisse über die fremdkulturellen Aspekte der jeweiligen Kultur), affektive (i. S. der Fähigkeit zur emotionalen Selbstreflexion und Selbstkontrolle) und verhaltens- bzw. handlungsbezogene (i. S. der Anpassung des eigenen Verhaltens und Haltungen an die Verhaltensmuster und Haltung der jeweiligen Kultur) Dimensionen umfassen und in integrierter Form erlebbar machen (vgl. Bolten 1999, 2000).

Im Zusammenhang von interkulturellem Training definiert Thomas interkulturelle Kompetenz als »Fähigkeit, die kulturelle Bedingtheit der Wahrnehmung, des Urteilens, des Empfindens und des Handelns bei sich selbst und bei anderen Personen zu erfassen, zu respektieren, zu würdigen und produktiv zu nutzen« (Thomas 2009, zit. nach Mösko et al. 2012, S. 16). Laut Thomas setzt die Entwicklung interkultureller Kompetenz die Bereitschaft zur Auseinandersetzung mit fremden kulturellen Orientierungssystemen voraus. Voraussetzung dafür ist die Grundhaltung einer kulturellen Wertschätzung (vgl. ebd.).

Mösko et al. weisen auf das derzeit am weitesten verbreitete Konzept interkultureller Konzept von Sue et al. (1982). Das dreidimensionale Modell gliedert sich in die folgenden Dimensionen (Sue u. Sue 1990): Überzeugungen (»beliefs«), Wissen (»knowledge«) und Fähigkeiten (»skills«).

In zahlreichen Fort- und Weiterbildungen, sowie interkulturellen Trainingsveranstaltungen habe ich immer wieder die Erfahrung gemacht, dass die Kollegen, die in interkulturellen Überschneidungssituationen arbeiten, oft unsicher sind, wenn es um die Behandlung von Patienten aus anderen »fremden« Kulturen geht. Es ist anzunehmen, dass keine tragfähige therapeutische Beziehung hergestellt werden kann, wenn im therapeutischen Zwischenraum ein Gefühl der Angst und Unsicherheit dominiert.

Fallbeispiel: »Teamsupervision«

In einer Teamsupervision wurde mir eine türkeistämmige Familie vorgestellt, bei der eine hohe negative Paardynamik zwischen dem Kindesvater und der Kindesmutter sowie enorme Konflikte mit der Schwiegermutter (Mutter des Kindesvaters) vorhanden sind. Die Schwiegermutter lasse sich wie eine Königin von der Kindesmutter bedienen. Als Hauptverantwortliche für die Versorgung des sterbenskranken Kindes fühle sich die Kindesmutter mit der Situation überfordert und reagiere zeitweise mit schweren Depressionen, die mit Suizidgedanken einhergehen.

Sowohl in den Herkunftsfamilien des Ehepaares wie auch in der Familie, um die es geht, scheint ein traditionelles Rollenverständnis zu herrschen. Die Kindesmutter wird weder von ihrer Herkunftsfamilie noch von ihrem Ehemann in Schutz genommen und unterstützt. Das Palliativteam, das mit zehn Fachkräften 22 Stunden täglich bei der Familie engagiert seinen Dienst leistet, fühlt sich der Situation gegenüber hilflos. Ständiges Einmischen der Kindesgroßmutter und viele Besuche behindern das Team. Das Team sieht keine Möglichkeit, die Situation zu verändern und die Effektivität seiner Arbeit zu erhöhen.

Bei der Auseinandersetzung mit der Familienstruktur stellt sich heraus, dass die Familienstruktur hierarchisch und patriarchalisch gegliedert und geschlechts- und generationsabhängig ist, wie es vielfach bei Familien mit ruralen Wurzeln aus der Türkei beobachtet werden kann.

Auf mehrfache Nachfragen konnte von den Teammitgliedern kaum ein Vorschlag bezüglich einer möglichen Umgangsweise mit der Situation entwickelt werden. Ich bat die Teilnehmerinnen, sich doch einmal vorzustellen, dass es sich hierbei nicht um die türkeistämmige Familie Aslan (Name geändert) handelte, sondern um eine deutsche Familie (Familie Müller). Man solle Vorschläge machen, wie man mit der Familie Müller in dieser Situation umgehen könne. Erst ab da wurden mehrere konkrete und umsetzungsfähige Vorschläge gemacht. Unter den Teilnehmerinnen herrschte Einigung darüber, dass – mit Ausnahme von einigen wenigen – fast alle Vorschläge auch im Umgang mit der Familie Aslan als geeignet betrachtet werden könnten. Daraufhin konnten konkrete Handlungsschritte vereinbart werden, mit denen die Teammitglieder zufrieden waren.

Die vorsichtige und zurückhaltende Haltung der Teilnehmerinnen hat sich verändert, als es nicht mehr um eine Familienstruktur ging, deren traditionell geprägte Kultur-, Norm- und Wertvorstellungen nicht vertraut waren. Dieser Schritt wurde alleine dadurch erreicht, dass die türkische Familie in der Vorstellung durch eine deutsche Familie ersetzt wurde. Auch in einer deutschen Familie könnte es ähnliche Rollenkonflikte geben. Man würde hier aber eher weniger Fremdheitsgefühle bezüglich der Umgangs- und Bewältigungsstrategien haben.

Die psychotherapeutische Arbeit mit Migranten-Patienten erfordert die Überwindung der eigenen Fremdheitsgefühle seitens der Therapeuten: »Alle Mitglieder einer Gesellschaft, auch Ärzte und Psychotherapeuten, haben die kollektiv geformten und über zumindest unbewußte seelische Vorgänge in jedem einzelnen verankerten Fremdenängste verinnerlicht« (Leyer 1991, S. 183). Leyer weist in Anlehnung an Beck (1977) in diesem Zusammenhang auf die Bedeutung der Abwehrmechanismen der Psychotherapeuten gegenüber bestimmten »schwierigen« Patienten hin, »die sie in der Ausübung ihrer beruflichen Tätigkeit mit Kompetenzverlust, Hilflosigkeit und narzisstischer Kränkung, Ohnmacht und Wut bedrohen« (a. a. O., S. 182). Beck spricht hier von »Koryphäenkillern«. Ohne Überwindung dieser Abwehr kann der Psychotherapeut keine vertrauensvolle Beziehung zu seinem Patienten entwickeln. Zurek bezeichnet Psychotherapie als »das Ersetzen einer Entfremdung durch eine andere« (Zurek 1992, S. 437, zit. nach Zurek 1995, S. 141). »Da aber die Aufhebung der gesellschaftlichen ebenso wenig wie die der therapeutischen Entfremdung in Sicht ist, fragt es sich natürlich, inwieweit auch kleine erste Schritte möglicher Entfremdungsreduktion machbar sind, und wie sie aussehen könnten – auf dem Wege zu einer an der Wurzel greifenden Befreiung von der Entfremdung« (Zurek 1995, S. 141). Erim-Frodermann erwähnt in diesem Zusammenhang Schuldgefühle bei Therapeuten: »Schuldgefühle des Therapeuten gegenüber Patienten, die zu sozial benachteiligten Gruppen gehören, können die Bearbeitung von aggressiven Impulsen in der Psychotherapie erschweren, wenn sie nicht erkannt und für den psychotherapeutischen Prozess genutzt werden« (Erim-Frodermann et al. 2000b, S. 174).

Interkulturelle therapeutische Kompetenz (IKTK) ist eine Kunst von Beziehung und Begleitung. Eine ängstliche/ablehnende Haltung bei Therapeuten gegenüber fremdkulturellen Patienten kann eine vertrauensvolle therapeutische Beziehung nicht entstehen lassen und infolgedessen keine effektive therapeutische Begleitung ermöglichen. Die Überwindung von eigenen Abwehrhaltungen ist eine wesentliche Voraussetzung für den Erwerb interkultureller therapeutischer Kompetenz. Diese Einstellung scheint nicht bei allen Psychotherapeuten vorzuliegen, wie es in eigener Untersuchung deutlich wurde. Für die IKTK ist – wie alle zitierten Autoren betonen – Verarbeitung und Überwindung eigener, innerer Widerstände und Konflikte eine Voraussetzung. Nicht nur eigene Ängste müssen überwunden werden, sondern auch ein Bewusstsein über eigene Widerstände muss entwickelt werden. Das erfordert ein hohes Maß an Selbstreflexionsfähigkeit, Neugierde und die Bereitschaft zur Relativierung eigener Wirklichkeitskonstruktionen. Darüberhinausgehend müssen außerdem Kenntnisse über Migrationsbedingungen und -hintergründe durch die Therapeuten erworben werden: »Eine der wichtigsten Aufgaben, die die interkulturelle Psychotherapie zu leisten hat, ist eine Atmosphäre der Anerkennung, Wertschätzung und Neugierde zwischen Patienten und Therapeuten herzustellen. Hierzu gehören selbstverständlich Informationen bezüglich soziokulturellen Besonderheiten der betreffenden Ethnie« (a. a. O., S. 173).

Kohte-Meyer ist der Ansicht, dass das gespaltene Erleben des Migranten-Patienten im therapeutischen Kontext thematisiert werden muss, um die subjektive Befindlichkeit des Patienten aufdecken zu können. »Es ist Aufgabe der Psychotherapeuten/Psychoanalytiker, hier aktiv zu werden und nicht abzuwarten, ob der Patient den Migrationsprozeß selbst thematisieren wird« (Kohte-Meyer 1999, S. 95). Die Begegnung im transkulturellen Spannungsfeld stellt für sie eine neue Dimension der psychotherapeutischen Arbeit dar und bedarf eigener Anstrengungen seitens des Therapeuten. »Auf Seiten des Therapeuten ist viel Stabilität und Flexibilität nötig, um den Anforderungen im transkulturellen Spannungsfeld gerecht werden zu können. In der Arbeit mit Migranten-Patienten muß der psychotherapeutische Raum aktiv erweitert werden, um die Dimensionen der inneren und äußeren soziokulturellen Realität des Patienten mit aufnehmen zu können« (a. a. O., S. 93–94). Dazu gehört auch eine genauere Auseinandersetzung mit den herkunftsspezifischen Verhältnissen des Patienten. Andernfalls könnten – wie das unten aufgeführte Beispiel zeigt – auch gut gemeinte Hilfestellungen verheerende Folgen für den Patienten haben.

Fallbeispiel: »Stellungnahme zur Beurteilung der Militärdienstfähigkeit«

Herr D. bittet seine behandelnden Ärzte in einer psychiatrischen Klinik um eine Stellungnahme zur Beurteilung seiner Militärdienstfähigkeit. Der Patient ist etwa ein Jahr lang vollstationär und danach mehrere Jahre (neben kurzen stationären Aufenthalten) in der Klinikambulanz behandelt worden. Die Ärztin ruft den muttersprachigen Therapeuten an und möchte seine Meinung über ihre Stellungnahme erfahren, bevor sie diese dem Patienten aushändigt.

Sie schreibt sinngemäß folgendes: Der Patient komme aus der Türkei und sei kurdischer Abstammung. Wegen seiner regimekritischen Haltung und seinen politischen Tätigkeiten als bekennender Kurde sei er vom türkischen Militär verfolgt, mehrmals verhaftet und schwer gefoltert worden. Er leide seit Jahren unter schweren posttraumatischen Belastungsstörungen und diese gingen auf die schwerwiegende Foltererfahrung in seinem Heimatland zurück.

Im Kontext davon, dass Herr D. die psychiatrische Bescheinigung wünschte, um seinen Antrag bei den türkischen Behörden zur Befreiung vom Militärdienst zu begründen, dürfte eine solche Bescheinigung zur Folge haben, dass Herr D. vermutlich nie wieder türkischen Boden betreten dürfte ohne deswegen belangt zu werden, geschweige denn vom Militärdienst befreit würde.

Kritisch ist hier ebenso anzumerken, dass die Ärztin angab, dass aus seinen Unterlagen (zwei Akten über mehrere stationäre und ambulante Behandlungen) keine biografische Anamnese zu entnehmen sei. In den Akten fehlten auch fremdanamnestische Angaben, was sie befremdlich fand, obwohl sie selber die überwiegende Zeit seine behandelnde Ärztin gewesen war.

Interkulturelle Kompetenz in der Behandlung von Migranten bietet Chancen und Möglichkeiten, Grenzen psychotherapeutischer Tätigkeit zu erkennen, die psychiatrisch-psychotherapeutische Versorgung von Migranten/innen zu verbessern, die Gesundheitsversorgung »interkulturell zu öffnen« und das eigene fachliche Repertoire zu erweitern (vgl. Gavranidou 2010).

Folgende Anforderungen möchte der Verfasser auf dem Hintergrund seines umfangreichen Quellenstudiums und der eigenen beruflichen Erfahrungen an »interkulturell kompetente« Psychotherapeuten und die »interkulturelle Behandlung« stellen:

Allgemeine Haltung/Grundhaltung

- Die Fähigkeit und Bereitschaft, das eigene internalisierte Wertesystem kritisch zu reflektieren und wenn nötig anzupassen, um offen für Neues zu sein (Selbstreflexion)
- Bereitschaft des Therapeuten, sich auf ein interkulturelles Therapiesetting einzulassen und Neugier auf das Fremde, Unbekannte
- Fähigkeit und Bereitschaft, sich auf die besondere Lebenssituation von Migranten einzulassen
- Bereitschaft des Therapeuten, sich in die Lebenswelt des Patienten und die seiner Familie einzufühlen und sich hineinzubegeben (Joining)
- Fähigkeit, auf Menschen mit anderen kulturellen Normen und Werten neugierig, offen und wohlwollend zuzugehen und zugleich notwendige Distanz zu wahren
- generelle Aufgeschlossenheit gegenüber Andersartigem und Fremden
- gleichzeitige Anerkennung von Verschiedenheit und Gleichheit
- in der Gleichheit die Unterschiede und in den Unterschieden die Gleichheit zu erkennen und zu berücksichtigen
- Offenheit und Toleranz gegenüber dem kulturellen, ethnischen und religiösen Hintergrund des Patienten
- Empathie und Einfühlungsvermögen in und Verständnis für die Normen und Werte anderer Kulturen
- Respekt und Interesse für andere Kulturen
- Relativierung der eigenen kulturellen Regeln, Norm- und Wertvorstellungen als Maßstab für Bewertungen, Zuordnungen und Orientierung
- jeden Patienten als eine ganz neue Welt zu betrachten, die es erst zu erforschen gilt
- Wertschätzende, interessierte Herangehensweise an die Migranten-Behandlung
- Offenheit und Bereitschaft, eigene Regel- und Orientierungssysteme und Wirklichkeitskonstruktionen als eine Perspektive unter anderen anzusehen und in Frage stellen zu können
- Gefühl für angemessenes Handeln
- Vermeidung von chauvinistischen-nationalistischen-ethnozentristischen Haltungen

Interethnisches Therapiesetting

- Fähigkeit zur Vermeidung von Überbetonung bzw. Verleugnung kultureller, religiöser, ethnischer und sprachlicher Unterschiede
- Berücksichtigung kulturspezifische Besonderheiten
- Wahrnehmen und Hinterfragen des eigenen kulturellen Standortes
- Toleranz, Achtung und Anerkennung von fremdkulturellen Orientierungen
- Tiefes Verständnis kultureller Zusammenhänge
- eigenkulturelle Bewusstheit
- Hinterfragen, was man nicht versteht
- sprachliche, kulturelle, ethnische und religiöse Besonderheiten berücksichtigende migrationssensible (u. a. biografische) Anamneseerhebung
- Klärung der Erwartungen des Patienten an einen Psychotherapeuten, transparente Therapiezielsetzung, Auftragsklärung

- Klärung der Vorstellungen des Patienten in Bezug auf das Krankheitsverständnis und die Krankheitsbehandlung
- kultursensitive und aktive Interventionen
- Nachvollziehbarkeit und Verträglichkeit der therapeutischen Interventionen. Das heißt: Die Fähigkeit und Bereitschaft des Therapeuten, die Therapieziele und Interventionen dem kulturellen Hintergrund des Patienten anzupassen bzw. diese zu berücksichtigen.
- Kultursensibilität als Qualitätskriterium in der Therapie
- Ressourcenorientiertes Vorgehen unter Berücksichtigung kohäsiver Strukturen
- Überprüfung der Therapieziele in Bezug auf ihre Tragbarkeit seitens des Patienten, in der Familie und in Bezug auf Bezugspersonen

Reflexionsfähigkeit

- Selbstreflexion, Selbstsicherheit und Selbsterfahrung des Therapeuten
- Bereitschaft, eigene Standards als kulturspezifisch zu betrachten und in Frage stellen zu können (Infragestellung der eigenen Kulturstandards und Anerkennung der Anderen)
- Bereitschaft, das als »normal« Angesehene in Frage zu stellen
- Bereitschaft zur Überprüfung kultureller Prägung der psychotherapeutischen Methode
- bewusste Auseinandersetzung mit der eigenen Fremdheit
- Bereitschaft zur Auseinandersetzung mit der eigenen ethnischen Zugehörigkeit
- Fähigkeit zu emotionaler Offenheit
- Fähigkeit und Bereitschaft zur Perspektivübernahme und Aneignung des anderen Standpunktes
- Umgang mit der eigenen Sicherheit oder Unsicherheit
- Reflexion eigener Einstellungen, Vorurteile und Stereotype bezüglich der Migranten und deren Herkunftskultur, Ethnie und Religion
- Bewusstsein über die Existenz des Unbewussten (im Sinne von etwas Fremden) als Ort des Verdrängten
- Bereitschaft, sich mit den Selbstverständlichkeiten der eigenen Kultur auseinander zu setzen und diese kritisch zu reflektieren
- Bereitschaft zur Selbstreflexion in Bezug auf therapeutische Haltungen, den kulturellen Hintergrund des eigenen Handelns und Umgangsweisen
- Reflexionsfähigkeit der eigenen kulturellen Zuschreibungen und des eigenen Menschenbildes der Therapeuten
- Bereitschaft, sich mit kulturellen Übertragungs- und Gegenübertragungsmustern auseinander zu setzen

Kommunikation/Interaktion

- Interkulturelle Kommunikations- und Interaktionsfähigkeit
- Kommunikationsstil
- Echtheit und Unvoreingenommenheit in der Begegnung

- Konfliktfähigkeit
- Ambiguitätstoleranz (zentrale Kompetenz; die Fähigkeit, Ungewissheit, Unsicherheit, Fremdheit, Nichtwissen und Mehrdeutigkeit zur Kenntnis zu nehmen und auszuhalten)
- Frustrationstoleranz
- Dezentrierung (Distanzierung des Therapeuten von seinen eigenen kulturellen Bezugspunkten)
- Fähigkeit zur Regulierung des Nähe-Distanz-Verhältnisses
- Klärung der Rollen- und Erwartungshaltungen
- Bescheidenheit und Sinn für Humor
- Empathie und Einfühlungsvermögen seinen Gesprächspartnern gegenüber
- Fähigkeit zur Wahrnehmung, Übersetzung und Sinngebung
- Kultur, Ethnie und Religion berücksichtigende Einfühlsamkeit im interaktionalen Kontext
- Beachtung der kulturspezifischen Umgangsweisen (Begrüßungs- und Höflichkeitsrituale usw.)
- Die Fähigkeit zur Entwicklung und Umsetzung von Kommunikations- und Interaktionsformen, die die fremdkulturellen Aspekte berücksichtigen

Aus-, Fort- und Weiterbildung

- kultursensitive Ausbildung
- Kenntnisse über die sprachlichen, kulturellen, ethnischen, religiösen, soziokulturellen und psychosozialen Aspekte der zu behandelnden Patienten. Dabei geht es nicht nur um die Bezugssysteme des Herkunftslandes, sondern auch um die Bezugssysteme und Lebenssituationen der Migranten im Aufnahmeland
- Bereitschaft zur Erweiterung der eigenen kognitiven Landkarten
- fest verankerte, regelmäßige kultursensitive Fort- und Weiterbildungen
- fest verankerte, muttersprachliche Supervisionen für Berufsgruppen und Teams

Strukturmerkmale interkulturelle Psychotherapie nach Machleidt und Gün (2011)

- kulturangemessene reflektierte therapeutische Haltung (paternalistisch vs. demokratisch)
- kulturangemessenes therapeutisches Setting (kollektivistisch vs. individualistisch)
- sorgfältige Wahrnehmung der Übertragung (Idealisierung, Abwertung, Vorurteile, Gleichbehandlung etc.)
- sorgfältige Wahrnehmung der Gegenübertragung (Rassismus, Religiosität, Ethnie, kulturelle Werte, Gender)
- »Kampf der Kulturen« im sozialen Mikrokosmos des therapeutischen Raumes vs. Transformation des Fremden in ein Eigenes
- Empathie (Einfühlung, Perspektiveninduktion und -übernahme)
- Kultursensibilität und -kompetenz (Sinn und Bedeutung des Fremden lassen sich nicht aus dem Eigenen erraten)

1 Interkulturelle therapeutische Kompetenz (IKTK)

> Zusammengefasst benötigt ein interkulturell kompetenter Therapeut folgende Fähigkeiten, um in interkulturellen Überschneidungssettings effektiv und angemessen zu agieren:
> Offenheit, Kulturwissen, Neugierde, kultursensible Kommunikation, Vermeidung von Stereotypisierung, Selbstreflexion, Achtung, Empathie, Wertschätzung, Flexibilität, Konfliktfähigkeit, Interaktionsfreudigkeit, Anerkennung von Vielfalt, Dezentrierung (Distanzierung des Therapeuten von seinen eigenen kulturellen Bezugspunkten), Ambiguitätstoleranz (Fähigkeit, Ungewissheit, Unsicherheit, Fremdheit, Nichtwissen und Mehrdeutigkeit auszuhalten) und tragfähige Beziehung und Kommunikation. Diese Fähigkeiten können wesentlich dazu beitragen, kulturelle Barrieren zu überwinden.

Der Psychotherapeut sollte ein Bewusstsein für die eigene kulturelle Gebundenheit entwickeln und sich bewusst sein, dass in seinen (Gegen-)Übertragungen auf den Patienten alle individuellen und gesellschaftlichen Vorurteile und Stereotypien als kollektive Übertragungen auftauchen, die zu entaktualisieren sind, bevor sie destruktiv wirksam werden können. In dem Zusammenhang hat die Eigenanalyse die wichtige Funktion einer Minderung unbewusster projektiver rassistischer Abwehrmechanismen zur Selbstwertstabilisierung des Therapeuten. Eine offene kosmopolitische Lebensart, eine anteilnehmende Neugier und kulturelles Wissen sind hilfreich für die interkulturelle Psychotherapie.

Nach Seidel trägt interkulturelle Kompetenz ein Doppelgesicht: »Sie ist Fähigkeit und Eigenschaft zugleich. Fähigkeiten lassen sich, in Teilen, erwerben. Eigenschaften müssen sich entwickeln. Beide zusammen ist, wenn es gelingt, wie eine Reise in ein unbekanntes Land, von der man vielleicht irritiert, aber doch bereichert zurückkehrt. Und wenn man auf diese Weise begonnen hat, ›sich mit den Absichten des Anderen bekannt zu machen‹ (Kafka), und sich so am Anderen zu bilden, wird man verstehen, wie sehr wir doch auf ›Gäste‹ aus anderen Kulturen angewiesen sind« (Seidel 2011, S. 168).

Leithäuser und Volmerg setzen sich – aus der Perspektive der psychoanalytischen Sozialpsychologie – mit dem Thema des »Unbewussten« und des »Fremden« auseinander. Ein Thema, dem im interkulturellen therapeutischen Kontext eine große Bedeutung zukommt: »In seiner individuellen wie in seiner kollektiven Gestalt ist das uns fremde Unbewußte immer auch ein Stück von uns selbst. Insofern ist das Fremde, das Unbewusste verstehen, ein Verstehen des Fremden in uns selbst« (Leithäuser & Volmerg 1988, S. 10). Das fremde Unbewusste in sich selber zu verstehen, bietet eine wichtige Grundlage für interkulturelle therapeutische Kompetenz. »Das Verstehen des Fremden heißt, das Fremde in sich selbst verstehen. Projektionen und Übertragungen müssen als solche entdeckt und als etwas eigenes zurückgeholt werden« (Volmerg 1988, S. 284).

Ausgehend von den bisherigen Ausführungen kann nach Ansicht des Verfassers interkulturelle therapeutische Kompetenz wie folgt definiert werden:

- die Fähigkeit, Offenheit und Bereitschaft, die Begrenztheit der eigenen Sicht- und Handlungsweisen selbstsicher zu akzeptieren, aufmerksam für mögliche

Konfliktfelder zu werden, mutig die unangenehmen und heftigen Gefühle auszuhalten, sich mit Geduld und Fleiß um hilfreiche Informationen zu bemühen, sich bescheiden auf die konkrete Situation und deren Gestaltung zu konzentrieren, sich durch Neugier in jede Richtung die Lust an der Begegnung, Kommunikation und Interaktion zu erhalten und Bewusstheit über die Existenz des Unbewussten (i.S.v. etwas Fremden, nicht zugänglichen) als Ort des Verdrängten.

1.1 Interkulturelle Aspekte in der Therapie mit Migranten – ausgehend von den Auswertungsergebnissen eigener Untersuchung

»Wer sich selbst und andere kennt,
wird auch hier erkennen:
Orient und Okzident sind nicht mehr zu trennen.«
Goethe

Im Zuge der allgemeinen Globalisierung und der multiethnischen demografischen Entwicklung vollzieht sich in der europäischen Union, somit auch in Deutschland, ein gesellschaftlicher Wandel. Die Philosophie der europäischen Union unterstützt das Zusammenwachsen multiethnischer Gruppen. Die Theorien und Methoden der Psychotherapie können hiervon nicht unberührt bleiben. Notgedrungen müssen sie sich an diese Entwicklung anpassen. Die psychotherapeutischen Methoden, die sich seit dem frühen zwanzigsten Jahrhundert im christlich-jüdischen Zentraleuropa entwickelten, sind den neuen Anforderungen der Gesellschaft mit unterschiedlichen Kulturen, Religionen, Ethnien und Sprachen nicht mehr gewachsen. Die für den westlichen Mittelstand entwickelten Therapien sind nicht ohne weiteres auf andere Kulturen übertragbar. »Der Umgang mit Patientinnen und Patienten aus anderen kulturellen Kontexten kann insbesondere dann zu Problemen führen, wenn unterschiedliche ›Weltbilder‹ bzw. ›Erklärungsmodelle‹ hinsichtlich psychischer Krankheit aufeinandertreffen. Selbst gleichlautende Begriffe können dann je nach Kontext etwas anders bedeuten, sei es bezüglich der vermuteten Entstehungsursache, des Krankheitsverlaufs oder der empfohlenen bzw. erwarteten Behandlung« (Heinz und Kluge 2011, S. 27).

Zudem treffen sich in einer multikulturellen Vielfalt unterschiedliche soziokulturelle Milieus aufeinander. Es ist nicht selbstverständlich, dass die Angehörigen der unterschiedlichen sozialen Schichten (z. B. Bürgerliche Mittelschicht vs. Arbeiterklasse) über das Leben und den Wertesystemen der jeweils anderen Kenntnisse haben und aufeinander zugehen. In diesem Zusammenhang muss u. a. auch auf den sozioökonomischen Dimensionen der Kultur hingewiesen werden. Geht es um die Arbeitsmigranten, so muss nicht nur die ethnische Fremdheit, sondern auch die sozioökonomische Fremdheit in Betracht gezogen werden.

Migration und Interkulturalität stellen im Einwanderungsland Deutschland eine doppelte Herausforderung an die Psychotherapie, besonders hinsichtlich theoretisch/konzeptioneller und methodisch/praktischer Aspekte.

Zum Erwerb und zur Erweiterung der interkulturellen therapeutischen Kompetenzen ist die Entwicklung von Curricula für alle Studiengänge im Gesundheits- und Sozialwesen und die kontinuierliche Aus-, Fort- und Weiterbildung für alle therapeutisch tätigen Fachkräfte unumgänglich. »Obwohl transkulturelle Sensibilität und Kompetenz wichtige Voraussetzungen für eine erfolgreiche Arzt-Patient-Interaktion sind, spielt dieser Bereich in deutschen Curricula für das Medizinstudium keine Rolle. Im Rahmen der Weiterbildungsordnung zum Facharzt für Psychiatrie und Psychotherapie sind ebenfalls aktuell in keinem Bundesland entsprechende Inhalte aus dem Bereich der transkulturellen Psychiatrie verankert. Angesichts des formulierten Bedarfs muss die Implementierung eines entsprechenden Curriculums in die Weiterbildungsordnung zum Facharzt für Psychiatrie und Psychotherapie diskutiert werden« (Calliess und Hein 2011, S. 567). Diese Forderung gilt selbstverständlich auch für den Bereich der Psychotherapie. Diejenigen Fachgesellschaften, Institutionen oder Einrichtungen, die Psychotherapeuten ausbilden, könnten Lehrveranstaltungen zum Erwerb interkultureller Kompetenzen in ihre Lehrpläne aufnehmen und verankern. Die Entwicklung von Qualitätskriterien zum Erwerb interkultureller Kompetenzen könnte im Rahmen solcher Studiengänge, die auf entsprechende berufliche Anforderungen vorbereiten, gleichzeitig mit dem Etablieren des entsprechenden Unterrichts erfolgen. Eine Entwicklung in die hier vorgeschlagene Richtung wird dann zukünftig nicht nur für die Behandlung der Migranten-Patienten von Nutzen sein, sondern auch einen qualitativen Sprung beispielsweise im Bereich der psychotherapeutischen Behandlung überhaupt bedeuten.

Ausgehend von den Ergebnissen der eigenen Untersuchung sollen im Folgenden generelle und zugleich grundlegende Aspekte der interkulturellen Psychotherapie, also der Behandlung von Migranten, herausgearbeitet und mit bisherigen Veröffentlichungen in Bezug gesetzt werden.

Dabei wird hier der Versuch unternommen, das Thema »Interkulturelle Therapeutische Kompetenz« unter unterschiedlichen Aspekten anzunähern. Anschließend wird anhand eines Fallbeispiels interkulturelle therapeutische Kompetenz als eine kulturangemessene Vorgehensweise dargestellt.

1.1.1 Therapeut-Patient-Beziehung und interkulturelle Kommunikation

»Man fragte den Nasreddin Hodscha,
›Wie geht es Dir?‹ – ›Oh‹,
antwortete der Hodscha,
›kommt ganz darauf an, wer mich fragt.‹«
(Aus der türkischen Erzähltradition)

Grundsätzlich ist davon auszugehen, dass zwischen Therapeuten und Patienten ein asymmetrisches Verhältnis besteht. Dieses Phänomen beeinflusst selbstverständlich auch die Kommunikation im interaktionalen therapeutischen Prozess. Dies gilt sowohl für deutsche Patienten als auch für Migranten, die eine psychotherapeutische Behandlung aufsuchen. Sprachliche, kulturelle, ethnische und religiöse Gründe können in der Behandlung von Migranten-Patienten zusätzliche Kommunikationsschwierigkeiten nach sich ziehen. Man kann in dem Spezialfall der Migrantenbehandlung annehmen, dass sich gegenüber dem behandelnden Therapeuten stärkere Unsicherheitsgefühle aufgrund dessen Andersartigkeit und Fremdheit entwickeln und dass das Abhängigkeitserleben ihm gegenüber ebenfalls verstärkt ist. In die Komplexität der Behandlung gehen neben persönlichkeits- und krankheitsbedingten Faktoren hier auch mitgebrachte kulturell und religiös verwurzelte Krankheitskonzepte ein.

Interkulturelle Psychotherapie ist eine besondere Form der transkulturellen Begegnung, in der Fremde und Einheimische sich aufeinander einlassen mit dem Ziel, in einer therapeutischen Situation wechselseitiges Verstehen zu fördern, Veränderungen anzustoßen und Konflikte zu lösen (Machleidt und Gün 2011, S. 401). Doch tauchen in den interkulturellen Überschneidungssituationen oft Missverständnisse auf, die für die Effektivität der Therapie hinderlich sind.

In der Interaktion zwischen Therapeuten und Migranten-Patienten sind folgende Punkte häufig die Ursache für Missverständnisse:

- Der Patient kann dem Therapeuten nicht verständlich machen, worin sein Leiden besteht bzw. was ihn bedrückt.
- Der Therapeut kann nicht verstehen, worin das Leiden des Patienten besteht bzw. was ihn bedrückt.
- Der Patient enthält aus irgendeinem Grund (bewusst oder unbewusst) dem Therapeuten Informationen vor.
- Der Patient möchte dem Therapeuten Informationen vermitteln, weiß aber nicht, welche von Bedeutung sind und welche nicht.

Diese Situation ist für alle Beteiligten unbefriedigend und stellt eine Herausforderung für die in der Gesundheitsversorgung tätigen Ärzte und Therapeuten dar. Die Behandlung von Migranten erfordert verhältnismäßig mehr Anstrengung, um zu einem vertrauensvollen Beziehungsaufbau zu gelangen. Dazu gehört u. a. der Erwerb von interkulturellen Kompetenzen, spezifischen therapeutischen Voreinstellungen und Haltungen gegenüber Migranten.

Therapeuten wie Patienten sind Teil der Gesellschaft und somit nicht frei von den in der Gesellschaft herrschenden Stereotypen, die auf beiden Seiten wechselseitig wirksam sind. Es ist schwer vorstellbar, dass der therapeutische Kontext hiervon völlig unbeeinflusst bleibt: »Die sozialen, psychischen und symbolischen Grenzziehungen machen auch nicht vor dem therapeutischen Raum halt. Das Therapiezimmer ist keineswegs ein neutraler Ort, an dem sich alle Beteiligten unvoreingenommen begegnen, sondern im Gegenteil, auch dies ist ein Feld, das vorab mit vielen Projektionen, Erwartungen und Fantasien besetzt ist« (Rommelspacher 2000, S. 167).

Die Effektivität einer Behandlung scheint vielmehr mit der Fähigkeit der Selbstreflexion – als ein Teil der Kommunikationsfähigkeit – aller Beteiligten zusammenzuhängen. Diese Fähigkeit sollte es den Interaktionspartnern ermöglichen,

Projektionen, Erwartungen und Fantasien für den therapeutischen Prozess in sinnvolle und nützliche Richtungen zu kanalisieren. Dazu gehört u. a. das Ziel, eine dem konkreten therapeutischen Kontext entsprechende Kommunikationsstruktur aufzubauen, in der für beide Seiten eine zufriedenstellende Beziehung entsteht.

Auch die Ergebnisse der im Rahmen der eigenen Untersuchung durchgeführten Interviews zeigen, dass es sehr von dem Aufbau einer positiven Therapeut-Patient-Beziehung abhängt, ob die therapeutische Begegnung für den Therapeuten sowie für den Patienten zufriedenstellend ist: »Die Dynamik der Beziehung entsteht durch die Verschiedenheit der beiden Gesprächspartner, in ihrer kulturspezifischen Dynamik und in ihrem kulturellen Milieu« (Nadig 1985, S. 106, zit. nach Leithäuser & Volmerg 1988, S. 216).

Die diesem Buch zugrundeliegenden Interviews mit türkeistämmigen Patienten und deutschen Therapeuten zeigen, dass diese sich über ihren jeweiligen Interaktionspartner auf ähnliche Weise äußern.

Die Begegnung mit einer deutschen Psychotherapeutin bringt Frau Anar mit folgenden Sätzen zum Ausdruck: »*Was mich total enttäuscht hat, war eigentlich ihre Art. Nicht das, was sie mir vorgeschlagen hat, aber so wie sie mit uns umgegangen ist. ... Die Art, wissen Sie die Art, wie sie mit uns – eh – wie sie mit uns umgegangen ist (...). ... dass sie* (die Therapeutin, Verf.) *mit Dilara* (Tochter der Interviewten, Verf.), *(...) also gar nix gesprochen hat, als wäre sie gar nicht da, sie gar nicht wahrgenommen hat, sich gar nicht um meine Tochter auch mal ein bisschen gekümmert hat, oder auch ihr zu sagen, ›Hallo, ja, bis du die Dilara‹ oder ›Geht es hier um dich‹ oder – eh – halt die Art, wie sie uns da abserviert hat. ... Ich hab mich dabei total schlecht gefühlt (...)*«.[3] Die Enttäuschung bezieht sich hier nicht auf den Inhalt der Besprechung, sondern auf die Art und Weise, wie miteinander kommuniziert wurde, und wie die Begegnung in dem konkreten Kontext stattgefunden hat.

Herr Kaya kritisiert die Haltung seines deutschen Therapeuten und macht ihn für eine einseitige asymmetrische Kommunikation verantwortlich: »*Ich erzähle mein Problem. Ich sage, dies, dies, dies ist so, so. Ohne dies wahrzunehmen, erfand er in seinem eigenen Kopf angebliche Lösungen. Hey, diese Lösung eignet sich nicht für mich. Ich sage das, aber er besteht immer noch darauf, d. h., er sagt, so muss es sein. Eh (...), nach meiner Ansicht, müssten sie dem, was ich sage, etwas mehr Beachtung schenken. Es hatte den Anschein, als ob sie mir nur oberflächlich zuhörten. Sie hörten mir nicht sehr aufmerksam zu (...)*«. Mit den Worten »*Ohne wahrzunehmen*«, »*angebliche Lösungen*«, »*etwas mehr Beachtung schenken*« und »*mir nur oberflächlich zuhörten*« weist er auf mangelndes Verständnis auf der Ebene der Kommunikation hin und klagt darüber, dass auf seine Anliegen und Erwartungen nicht eingegangen wird, z. B. indem diese eingehender befragt oder beleuchtet werden.

Auch wenn sich die hier wörtlich wiedergegebenen Äußerungen auf subjektive Wahrnehmungen der Interviewten beziehen, stellt sich grundsätzlich die Frage,

---

3 Alle kursiv gesetzten Zitate stammen aus den Interviews des Autors. Die Namen der Gesprächspartner wurden aus Gründen des Datenschutzes geändert.

weshalb übliche therapeutische Umgangsweisen nicht eingehalten werden. Bezieht sich die vom Patienten kritisierte Umgangsweise nur auf den interethnischen Kontext, oder handelt es sich um eine allgemeine Haltung einiger Therapeuten, unabhängig davon, ob es sich dabei um inter- oder monoethnische Therapiekontexte handelt. Festzustellen ist jedoch, dass die interviewten Therapeuten ihrerseits ebenfalls auf Kommunikationsschwierigkeiten im interethnischen Therapiekontext hinweisen: »... *gerade bei den Patienten, die Schwierigkeiten in der Kommunikation haben, die also keinen Arzt finden, der in der Muttersprache sich mit ihnen austauschen kann, findet aufgrund dieser schwieriger einzustellenden Arzt-Patienten-Beziehung und des Vertrauensverhältnisses häufiger ein Wechsel statt. Bei der Anamneseerhebung stellt man immer wieder fest, dass bei der Frage, wer der Vorbehandler war, immer mehrere Praxen genannt wurden*«.

Im stationären Behandlungskontext ist es nicht anders. Die Schwierigkeiten, die im ambulanten Bereich dargestellt wurden, gelten auch für diesen Bereich: »*Gerade die Psychiatrie lebt ja von der Kommunikation, also d. h. vom sprachlichen Austausch, und das ist natürlich oft bei den ausländischen Patienten nur eingeschränkt möglich. Ist es* (Kommunikation, Verf.) *nur möglich mit Dolmetscher, macht (das) natürlich den Beziehungsaufbau und die Informationsweitergabe sehr schwierig, und der Patient kommt dann vielleicht auch im Alltag mal zu kurz, ...*«. Herr Kaiser berichtet hier von Umständen, die eine Arzt-Patient-Beziehung erschweren. In Frau Kleins Äußerungen wird eine Haltung deutlich, die sich durch Unverständnis und den negativen Affekt des Ärgers auszeichnet und letztlich dazu führt, sich auf eine Migrantenbehandlung erst gar nicht einzulassen: »... *ich kann es nicht verstehen, wie jemand seit Jahren in diesem Land lebt, ohne sich darum zu bemühen, die Sprache zu erlernen. Das geht mir gegen den Strich, ich verstehe es nicht*«. Sie findet es »*schwierig, zum Teil auch nervig, wenn man immer wieder eine Frage formulieren muss, bis sie ankommt*«. Bei dieser Art von Voreinstellung ist es verständlich, dass zwischen Therapeuten und Patienten keine vertrauensfördernden tragfähigen Beziehungen entstehen können. Wenn die Therapeutin nicht versteht und sich sogar ärgert, dass ein Migrant seit Jahren hier lebt und die Sprache nicht lernt, dann ist es nachvollziehbar, dass sie bei interethnischen Begegnungen »*manchmal das Gefühl*« hat, dass sie »*nicht über gleiche Dinge sprechen*«. Dass gegenseitige Vorurteile die Wahrnehmung und, wie es der dargestellte (Extrem-)Fall hier deutlich zeigt, einen professionellen therapeutischen Umgang unmöglich machen kann, muss an dieser Stelle nicht weiter diskutiert werden. Die Patienten sind folgerichtig ebenfalls der Ansicht, dass man dann nicht über gleiche Dinge spricht und sich missverstanden fühlt: »... *da fühlte ich mich missverstanden. Es war sicherlich ein kulturelles Missverständnis, ja*«.

Wenn die Therapeuten innerhalb des interethnischen therapeutischen Kontextes an ihre Grenzen stoßen bzw. das Gefühl haben, sie kommen mit der Situation nicht zurecht, dann delegieren sie die Patienten an andere weiter: »*Wenn es um solche Situationen ging, bat ich sie, diese in ihrem Familien- bzw. Freundeskreis zu besprechen, oder ich schickte sie halt zu einem Therapeuten, der aus derselben Kultur stammt, damit sie eben diese Punkte mit ihm bespricht. Es ging immer so hin und her*«.

Im therapeutischen Prozess kommt der Therapeut-Patient-Beziehung eine sehr entscheidende Rolle zu. Die Diagnosen und eine darauffolgende effiziente Behandlung sind Ergebnisse dieses Prozesses. Kommunikationsstörungen bzw. -barrieren können zu Fehldiagnosen und -behandlungen führen. Daher ist es umso wichtiger zu analysieren, wie dieser Prozess abläuft.

Von einem »interkulturell kompetenten« Therapeuten kann man erwarten, dass er durch seine offene und neugierige Haltung in der Lage ist, sich auch mit Problemen eines Patienten mit fremdkulturellem Hintergrund auseinander zu setzen und adäquate therapeutische Umgangsformen zu entwickeln. Dazu gehört u. a. eine auf einem Vertrauensverhältnis basierende geeignete Interaktionsform. Diese setzt voraus, dass der Therapeut seinen Patienten ernst nimmt und ihm signalisiert, dass er an seinem Anliegen interessiert ist und möglichst breites Hintergrundwissen über seinen Patienten erwerben möchte.

Die in diesem Kontext bestehende Zielsetzung an den Therapeuten (Offenheit, Neugier, analytisches Interesse in Bezug auf die vorliegenden Fragestellungen) ist eigentlich eine solche, die im medizinisch therapeutischen Kontext unabhängig von der speziellen Thematik der Betreuung von Migranten, dessen Qualität im Umgang auch mit anderen Klienten ausmacht.

In einem Kommunikationsprozess, in dem eine die Autonomie der Anderen und Andersartigen wahrende, fördernde und herausfordernde Interaktion der Partner nicht vorhanden ist, sind adäquate Behandlungen nicht vorstellbar. Die unterschiedlichen Erwartungshaltungen der kommunizierenden Partner können auf den Behandlungsprozess entscheidenden Einfluss nehmen.

Es ist belegt, dass kulturelle Unterschiede einen erheblichen Einfluss auf die Krankheitswahrnehmung und -bewältigung haben. »Für die Begriffe Gesundheit und Krankheit gelten Kulturstandards in besonderem Maße, was auch bedeutet, dass jede Krankheitsäußerung in gewissem Sinne kulturspezifisch ist« (Thomas et al. 2003). »Der Zusammenhang von religiösen und magischen Vorstellungen (z. B. die Existenz von Geistern, Djinns, Symbolen, Ritualen) auf der einen und Krankheit auf der anderen Seite spielt noch heute für viele MigrantInnen eine wichtige Rolle« (Heine et al. 2005).

Zum Beispiel sind das Schmerzempfinden und auch der Schmerzausdruck nicht nur individuell unterschiedlich, sondern auch kulturell unterschiedlich. Es gibt eine kulturell gelernte Art und Weise, wie man Schmerzen empfindet und zum Ausdruck bringt. Die Krankheitsvorstellungen der Menschen aus dem Orient sind durch eine ganzheitliche Auffassung von Körper, Symptomatik und Krankheit geprägt. Orientalische Patienten erleben die Krankheiten (wie z. B. den Schmerz) als eine Ganzheit. Das heißt, wenn ein Organ schmerzt, dann sagt man nicht, dieses Organ tut weh oder da habe ich Schmerzen, sondern man sagt, ich bin krank. Es ist nun die Aufgabe des Arztes herauszufinden, was er hat. Der deutsche Arzt wiederum erwartet üblicherweise von den Patienten eine differenzierte Beschreibung.

Ärzte werten in der Anamnese Beschwerdeangaben stets in einem Kontext, in dem sie die spezielle Situation des Patienten beachten. Angaben eines Kindes, eines an Demenz erkrankten Patienten, eines ängstlichen Patienten oder eines tendenziell bagatellisierenden Patienten werden vor der Analyse des Hintergrundes bewertet. Je genauer und sensibler die Analyse erfolgt, desto objektiver und sicherer wird die

Diagnose, desto besser wird sich der Patient betreut fühlen. Gleiches gilt für den ärztlichen Umgang mit Migranten und ihrer kulturspezifischen besonderen Darstellung von Beschwerden.

Besonders türkeistämmige Patienten stellen hohe Heilungs-Erwartungen an Therapeuten, Psychotherapeuten sowie Mediziner, wenn sie diese in Anspruch nehmen. Am Beispiel einer medizinischen Behandlung wird am besten deutlich, welche Erwartungen türkeistämmige Patienten an die Möglichkeiten der modernen Medizin stellen, und welche Erwartungen Behandler ihren Patienten entgegenbringen.

Der Patient geht davon aus, dass der Arzt als Fachmann in der Lage ist, festzustellen, woran er leidet, und dass er entsprechende Behandlungsschritte unternimmt. Der Behandler dagegen erwartet von dem Patienten eine differenzierte Beschreibung darüber, welche Beschwerden er hat und wo sie lokalisiert sind. »Offenbar decken sich die gegenseitigen Erwartungen deutscher Ärzte und türkischer Patienten nicht. Deutsche Ärzte erwarten von ihren Patienten eine exakte, differenzierte Beschwerdenbeschreibung, während türkische Patienten vom Arzt eine aktive Beschwerdeerfragung zu erwarten scheinen« (Ete 1995, S. 211). Während deutsche Ärzte sich darüber beschweren, dass türkeistämmige Patienten keine exakten Angaben über ihre Beschwerden machen und keine anderen Angaben machen, außer denen, wonach der Arzt fragt, sagen türkeistämmige Patienten: »Deutsche Ärzte brauchen für alles Maschinen, während türkische Ärzte durch bloßes Fragen, Handauflegen oder Ansehen die Krankheit schon herausfinden.« »Türkische Ärzte sagen mir meine Krankheit, deutsche Ärzte wollen sie von mir wissen« (vgl. a. a. O., S. 210–211). Bereits in den Anfängen der Arbeitsmigration nach Deutschland wies Balint auf Probleme, die sich mit türkeistämmigen Migranten ergeben, mit der folgenden Frage hin: »Wie können wir diese türkischen Patienten behandeln, wenn wir von ihrem Leben nichts wissen, wenn wir nicht ihr Krank-Sein im biographischen und soziokulturellen Zusammenhang begreifen und deuten können, wenn wir die Krankheit und unser therapeutisches Angebot nicht ›aushandeln‹ können«? (Balint 1957, zit. nach Theilen 1985, S. 293–294).

Geht es um die Menschen aus anderen, kollektivistisch geprägten, wenig industrialisierten Gesellschaften, ist zu berücksichtigen, dass man für eine differenzierte Beschreibung Anatomiekenntnisse benötigt. Für viele, die aus ländlichen Gegenden stammen und bildungsfern bzw. Analphabeten sind und ein religiös bzw. traditionell geprägtes Krankheitsverständnis haben, ist es nicht selbstverständlich, dass sie mit Außenstehenden über die internen Angelegenheiten der Familie reden.

Zudem kennen die Menschen, die z. B. aus dem Orient, insbesondere aus dem arabischen Raum stammen, in der Regel nicht das Konzept einer Psychotherapie. Daher ist eine zusätzliche Erläuterung des »Konzepts Psychotherapie« notwendig. Besonders bei traumatisierten Menschen (z. B. Flüchtlingen) ist es beschämend, über belastende Themen bzw. die erlebten traumatisierenden Ereignisse offen zu sprechen.

Daher benötigen die Therapeuten entsprechend angemessene Fragetechniken und Herangehensweisen, um die Klienten zum Reden zu motivieren. Dabei kommt es sehr darauf an, ob eine tragfähige vertrauensvolle Beziehung (auf Distanz!) aufgebaut werden kann.

Fallbeispiel: »Er hat aber nicht danach gefragt«

Eine 52-jährige türkeistämmige Frau sollte von einem deutschen Psychiater wegen einer schweren depressiven Entwicklung, die auch ihre Erwerbsfähigkeit betraf, begutachtet werden. Nach erfolgter Untersuchung und Explorationsgespräch fragte sie den Arzt, ob ihr die Fahrkarten für die ca. 50 km Anfahrtsstrecke erstattet werden würden. Der Psychiater kam nach seiner Untersuchung zu der Ansicht, dass sie vollständig arbeitsfähig sei. In seiner Begründung ging er ausführlich darauf ein, dass die zu begutachtende Frau nur an ihre Vorteile denke, indem sie beispielsweise nach den Erstattungskosten ihrer Fahrkarte gefragt hatte. Mit keinem Satz hatte der Arzt jedoch erwähnt, dass sie vor fünf Jahren nach einem schweren Autounfall ihren damals 12-jährigen Sohn (einziger Sohn von insgesamt vier Kindern) verloren hatte, ihr Mann seitdem an einem schweren hirnorganischen Psychosyndrom litt und fast rund um die Uhr pflegebedürftig war. Diese Informationen waren der Akte der zu begutachtenden Frau zu entnehmen gewesen.

Der sie behandelnde Therapeut (und Autor dieses Buchs) stellte in Bezug auf das vorangegangene Gutachten in einem anschließenden Gespräch die Frage, weshalb sie dem Gutachter von dem damaligen Autounfall und von der Situation ihres Mannes nicht erzählt habe. Ihre Antwort lautete hierauf: »Er hat aber nicht danach gefragt.«

Ferner stellte sich in dem Anschlussgespräch heraus, dass das Leben der Familie seit dem Autounfall eine tragische Entwicklung genommen hatte, und die zu begutachtende Mutter unter posttraumatischen Belastungsstörungen litt. Hierauf wurde im Gutachten ebenfalls mit keinem Satz eingegangen.

Das, was hier am Beispiel der medizinischen Behandlung und Gutachtertätigkeit dargestellt wurde, gilt selbstverständlich auch für den Bereich der Psychotherapie. Türkeistämmige Migranten knüpfen – je nach Schichtzugehörigkeit, Bildung, Herkunftsregion und Religiosität – unterschiedliche Erwartungen an die Psychotherapie. Um die Voraussetzungen für eine effiziente Therapie zu schaffen, ist es zunächst erforderlich, eine Vertrauensbasis zu schaffen. Die Notwendigkeit der therapeutischen Behandlung, die Therapiemotivation und der Kontext, in dem die Behandlung erfolgen soll, sind zu klären. Dies muss in einer individuell geeigneten, dialogischen und vertrauensfördernden Atmosphäre geschehen.

In den eher traditionellen/kollektivistisch geprägten Gesellschaften ist der Behandler traditionell ein väterlicher Freund der Familie, eine Autoritätsfigur, der einen aktiven, wissenden und beratenden Umgang mit dem Patienten und seiner Familie pflegt. Es wird tatkräftige Hilfe durch die Autorität (Lehrer, von dem der Patient nur passiv lernen will) erwartet. Als eine wohlmeinende paternalistische Autoritätsfigur pflegt er einen aktiven wissenden und beratenden Behandlungsstil (dies gilt auch für den westlichen Psychotherapeuten). Der Patient nimmt eher eine passive annehmende Haltung ein und neigt zur völligen Verantwortungsübergabe. Von dem Behandler/Therapeut wird eine vollständige Erklärung der Symptomatik erwartet (ähnlich wie es beim traditionell religiösen Heiler der Fall wäre). Die Kommunikation ist personenzentriert, vertrauensvoll und emotional; die Sprache ist indirekt, bildhaft, persönlich gefärbt; die Themen sind über Umwege und nebenbei indirekt besprochen; Körperhaltung und Sprechton sind Ausdruck von indirekt mitgeteilten Botschaften; der Mimik und Gestik wird mehr Ausdruck verliehen und man neigt eher zu einer flexiblen Zeitstruktur.« ... zumal viele Patienten zuvor bereits traditionelle Heiler aufgesucht haben, die über besondere kommunikative Kompetenzen verfügen. Eigenschaften des Behandelnden wie Verständnis, Geduld, Respekt, Höflichkeit und Offenheit werden deshalb mehr geschätzt als sein Fachwissen« (Kizilhan 2009, zit. nach Kizilhan 2011, S. 420).

Die Kommunikationsbarrieren führen zur beiderseitigen Unsicherheit und Hilflosigkeit, die nicht nur sprachlicher, sondern auch kultureller, ethnischer, religiöser, emotionaler und sozialpolitischer Natur sind. Auch Schichtunterschiede können eine erfolgreiche Interaktion zwischen Therapeut und Patient einschränken. Noch schwieriger wird es natürlich, wenn der Patient seine Gefühle und Gedanken nicht in Worte fassen kann, und wenn er anderen kulturellen Normen folgt als der Therapeut. Unterschiedliche Denk-, Empfindungs- und Verhaltensstrukturen können den therapeutischen Prozess negativ beeinflussen (vgl. Zarifoglu 1992a). Auch die Persönlichkeit des Behandlers, seine Schwächen, Verlust- und Versagensängste, unbewusste Abwehrmechanismen, seine diagnostischen und therapeutischen Fähigkeiten fließen in den Behandlungsprozess ein. Der Patient ist für den Behandler der Fremde, Unbekannte. Um mit ihm gemeinsam eine zwischenmenschliche Begegnung auf einer gleichberechtigten Ebene schaffen zu können, ohne gleichzeitig die notwendige asymmetrische Patient-Therapeut-Beziehung zu verlassen, d. h. die neutrale patientenbezogene Einstellung aufzugeben, muss der Therapeut sich auch von einem manchmal vorhandenen verinnerlichten Omnipotenzanspruch befreien können.

Saynisch macht auf die Gefahren einer Reduktion der Arzt-Patient-Beziehung am Beispiel der sog. Apparatemedizin aufmerksam: »Wenn der Arzt im heutigen, von hohem Tempo und apparativer Fülle bestimmten Medizinbetrieb das Sprechen vernachlässigt oder vergisst, verabschiedet er sich von dem vielleicht wichtigsten tragfähigen Bezug zwischen sich und dem Patienten« (Saynisch 1997, S. 10). Sie hebt die Bedeutung der menschlichen Nähe in der Arzt-Patient-Beziehung hervor: »Wir brauchen eine Arzt-Patient-Beziehung, die von menschlicher Nähe geprägt ist. Ganz unverwechselbar kann hier ein Kontakt entstehen, der seine Tragfähigkeit erweist bis hinein in die tiefste Not des Kranken« (a. a. O., S. 11). Zur Überwindung der Fremdheit und Ängste in der Arzt-Patient-Beziehung hält Saynisch verstehbar geführte Gespräche für unverzichtbar. »Von Mensch zu Mensch in aller Unmittelbarkeit miteinander reden – das ist der Weg, Angst zu nehmen und Vertrauen zu schaffen« (a. a. O., S. 105).

Oftmals werden die in der Therapeut-Patient-Beziehung entstehenden Probleme dahingehend reduziert, dass sie als ein sprachliches Verständigungsproblem aufgefasst werden. Ohne an dieser Stelle die Bedeutung sprachlicher und kultureller Aspekte in den interethnischen Behandlungskontext herunterspielen zu wollen, muss darauf hingewiesen werden, dass in der Therapeut-Patient-Beziehung sprachlichen und kulturellen Verständigungsschwierigkeiten oftmals individuelle und kollektive Abwehrmechanismen i. S. v. Verschiebung, Verdrängung, Vermeidung, Projektion, Kompensation, Rationalisierung und Reaktionsbildung zugrunde liegen.

Nach Erdheim ist das Verhältnis zum Fremden »in erster Linie ein *Macht-* und *Verteidigungs*verhältnis« (Erdheim 1984, S. 250). In mehreren Schriften (z. B. 1984, 1994, 1996, 2000) setzt er sich aus psychoanalytischer Sicht mit dem Thema »Das Fremde und das Böse« auseinander: »Das Fremde und das Böse weisen eine Reihe von Berührungspunkten auf: Das Fremde, das man nicht kennt, eignet sich vorzüglich als Projektionsfläche für alles, was man bei sich selbst nicht wahrhaben will. ... Das Böse seinerseits erscheint oft als das andere, als das Fremde schlechthin, als das, was so anders ist, dass man sich damit gar nicht identifizieren kann« (Erdheim 1994, S. 242). Dabei ruft das Fremde zwar Angst, aber gleichzeitig auch Faszination hervor. Es sind die eigenen Ambivalenzen und inneren Konflikte, die zur Ausgrenzung der Fremden (des Anderen) führen. Erdheim stellt die Frage nach den Konsequenzen des Spaltungs- und Projektionsmechanismus: »Was ist eigentlich der seelische Preis, den wir zahlen müssen, wenn wir uns unseren Ambivalenzen und inneren Konflikten nicht stellen wollen und sie lediglich nach außen projizieren? Konflikte haben eine wichtige Funktion für die Reifung des Subjekts. Ohne Konflikte kann es keine Entwicklung geben, denn Entwicklung heißt: neue Lösungen finden für die Probleme, die sich uns stellen. Aus diesen Lösungen werden wieder neue Konflikte erwachsen und damit neue Herausforderungen, und so weiter« (a. a. O. S. 246).

In diesem Zusammenhang stellt der interethnische therapeutische Kontext insbesondere für den Psychotherapeuten eine Herausforderung dar. Die Auseinandersetzung mit dem Fremden könnte dazu führen, dass gängige, gewohnte therapeutische Haltungen und Umgangsweisen in Frage gestellt werden und daraus für die allgemeine therapeutisch/psychotherapeutische Arbeit neue Impulse entstehen. Diese wiederum können zu positiven Veränderungen im therapeutischen Handeln überhaupt beitragen. So betrachtet, bietet die Begegnung im interethnischen Feld eine Chance zur Weiterentwicklung der psychotherapeutischen Theorien und Methoden.

1.1.2 Kultursensible Anamneseerhebung, Diagnostik und Behandlerwechsel

Ambulante und stationäre Hilfen zur Behandlung von psychischen und psychosomatischen Erkrankungen werden häufig von Migranten zu spät in Anspruch genommen. Nicht selten werden trotz bestehender Behandlungsnotwendigkeit Krankheiten und Beeinträchtigungen bei Migranten gar nicht oder auch erst sehr spät erkannt. Wenn eine entsprechende Einrichtung aufgesucht wird, können oftmals die benötigten Unterstützungen nicht gewährleistet werden. Diese Phänomene könnten zwei Gründen haben:

1. Die ambulanten und stationären Versorgungsstrukturen sind nicht auf die Bedürfnisse von Migranten ausgelegt.
2. Das für die Behandlung von Migranten zuständige Fachpersonal ist nicht interkulturell kompetent und aus diesem Grunde nicht in der Lage, zutreffende Diagnosen zu stellen und dementsprechende Behandlungen durchzuführen.

Eine »effektive« Behandlung setzt voraus, dass im Vorfeld eine zutreffende Diagnose gestellt wurde. In Rahmen des diagnostischen Prozesses ist eine gründliche Anamneseerhebung von großer Bedeutung. Zur »interkulturellen therapeutischen Kompetenz« gehören die Fähigkeit und Bereitschaft zu einer migrantensensiblen Anamneseerhebung. Damit ist eine sorgfältige, sprach- und kulturverstehende, ethnische und religiöse Aspekte berücksichtigende spezifische Anamneseerhebung gemeint. Neben der im psychotherapeutischen Kontext üblichen biografischen Anamnese, Familienanamnese und der Erhebung der Krankheitsgeschichte, gehören zur migrantenspezifischen Anamneseerhebung Kenntnisse über folgende Aspekte, die in der Untersuchungssituation eruiert werden müssen:

- Migrationsentscheidung, Migrationsmotivation (ökonomisch, Familiennachzug, Asyl, politische oder ethnische Verfolgung)
- Erwartungen an die Migration (in Erfüllung gegangen, nicht in Erfüllung gegangen, erlebte Enttäuschungen)
- Migrationsbiografien
- Statusverlust durch die Migration und damit verbundene mögliche Enttäuschungen, übrige Verluste und Kränkungen (gesellschaftlich, beruflich, sozial, familiär)
- Trennungen in der Familie, hinterlassene Ehepartner, Kinder (Kofferkinder)
- familiäre und soziale Rollenverteilung, Geschlechterrollen
- Familienstruktur (traditionell oder eher westlich orientiert, innerfamiliäre Rollenzuweisungen, Geschlechterrollen)
- kulturelle und religiöse Hintergründe des Patienten bzw. seiner Familie
- erlebte traumatische Ereignisse und unbewältigte psychische Konflikte
- mögliche Zusammenhänge zwischen psychischen bzw. somatischen Beschwerden und psychischen Konflikten
- Fremdanamnese (Familienangehörige, Vertraute bzw. Respektpersonen, Akten usw.)
- Arbeitsbiografie (Ausbildung, feste Arbeitsverhältnisse, Arbeitszufriedenheit, Arbeitslosigkeit, usw.)
- Aufenthaltsstatus (gesichert oder ungesichert, Aufenthaltsberechtigung, deutsche Staatsbürgerschaft, drohende Ausweisung usw.)
- aktuelle Lebensbedingungen (Wohn- und Arbeitsverhältnisse, soziale Eingebundenheit und Akzeptanz)
- Sprachkompetenz und Vertrautheit mit der Kultur des Aufnahmelandes als Zeichen der Integrationsleistung
- Zukunftspläne und deren Realisierbarkeit
- kultur- und religionsspezifische Vorstellungen und Bewältigungsstrategien, die Krankheiten und den Umgang hiermit betreffen
- Bei Bedarf Zusatzanamnese i. S. v. testpsychologischen Untersuchungen (projektive Testverfahren, Persönlichkeitstest usw.)

Sowohl in der Phase der Diagnosestellung als auch während der Behandlung sollte das Therapiesetting (Einzeltherapie, Paar- oder Familienbehandlung bzw. Einbeziehung von Angehörigen oder wichtigen Bezugspersonen) in Absprache mit den

Patienten gestaltet werden. Die indirekten, zirkulären Fragetechniken könnten den Therapeuten differential-diagnostisch weiterbringen und zu einer effektiven Behandlung beitragen.

Im Rahmen der eigenen Untersuchung gaben die Therapeuten in durchgeführten Interviews an, dass sie häufig nicht in der Lage sind, bei Migranten richtige Diagnosen zu stellen: »*Es ist leider nicht so selten, dass eine falsche Diagnose gestellt wird*«. Zu einem späteren Zeitpunkt des Interviews sagt Herr Kaiser Folgendes: »*Man muss natürlich einschränkend sagen, dass manchmal die Stellung der Diagnose etwas unsicher bleibt und dann bei einer erst einmal nicht korrekten Diagnose natürlich Behandlungen erfolgen, die sich nachher als nicht notwendig herausstellen, aber das ist natürlich 'ne Unwägbarkeit, die man im Moment nicht so abstellen kann*«.

Zu Fehldiagnosen kann es sowohl bei Migranten als auch bei deutschen Patienten kommen. Verschiedene Untersuchungen belegen allerdings, dass diesbezüglich teilweise enorme Unterschiede in beiden Populationen bestehen. Gallisch weist auf diesen Unterschied am Beispiel einer internistischen Poliklinik hin: »Bei Nachuntersuchungen von herzerkrankten türkischen Patienten in einer internistischen Poliklinik stimmten die Klinikbefunde mit den Einweisungsdiagnosen nur zu rd. 35 % überein, bei deutschen Patienten zu über 70 %« (Gallisch 1989, zit. nach Collatz 1992, S. 108). Korporal beschreibt, dass besonders dort, wo die Verständigungsmöglichkeiten mangelhaft sind, ein erhöhter apparativ-diagnostischer Aufwand i. S. v. endoskopischen Untersuchungen und operativen Eingriffen betrieben wird, und eine medikamentöse Behandlung bevorzugt wird: »... insbesondere dort, wo Probleme der sprachlichen Kommunikation mit einer Unsicherheit in Diagnose und Behandlung einhergehen und Arzneimittel diese ›Lücke‹ ausfüllen sollen« (Korporal 1985, 214–215).

Im Rahmen eines vom Bundesminister für Arbeit geförderten Forschungsprojektes (»Kommunikationsprobleme zwischen Arzt und Patienten unter besonderer Berücksichtigung ausländischer Patienten«) wurde anhand der Analysen von Arzt-Patienten-Gesprächen herausgearbeitet, dass latent häufig unbefriedigende, nicht zur Übereinstimmung zwischen den Partnern (Arzt und Patient) führende Kommunikationsprozesse ablaufen. »Gespräche mit türkischen Patienten weisen häufiger als andere eine für den Beobachter wahrnehmbare Differenz in der Zieldefinition des Gespräches auf, das heißt, die Patienten lassen Erwartungen und Wünsche erkennen, auf die der Arzt nicht eingeht« (Brucks et al.1985, S. 348). Die Ergebnisse dieser Untersuchung weisen auf eine problematische Arzt-Patient-Beziehung hin, die für die Patienten nicht folgenlos ist: »Die Gespräche mit türkischen Patienten sind trotz größerer Verständigungsschwierigkeiten im Durchschnitt kürzer als mit anderen Patienten und enden in 80 % der Fälle mit einer Medikamentenverordnung. Eine Gesundheitsberatung oder eine Besprechung der Krankheitsprognose findet kaum statt« (a. a. O., S. 349).

Die Behandlung von Migranten ist oft durch Verlegenheitsdiagnosen und aufgrund sprachlicher und kultureller Verständigungsbarrieren erschwert. Sie werden zwar häufiger mit ausführlichen standardisierten Diagnoseverfahren untersucht, erhalten aber dennoch eine insgesamt oberflächlichere Untersuchung als deutsche Patienten und werden schneller und öfter medikamentös behandelt. »Deutsche werden intensiver untersucht, Türken stärker therapiert (im Sinne von medikamentöser Therapie, Verf.) ... Türkische Patienten vertrauen am stärksten der Therapie, erwarten mehr Engagement von den Ärzten und waren demzufolge mit der Behandlung weniger zufrieden. Die Erwartungshaltung scheint sich auf die Mediziner übertragen zu haben. Türkische Patienten erhalten deutlich mehr Tabletten und Infusionen. Außerdem führten Sprachschwierigkeiten dazu, dass Türken über die Diagnose schlechter informiert sind« (Wunderlich 1997).

Collatz stellt fest, dass Ärzte aus Unkenntnis über den kulturellen Hintergrund ihrer Patienten sehr oft falsche Diagnosen stellen, die zu erheblichen Zeitverlusten und hohen zusätzlichen Kosten führen (vgl. Collatz 1989). Verlegenheitsdiagnosen wie Gastarbeitersyndrom, Türkenbauch, Mittelmeer-Bauch, Türkenkrankheit, Türkische Kopfschmerzen, Anatolischer Kopfschmerz, Mediterrane Leidensäußerung, Morbus-Orientalis, Morbus-Bosporos, Entwurzelungssyndrom, Heimwehsyndrom, Mamma-mia-Syndrom usw. sind entwertende Bezeichnungen der Beschwerden von Migranten und weisen auf die Unkenntnisse, Hilflosigkeiten und Stereotypbildungen der Behandler hin: »Zudem werden ohne sprachliche und kulturelle Verständigung häufig beginnende schwerwiegende organische Krankheiten leicht übersehen und andererseits psychiatrische und psychosomatische Krankheitsbilder rein somatisch diagnostiziert und therapiert, was die Chronifizierung der Beschwerden fördert. Die Folgen dieser Fehldiagnosen und -behandlungen sind verheerend« (Zarifoglu 1992b, S. 120).

In einer klinikinternen Pilotstudie auf zwei Stationen der psychosomatisch orientierten internistischen Abteilung der Universitätsklinik Heidelberg wurde die Interaktion zwischen deutschen Behandlern und türkischen Patienten beobachtet: »Nach Aussagen der Ärzte war diese Arzt-Patient-Interaktion weitgehend gekennzeichnet von der Unfähigkeit, die türkischen Patienten in ihrem Kranksein richtig zu begreifen und adäquat zu behandeln« (Theilen 1985, S. 293). Die Untersuchung der türkeistämmigen Patienten, die von den vorbehandelnden Ärzten mit »unklarer Befundlage« und »Verdacht auf endogene Depression« an den Psychiater und Neurologen überwiesen wurden, haben ergeben, dass es sich dabei um so genannte Verlegenheitsdiagnosen handelte: »Eine Vielzahl der von uns gesehenen türkischen Patienten brachte, neben anderen, diese Diagnose mit; sie wurde in fast allen Fällen revidiert« (a. a. O., S. 298). Anhand der genannten Untersuchung stellt die Autorin Folgendes fest: »In nahezu allen Fällen hat vorher eine ausführliche Exploration (zur Lebenslage, zum Symptomverständnis, zu derzeitigen Belastungen) *nicht* stattgefunden. Es kann anhand einer großen Fallzahl nachgewiesen werden, daß eine ausführliche Exploration und Beschäftigung mit den türkischen Patienten vor der Diagnostik zwar momentan zeitintensiver ist, daß aber dadurch sowohl Überdiagnostizierung als auch eine große Anzahl sinnloser Krankenhausaufenthalte verhindert werden könnte« (a. a. O., S. 299).

Bei einer Untersuchung von insgesamt 190 türkeistämmigen Patienten (davon 40 Gutachtenpatienten) stellt Ete Folgendes fest: »Bei etwa 80 % dieser Patienten wäre die Stellung einer korrekten psychiatrischen Diagnose ohne muttersprachliche Exploration nicht möglich gewesen« (Ete 1995, S. 213).

Informationsbedingte, kulturelle und kommunikative Barrieren führen zu den seit langem bekannten Problemen von Unter-, Über- und Fehlversorgung von Migranten mit dadurch erhöhten Kosten für die ambulante und stationäre Therapie und Pflege (vgl. Beauftragte der Bundesregierung für Migration, Flüchtlinge und Integration 2013, S. 90). »Die Effektivität des Einsatzes medizinischer und personeller Ressourcen wird durch die mangelnde Qualität interkultureller Kommunikation ebenfalls negativ beeinflusst. Das Risiko von Fehldiagnosen und -behandlungen steigt. Ärzte führen aufgrund von sprachbedingten Unverständnissen bezüglich der Beschwerden von Patienten unnötige und zum Teil kostspielige Tests durch. Auch suchen missverstandene Patienten ihre Ärzte öfter auf oder wechseln im so genannten Doctor-Hopping den Arzt häufiger als der Bevölkerungsdurchschnitt« (Razum et al. 2008, zit. nach Wächter & Vanheiden 2015, S. 7).

Auch das Fachpersonal wie z. B. die Ärzte fühlen sich bei der Behandlung von Migrantenpatienten unzufriedener. Im Rahmen der Berliner Notfallambulanzstudie konnte festgestellt werden, dass die befragten Ärzte mit der Arzt-Patient-Beziehung bei Patienten mit Migrationshintergrund deutlich unzufriedener als bei denjenigen ohne Migrationshintergrund waren (vgl. Borde et al. 2003, zit. nach a. a. O., S. 8).

Herr Kaiser bestätigt die Bedeutung der sprachlichen Verständigung bei der Diagnosestellung und fügt hinzu: »*Umso mehr bestätigt sich dann immer, wie wichtig es ist, dass man jemanden in die Behandlung mit hinzuzieht, der sowohl der Sprache als auch der fachlichen Qualifikation gerecht wird, weil sich nur so diese Missinterpretationen* (i. S. v. kultur- und religionsspezifischen Aussagen, Organchiffren, psychotisch anmutende somatische Floskeln, die von Patienten angewandt werden, Verf.) *mit entsprechenden falschen Diagnosestellungen verhindern lassen, d. h. zusammengefasst also, diese Überraschungen* (i. S. v. falsche Diagnosen und daraus folgende falsche Behandlungen, Verf.) *kommen immer wieder vor, lassen sich aber dadurch zumindest reduzieren, wenn nicht sogar ausschließen, wenn man frühzeitig in die Diagnostik und auch in die Therapievorbereitung der jeweiligen Sprache mächtige Kollegen mit einbezieht*«. Für eine angemessene Behandlung der Migranten wird hier neben der Bilingualität auch der Stellenwert der fachlichen Qualifikation von Fachpersonal hervorgehoben.

Herr Lang weist auch auf die Schwierigkeiten der diagnostischen Einschätzung von Migranten-Patienten und sagt, dass er dafür mehr Zeit benötigt: »*Ich stell' mich halt darauf ein, dass ich hinsichtlich meiner diagnostischen Einschätzung dann von vornherein sage, okay, da werde ich bestimmt doppelt bis dreimal so lange brauchen, bis dass ich mir sicher bin, was es ist*«. Im stationären Bereich kann man sich offensichtlich erlauben, sich für den einen oder anderen Patienten mehr Zeit zu nehmen, aber im ambulanten Bereich (z. B. bei niedergelassenen Ärzten und Psychotherapeuten), wo unter anderen Bedingungen gearbeitet wird, gelten für die Migranten andere Maßstäbe. Nach Meinung von Herrn Kaiser spielen neben der Zeit auch andere Faktoren eine Rolle: »*Es ist leider nicht so selten, dass eine falsche Diagnose gestellt wird, weil – da komme ich direkt zur Erklärung – die niedergelassenen Kollegen nicht so leicht an Dolmetscher herankommen, würde ich mal vermuten, um eine genaue Exploration durchzuführen. Die haben natürlich nicht die Zeit, die wir uns in der Klinik nehmen können und auch müssen, um mit entsprechender dolmetscherischer Hilfe die Diagnose zu festigen. ... Bei den deutschen Kollegen würde ich am ehesten sagen, es ist ein Kommunikationspro-*

blem und die deutlich schwierigere Verfügbarkeit von Dolmetschern«. Die hier angegebenen Erklärungen, weshalb niedergelassene Kollegen falsche Diagnosen stellen könnten, gelten eigentlich auch für den stationären Bereich: *»Gerade die Psychiatrie lebt ja von der Kommunikation, also d. h. vom sprachlichen Austausch, und das ist natürlich oft bei den ausländischen Patienten nur eingeschränkt möglich. Ist es nur möglich mit Dolmetscher, macht (das) natürlich den Beziehungsaufbau und die Informationsweitergabe sehr schwierig, und der Patient kommt dann vielleicht auch im Alltag mal zu kurz, weil es jeweils organisiert werden muss, dass jemand dabei ist, der übersetzt«.* Demnach hat man im stationären Bereich, mit Ausnahme des Zeitfaktors, ähnliche Schwierigkeiten wie im ambulanten Bereich.

Die Niedergelassenen sehen die Lösung des Problems oft darin, ihren Migranten-Patienten in Kliniken bzw. zu anderen Kollegen zu überweisen: »Nicht nur Sprachbarrieren, sondern auch mangelhafte Kenntnisse des fremden kulturellen Hintergrundes belasten die Beziehungen zwischen deutschen Ärzten/Psychologen/ Therapeuten und ausländischen Patienten und führen zu Fehleinschätzungen sozialer und gesundheitlicher Probleme bis hin zu Fehldiagnosen. Nicht selten resultieren für die Betroffenen daraus jahrelange Odysseen durch die medizinischen Versorgungseinrichtungen« (Gün 1995a).

Die Antwort von Herrn Lang auf die Frage, ob bei Patienten mit Migrationshintergrund ein häufigerer Behandlerwechsel festzustellen ist, gibt ernst zu nehmende Hinweise auf dieses Problem: *»Also, nun ist die Versorgungssituation in unserer Klinik knapp, aber z. B. – eh – niedergelassene Kollegen, die mit diesem Problem in Berührung kommen, die überweisen die ganz schnell zu uns, weil sie sagen, ihr könnt das sowieso besser. Ja? Eh – einmal, weil sie um diese Kompetenz halt wissen, weil der Arbeitsaufwand ist einfach größer, man braucht mehr Zeit oder länger dafür, das ist alles komplizierter. Und das ist unter bürokratischen Gesichtspunkten und kaufmännischen Gesichtspunkten schlecht. Also schickt man die Patienten weg, ja. Und dann sagt man, geh da in die Klinik, dafür ist die Institutsambulanz da, eh, wir sind eh der Lückenbüßer für alles, was da sich nicht rechnet und zu kompliziert ist, ja. Und also kriegen wir dann da gezielt Migranten halt geschickt«.* Er erklärt diese Situation mit beidseitiger Unzufriedenheit und Schwierigkeiten bei der Überwindung der Fremdheit, die zu einer emotionalen und sozialen Distanz führt: *»Ja, also ich denke, Deutsche wechseln ja auch. Und zwar wechselt man immer dann, wenn man unzufrieden ist und wegen der größeren Schwierigkeiten, ja – eh – ist natürlich auch ´ne größere Unzufriedenheit von allen Seiten aus da, also insofern gibt es dann sowohl vonseiten der Patienten als auch von den Behandlern die Tendenz, wegzuschicken. Im Kern steht folgendes Problem: Die Fremdheit bedeutet, dass emotionale/soziale Distanz zwischen Behandler und Patient ...bei Migranten größer (sind), weil sie fremder sind. Und diese Fremdheit, die ja auch zwischen deutschen Patienten und Behandlern besteht, ist bei Migranten (größer)«.*

Der häufigere Behandlerwechsel von Migranten erfolgt nicht nur auf die Initiative der Behandler. Die meisten interviewten Therapeuten sowie Patienten neigen zu einem Behandlerwechsel, wenn während der Behandlung Probleme auftauchen, bei denen ein sprachlicher, kultureller, ethnischer oder religiöser Hintergrund vermutet wird.

Fallbeispiel: »22 Ärzte konsultiert«

Eine Frau, die seit mehreren Jahren über Magenschmerzen, massive Kopfschmerzen, Konzentrationsstörungen, Vergesslichkeit, Antriebslosigkeit und Angstzustände klagt, und seit fünf Jahren zunehmend unter depressiven Zuständen leidet, zählt im Laufe eines einstündigen Gesprächs 22 Ärzte auf, die sie bisher besucht hat. Weder die Ärzte noch sie selbst habe die Möglichkeit in Betracht gezogen, dass ihr eine psychotherapeutische Behandlung weiterhelfen könnte.

Im therapeutischen Gespräch erzählt die Patientin über sich Folgendes: »Ich bin in Moschee-Höfen groß geworden (*aus Frömmigkeit, Verf.*), ich kenne kein anderes Leben als dieses. Ich durfte nie für mich etwas wünschen, ich musste immer meine eigenen Wünsche, wenn ich überhaupt welche hatte, verdrängen. Ich habe geheiratet, weil meine Eltern es wollten, ich habe den Mann geheiratet, den meine Eltern (meine Mutter) für mich bestimmt hatten. Meinen Mann habe ich das erste Mal bei der Trauung gesehen. In meinen ganzen Ehejahren habe ich nur das getan, was mein Mann wollte, (auf Nachfrage) auch im Bett natürlich. Es ist egal, ob ich möchte oder nicht, wenn er will, muss es sein, so schreibt es auch der Koran vor, die Frau muss die Wünsche ihres Mannes befriedigen. Gott sei Dank, drei von meinen vier Töchtern (11 bis 23 Jahre alt) haben eine Auszeichnung als Hafiz (*Person, die den Koran auswendig rezitieren kann, Verf.*) bekommen, die letzte wird auch bald ihre Auszeichnung bekommen. Ich musste einige Jahre 11–12 Stunden am Tag arbeiten und nebenbei den Haushalt versorgen. Wir haben ein sehr schönes Haus in der Türkei gebaut. Deswegen mussten wir viel arbeiten. Bis vor zwei bis drei Jahren hatten wir große finanzielle Schwierigkeiten wegen des Hauses. Jetzt haben wir keine mehr. Das einzige Problem ist meine Krankheit. Ich erinnere mich genau daran, dass ich etwa ein Jahr nach der Heirat Magenschmerzen bekommen habe. Eigentlich bin ich seitdem krank. Mit der Hoffnung, kann der eine Arzt mir nicht helfen, hilft der andere, bin ich zu jedem Arzt gegangen, von dem ich etwas Positives gehört habe. Ich habe 22 Ärzte gezählt, aber es sind vielleicht mehr als 22. Zum ersten Mal hört mir jetzt jemand in meiner Sprache zu. Ich fühle mich so erleichtert, wenn ich mit Ihnen spreche. Sie können es nicht glauben, aber zum ersten Mal erzähle ich jemandem etwas von mir, von meinem Leben. Ich verstehe nicht, warum man mich bisher nicht zu Ihnen geschickt hat« (vgl. Gün 1995b).

Dieses Beispiel bestätigt, dass Kommunikationsbarrieren in der Therapeut-Patient-Beziehung offensichtlich zu jahrelangen Odysseen durch die Versorgungseinrichtungen führen können. Dies gilt insbesondere für den medizinischen Bereich, aber auch für den Bereich der psychotherapeutischen Versorgung. Hierzu die Äußerungen von der Psychotherapeutin Frau Ruppert: »*Und das war so 'n Punkt, wo ich mich nicht reinmischen wollte. Ich konnte nicht beurteilen. Und das ist eben (…) ja, in dieser Behandlung überhaupt das grundlegende Problem auch gewesen, dass immer wieder so Punkte kamen, wo im Prinzip ich sagen musste, ja, ich weiß es auch nicht, ob dieser Weg der richtige ist, weil ich nicht abschätzen konnte, was für diesen kulturellen Hintergrund, was dabei rauskäme. Wenn es um solche Situa-*

tionen ging, bat ich sie, diese in ihrem Familien- bzw. Freundeskreis zu besprechen, oder ich schickte sie halt zu einem Therapeuten, der aus derselben Kultur stammt, damit sie eben diese Punkte mit ihm bespricht. Es ging immer so hin und her«. Dies wurde von der türkeistämmigen Patientin Frau Efe bestätigt: »*während der Therapiestunde, dass ich mehrmals (…) mit meiner Therapeutin abgemacht habe, dass ich mich dann mit einem türkischen Therapeuten, sei es der Herr* (Name eines türkischsprachigen Psychotherapeuten, Verf.)*, oder der Herr* (Name eines türkischsprachigen Psychotherapeuten, Verf.)*, eh – mich mehrmals mit denen in Verbindung gesetzt habe. Ja, meine Therapeutin hatte auch mehrmals so das Gefühl, dass ich mich persönlich in der türkischen oder kurdischen – mit meinen Landsleuten besser einigen kann, und daraufhin hatte sie auch mal den Vorschlag gemacht, dass ich mich mit einem Therapeuten meines Landes zusammensetzen sollte und einige Sachen absprechen sollte, weil sie sich nicht richtig einschätzen konnte, inwieweit sie diesen Kulturkreis verstehen kann«.*

Türkeistämmige Patienten besitzen häufig eine ambivalente Haltung gegenüber Ärzten, Therapeuten und Psychotherapeuten. Einerseits haben sie zu ihnen als Mittelschichtzugehörige, also aufgrund des höheren sozialen Status, ein distanziertes Verhältnis, andererseits betrachten sie diese als Fachmänner, als Allwissende und fürsorgliche Personen, die ihre Leiden herausfinden und heilen sollen. Diese hohe, idealisierende Erwartungshaltung der Patienten an den Behandler kann von Letzterem als Vertrauensvorschuss verstanden und zu diagnostischen und therapeutischen Zwecken genutzt werden. Ausgehend von der zum Teil empirisch begründeten Tatsache, dass türkeistämmige Patienten durchschnittlich wesentlich später in ihrem Krankheitsverlauf einen Therapeuten aufsuchen, sich also in einem fortgeschrittenen Stadium der Erkrankung befinden, sollten ausführliche, möglichst umfassende diagnostische Gespräche zum Pflichtprogramm der Diagnostik gehören, um sich dem Kern des Problems adäquat zu nähern. Andernfalls werden die Patienten zwar ihre somatischen Beschwerden und Symptome in quasi angepasster, erlernter Form präsentieren, aber über die psychologischen, psychosozialen und familiären Hintergründe, die einen Kernbestandteil der Erkrankung ausmachen bzw. determinieren, zunächst nicht sprechen. Diese müssen in einem vertrauensfördernden Kontext erst erfragt werden. Dafür sind Zeit, Geduld, Neugier und Aufklärungsarbeit, vor allem aber Interkulturelle Therapeutische Kompetenz die Voraussetzungen.

Fallbeispiel: »FIT mit einem türkischen Kind«

Eine Psychologin führt bei einem türkischen Kind ein FIT (Familie in Tieren) durch. Das Kind malt die Geschwister als Tiere und seine Eltern als Strichmännchen. Die Psychologin fordert das Kind mehrfach auf, auch seine Eltern als Tiere zu malen. Das Kind weigert sich. Die Psychologin ärgert sich über das Kind und bringt dies in der Teamsitzung zum Ausdruck. Sie versteht nicht, weshalb das Kind seine Eltern nicht als Tiere malt.

Dabei malt das Kind (höchstwahrscheinlich aus einer traditionell strukturierten Familie stammend) aus Respekt seine Eltern nicht als Tiere. Die Erziehungsnorm schreibt nämlich vor, die Eltern nicht als Tiere darzustellen. Tiere werden in der türkischen Kultur häufig als Schimpfworte verwendet.

1.1.3 Verstehen von Chiffren, Organchiffren und körperbezogenen Signalen und Metaphern

»Ich halte die Symbolsprache
für die einzige Fremdsprache,
die jeder von uns lernen sollte.«
Erich Fromm

Bereits Mitte der 1980er Jahre stellte Theilen fest, dass türkische Patienten ihre Leiden häufig in Organchiffren ausdrücken, die oft missverstanden werden. Insbesondere Leber und Lunge haben, in Redewendungen eingebettet, eine sehr vielseitige Bedeutung im Verständnis türkischer Patienten, zum Beispiel im Sinne von Trauer, Krankheit und Schmerzen. Die Vorstellung, dass Organe fallen, das heißt nicht mehr am richtigen Ort sitzen, ist bis heute als volksmedizinische Überlieferung erhalten. (vgl. Theilen 1985, zit. nach Yildirim-Feldbusch 2003).

Fallbeispiel über eine gefolterte Patientin

Nach einer Fachtagung zum Thema »Psychiatrische Behandlung von Migranten« kam ein Psychiater zum Referenten und berichtete von einer aus der Türkei kommenden Patientin kurdischer Abstammung. Sie sei in der Türkei schwer gefoltert worden. Während sie über ihre Foltererfahrungen berichtete, habe sie mehrmals erwähnt, dass ihr dabei die Gallenblase geplatzt sei. Hieraufhin wurde sie mehrmals konsiliarisch untersucht, wobei keinerlei Anzeichen auf einen operativen Eingriff bzw. körperliche Folgeerscheinungen von Folter feststellbar gewesen seien. Er habe erst nach dem Vortrag des Referenten verstanden, was die Patienten mit dieser Äußerung gemeint habe (und zwar verweist der Ausdruck der »geplatzten Gallenblase« auf ein großes Erschrecken, auf große Angst hin und könnte Ausdruck eines Traumas sein).

Da die türkeistämmigen Patienten im Rahmen dieser Arbeit die Grundlage für eine interkulturell therapeutisch kompetente Behandlung bilden und sie ihre Leiden häufig in einer kulturspezifischen Symbolsprache ausdrücken, wurden die in dieser Studie interviewten Therapeuten auch danach gefragt, ob sie Organchiffren kennen, die von diesen Patienten erwähnt werden, und ob sie dafür Beispiele nennen können.

Drei von vier Interviewpartnern konnten mit dem Begriff »Organchiffre« überhaupt nichts anfangen. Keiner der befragten Therapeuten war in der Lage, Beispiele zu nennen. Ebenso kannte keiner die Bedeutung solch einer wortwörtlich ins Deutsche übersetzten Organchiffre (»Ich habe meinen Kopf erkältet«; türkisch: »kafayı üşüttüm«). Die Umschreibung »Ich habe meinen Kopf erkältet« wird von türkeistämmigen Patienten häufig angewendet, wenn sie zum Ausdruck bringen wollen, »verrückt« geworden zu sein. Mit dieser Ausdrucksweise könnte tatsächlich gemeint sein, dass der/die Betreffende psychisch krank geworden ist, oder er/sie möchte hierdurch auf seinen psychischen Zustand aufmerksam machen, also verdeutlichen, dass es ihm/ihr sehr schlecht geht.

Auf die Frage, ob sie Beispiele von Organchiffren von Patienten kenne, sagt Frau Klein: »*Hab‹ ich noch nie gehört, was ist das?*« Frau Ruppert antwortet ähnlich: »*Beispiele von was? Was ist das?*« Auch Herr Lang reagiert auf die gestellte Frage mit einer Gegenfrage: »*Was ist das? (...), Organ...? (...)*« (auf Wiederholung des Begriffes seitens der Interviewer) »*Was sind Organchiffren?*« Herr Kaiser sagt: »*Gerade bei den türkischen Patienten gibt es somatische Floskeln, kann man sagen, somatische Sprichwörter, die auf den Bauch bezogen sind z. B., die man sehr gut als psychotisch interpretieren kann, wenn man sie halt aus dem Zusammenhang herausnimmt und nicht den kulturellen Hintergrund kennt*«. Auf die Nachfrage, ob er Beispiele geben könnte, sagt er: »*Mir fällt da jetzt nichts hundert Prozent Konkretes ein, aber ich weiß, dass viele Patienten über den Bauch als besonderes Organ sprechen, was aber als kulturimmanente Floskel gebraucht wird*«.

Die Interviewten wurden nach der Bedeutung der oben erwähnten Organchiffre gefragt, bzw. was sie darunter verstehen würden, wenn der Patient bzw. der wortwörtlich übersetzende Dolmetscher sagen würde: »Ich habe meinen Kopf erkältet«, oder »Mein Kopf ist erkältet«? Frau Klein würde verstehen, »*dass derjenige eine Erkältung hat. (...) Aber sich so ausdrückt, weil er wahrscheinlich – eh – Erkältung im Sinne von Schnupfen oder Husten meint, einfach dann auch den Ort lokalisiert, an dem er die Erkältung hat*«. Frau Ruppert würde darunter Ähnliches verstehen und entsprechend reagieren: »*... da würde ich verstehen, dass er irgendwie verschnupft ist, dass er Kopfweh hat oder so was. Ja, also das habe ich eigentlich immer so verstanden, dass das Leiden immer auch als körperlich erlebt wird und daher immer naheliegt, noch mal zum anderen Arzt zu gehen*«. Herr Kaiser kennt zwar den gemeinten Sinn der Aussage ebenfalls nicht, würde diesen jedoch hinterfragen: »*Also die Aussage für sich müsste ich hinterfragen, also es ist im ersten Moment offen für alles, also man muss natürlich genauer nachfragen, ist es jetzt wirklich eine Erkältung, was meint er mit Kopf, steckt da vielleicht was Psychotisches dahinter, aber im Moment würde ich die Aussage für sich nicht interpretieren können, ich müsste sie erst mal hinterfragen*«.

Auch Herr Lang kennt die gemeinte Bedeutung der Aussage nicht: »*Ich hab‹ meinen Kopf erkältet? (...) Würde ich zunächst nicht verstehen, ja. Dann würde ich fragen, der ganze Kopf oder nur eine Hälfte oder – eh – wie kalt – eh, eh – gefroren? Ja? Also, das heißt, ich würde das Bild – eh, eh – ich würde einfach nachfragen. Ja? Er soll mir das mal bisschen näher erklären. Ja? Ich würde das nicht verstehen*«. Im Unterschied zu den anderen geht dieser interviewte Therapeut differenzierter mit der Aussage um, in dem er den Patienten ausführlich beschreiben lassen würde, was er damit meint. Das wiederholte Nachfragen würde ihm die Entschlüsselung von Organchiffren und damit die gemeinte Bedeutung ermöglichen. »*Ich kenn' die halt nur aus der deutschen Sprache. Da haben wir ja das aus anderen Sprachen. Was das bedeutet, aber (...) ich lasse mir z. B. gerne von Patienten, die über körperliche Beschwerden klagen, – eh – die bitte ich immer, mir das ganz ausführlich zu erklären, ja, so ausführlich wie es nur geht – eh – und bitte sie dann auch – eh – ob sie mir ein Bild (...), ob sie mir das so beschreiben, dass ich mir das vorstellen kann, wie sich das anfühlt, ja, dass ich mir das auf meinem Körper vorstellen kann, wie sie sich da fühlen, und ob sie mir das vielleicht mithilfe irgendeines Vergleiches deutlich machen könnten, (…) wie das Gefühl halt ist, und da stelle ich mal (…), kann man das feststellen, es gibt solche Leute, die haben nur sehr diffuse Beschreibungen (…) sind meistens dann auch eher so infantiler Persönlichkeitsstruktur, und es gibt andere, also je reifer jemand ist, also je hysterischer jemand ist, um so blumenreicher und anschaulicher kann er dann irgendwas beschreiben, und in dieser Beschreibung steckt dann praktisch das Gefühl und alles, was dabei eine Rolle spielt – eh – drin, und indem der Betreffende mir das halt alles erzählen kann, baut er eine Beziehung zu mir auf, und ich kann wieder nachfragen, ist das so, wie ist jenes und krieg' damit dann 'nen Zugang dazu«.* An diesem Beispiel wird deutlich, dass es durch eine offene Haltung auch ohne Hintergrundwissen möglich ist, die Bedeutung einer Aussage richtig einzuschätzen.

Nicht selten tauchen in der Interaktion zwischen Therapeuten und türkeistämmigen Patienten Missverständnisse auf, weil sie ihre Leiden in einer kulturell erlernten Art und Weise mitteilen. Dies geschieht, indem sie ihre Leiden, Trauer, Krankheiten und Schmerzen u. a. durch in Redewendungen eingebettete Organchiffren ausdrücken. Wenn diese Umschreibungen nicht in dem von den Patienten gemeinten Sinn verstanden und zugeordnet werden, so kann dies verheerende Folgen im Sinne von Fehldiagnosen und Fehlbehandlungen für den Patienten nach sich ziehen.

Die aus dem türkisch-islamischen Kulturraum stammenden Patienten verstehen Krankheiten oft als eine Störung des Gleichgewichts im Körper. Organbezogene Beschwerdeschilderungen sind häufig Hinweise auf ein seelisches Leiden.

In den organbezogenen Chiffren werden vielfach gefallene, geschwollene oder verrutschte Organe als symbolhafte Zuschreibungen benutzt, um Zusammenhänge zu Gefühlen, Emotionen oder einem seelischen Zustand zum Ausdruck zu bringen. Organe wie Lunge/Leber, Bauch/Nabel, Kopf und Herz gehen in diese Bilder ein.

Anhand einiger ausgewählten Beispiele soll hier illustriert werden, dass diese Organchiffren nur in Kenntnis der Herkunftskultur der Patienten in ihrer Sinnhaftigkeit verstanden und gedeutet werden können.

Organchiffren mit Bezug auf Lunge und Leber

In der türkischen Sprache wird die Lunge als »Akciğer« und die Leber als »Karaciğer« bezeichnet. Aber da im Volksmund nur von »ciğer« für beide Organe die Rede ist, verwechseln sie viele Türkeistämmige. Mit dem Satz, »meine Leber fällt« (ciğerlerim döküldü) ist eigentlich das Organ »die Lunge« gemeint. Für die Lunge wird jedoch öfters – ohne die beiden Organe voneinander zu unterscheiden – »die Leber« verwendet.

Kulturspezifische Ausdrucksweisen wie fallende, verschobene oder verrutschte Organe werden als Metaphern dafür verwendet, dass das Gleichgewicht im Körper zerstört ist bzw. die Balance im Körper nicht mehr stimmt.

- »Meine Leber fällt« (ciğerlerim döküldü): Ausdruck für Verlust, Trennung und Trauer
- »Meine Leber wird groß« (ciğerlerim büyüdü): weist auf Leber- und Oberbauchschmerzen hin, die aufgrund von Verlust (z. B. Todesfall), schweres Unglück, Schmerz, Traurigkeit, Sorgen und Leid entstanden sind
- »Meine Leber/Lunge brennt« (benim ciğerim yanıyor): Ausdruck von großem Kummer, Traurigkeit und Schmerzerlebnis, insbesondere bei Verlust eines nahen Verwandten; seelische Betroffenheit
- »Meine Lunge ist zerfetzt« (ciğerim parçalandı): Ausdruck von Trauer, Verlust, Kummer und Schmerz
- »Du hast meine Leber verbrannt« (benim ciğerimi yaktın): Du hast mir Schlimmes angetan, was mich niederschmettert
- »Deine Leber soll auch verbrennen« (senin de çiğerin yansın): wird als emotionale Reaktion (i. S. v. Fluch) auf eine vorhergehende Beleidigung oder Kränkung verwendet

Wenn das tükische Wort »ciğer« (Lunge/Leber) in einem dyadischen Kontext benutzt wird, hat es eine andere Bedeutung. »Ciğerim« (meine Leber/meine Lunge) heißt nichts anderes als »meine Liebe, mein Liebling, mein Schatz/Herz«.

Organchiffren mit Bezug auf Bauch und Nabel

- »Mein Inneres brennt« (İçim yandı) meint, dass man sehr traurig ist oder Durst hat.
- »Mein Bauch ist wie ein Stein« (karnım taş gibi): könnte ein Hinweis auf Blinddarm- oder Verdauungsprobleme sein, aber auch Ausdruck für seelische Belastung.
- »Nabelfall bzw. verschobener Nabel« (göbek düşmesi): weist auf Bauch- und Magenbeschwerden hin, die mit Übelkeit, Müdigkeit, Schwäche und Schwindel einhergehen. Psychische Belastungen im privaten und/oder Arbeitsleben werden als Verursacher angesehen.
- »Mein Nabel sitzt nicht richtig«, ist ein Ausdruck dafür, dass etwas aus dem Gleichgewicht geraten sei. Diese Äußerungen weisen für den Betreffenden auf eine fehlende Balance im Körper hin und sind Ausdruck des seelischen Unwohlfühlens.
- »Sıkıntı«: weist auf ein Beklemungsgefühl hin, das aufgrund von Traurigkeit, Sorgen, Sehnsucht, Ärger und Schuldgefühlen entstehen kann und mit Enge- und Erstickungsgefühl, Kurzatmigkeit, Kopf- und Herzschmerzen einhergeht.
- »Meine Gallenblase ist geplatzt« (ödüm patladı) meint, dass man sich erschrocken hat, dass man große Angst hat und eventuell sogar traumatisiert ist.

Organchiffren mit Bezug auf den Kopf

- »Sie/er hat meinen Kopf aufgeblasen« (kafamı şişirdi) meint, jemand hat auf mich »eingeredet«.

- »Sie/er hat meinen Kopf gegessen« (kafamı yedi) meint, sie/er hat mir »zugeredet«, und dies weist nicht, wie häufig angenommen wird, auf Schizophrenie hin.
- »Sie/er hat den Kopf gegessen« (kafayı yedi) meint, dass »sie/er verrückt geworden ist« und könnte auf Schizophrenie bzw. auf eine schwere seelische Krankheit hinweisen, oder aber auf den psychischen Belastungszustand der Betreffenden. Das Gleiche gilt auch für die folgende Organchiffre:
- »Ich habe den Kopf gegessen« (kafayı yedim) meint: »Ich bin durchgedreht. Ich bin verrückt geworden. Ich habe den Verstand verloren.«
- »Ich habe meinen/den Kopf erkältet« (kafamı / kafayı üşüttüm) meint, dass »man verrückt geworden ist«.

Organchiffren mit Bezug auf das Herz

- »Mein Herz wurde eng« (kalbim daraldı, sıkıldım), kann ein Indiz für das Leiden an Heimweh sein und muss nicht auf eine organische Herzkrankheit deuten
- »Mein Herz brennt« (yüreğim yanıyor): Ausdruck von Trauer, Liebeskummer, Trennung und Schmerz
- »Aus Angst ist mein Herz stehen geblieben« (korkudan kalbim durdu): Ausdruck von Angst und Erschrockensein
- In der türkischen Umgangssprache wird anstatt »Herz« (kalp) das Wort »yürek« benutzt. Betrachtet man die Sinnhaftigkeit der Organe »Lunge/Leber« (ciğer) und »Herz« (yürek/kalp), wird dies als Ausdruck für Verlust, Traurigkeit, Schmerz, Sorgen, Leid, Kummer, Betroffenheit, Beleidigtsein, Kränkung oder Liebe und Zuneigung verstanden.

Weitere Symbolbilder und typische Äußerungen

- »Es geht nichts mehr.«
- »Mir tut alles weh.«
- »Ich bin ganz krank.«
- »Meine Moral ist kaputt.«
- »Ich bin viel traurig« (ben çok üzgünüm).
- »Ich habe viel Leid« (çileli başım).
- »Auto stehen geblieben«.
- »Meine Batterie ist leer«.
- »Wie ein kalter Wind, der in meinem Knochen weht« (ist keine psychotische Deutung, sondern ein Ausdruck starker, beißender Schmerzen).
- »Meine Arme und Flügel sind gebrochen« (kolum kanadım kırıldı).

»Die Bildhafte Sprache, meist gebraucht von Türken der ersten Generation bei der Symptombeschreibung, ist nicht an der Anatomie und Physiologie des Körpers orientiert. Sie entstammt dem traditionellen Volksglauben. Die Symptome passen nicht in übliche westliche Diagnose-Schemata. Sie geben vielmehr in kulturell üblicher und akzeptierter Form Auskunft über innere Befindlichkeiten. Damit ist implizit ein Kommunikationsangebot verknüpft« (Machleidt 2013, S. 72).

Der Behandler und/oder gegebenenfalls der Dolmetscher müssen in der Lage sein, die von den Patienten angewandten Chiffren, Symbole und Redewendungen auf den gemeinten Sinn hin »richtig« zu übersetzen bzw. zu deuten. Wichtig ist dabei die soziokulturelle Übersetzungsarbeit, d. h. die Bedeutungsgebung bestimmter Ereignisse und Krankheitssymptome im Kontext der Kultur des Herkunftslandes zu beschreiben. Hierfür sind jedoch entsprechende Rahmenbedingungen bzw. ein interaktionaler Kontext notwendig: »Da es in der Regel nicht zu einem ausführlichen Dialog kommt, werden die Angebote in der chiffrierten Bedeutung falsch verstanden, der kommunikative Bezug dieser Chiffren nicht entschlüsselt« (Theilen 1985, S. 298).

Dem Patienten muss es ermöglicht werden, die Bedeutung seiner Krankheit, ihre Bewertung und die individuell ätiologische Deutung zu schildern (z. B. anhand von Fragen wie »Was meinen Sie damit?« »Was verstehen Sie darunter?« »Wie erklären Sie diese?« usw.). »Der Arzt, der für türkische Patienten nicht nur Diagnostiker, sondern auch Heiler sein will, muß sich also intensiv mit der erkrankten Person auseinandersetzen, um herauszufinden, was ›zusammengebrochen‹ ist, und um herauszufinden, wie die Heilung im jeweiligen Fall aussehen muß (›medizin-anthropologische Betrachtungsweise‹ – V. v. Weizsäcker 1947)« (a. a. O., S. 314). Dies gilt nicht nur für den Arzt, sondern auch für eine therapeutische Behandlung im Allgemeinen. Nach Zimmermann kann der Therapeut das Krankheitsangebot erst dann verstehen, wenn ihm die Dechiffrierung gelingt, d. h., wenn er die für ihn relevanten medizinisch-psychologischen Sachverhalte zu erkennen, entsprechend zu verwenden und schließlich seine Vorstellungen auf die Verständnisebene seines Patienten zu übertragen versteht (vgl. Zimmermann 1983a).

Fallbeispiel über eine ängstliche Patientin

Eine Patientin kam im Laufschritt auf die behandelnde Stationsärztin zu und sagte mit einer sehr aufgeregten Stimme: »Meine Gallenblase ist geplatzt, ich nicht in diesem Zimmer.« Die Ärztin wusste hieraufhin nicht, was sie mit diesen Äußerungen anfangen sollte. Eigentlich musste etwas Ernsthaftes vorliegen, wobei sie nicht verstehen konnte, wie die Patienten zu solch einer Äußerung gekommen war. Sie rief den türkeistämmigen Psychologen an, schilderte ebenfalls mit aufgeregter Stimme die Situation und fragte ihn, was sie tun sollte. Der Psychologe beruhigte sie und erzählte ihr, dass die Patientin sich vor irgendetwas erschrocken haben musste. Es stellte sich heraus, dass die Patientin auf die Anwesenheit einer ihrer Zimmernachbarinnen wahnhaft ängstlich reagiert hatte und immer, wenn sie mit ihr alleine in dem Dreibettzimmer war, dieses fluchtartig verließ. In den letzten zwei Tagen war die Situation öfters vorgekommen, ohne jedoch, dass das Pflegepersonal mit ihren Äußerungen etwas hatte anfangen können.

Diese Vorstellungen finden selbstverständlich immer noch ihre Anwendung bei den im Ausland lebenden Türkeistämmigen bzw. Menschen aus dem Orient. Dies gilt genauso im aktuellen historischen Kontext für die derzeit neuankommenden Flüchtlinge aus den orientalischen-islamischen Ländern sowie aus den afrikanischen Ländern. Traditionelle magisch-religiöse Krankheits- und Heilvorstellungen (▶ Kap. 5) existieren oftmals parallel zur Inanspruchnahme westlicher Medizin und wirken auf die qualitative und quantitative Ausprägung des Krankheits- und Gesundheitsverhalten der Migranten aus den jeweilgen Kulturkreisen. Ist der Behandler in seiner Grundhaltung nicht neugierig, hinterfragt er das Gesagte nicht auf die damit gemeinte Bedeutung hin, verfügt er nicht über das tiefe Verständnis für die kulturellen Zusammenhänge. In diesem Falle wird er wahrscheinlich nicht interkulturell kompetent genug sein, mit kulturspezifischen Ausdrucks- und Deutungsmustern umzugehen, und es wird ihm nicht gelingen, seine Patienten und deren Leidensäußerung zu verstehen.

1.1.4 Überbetonung oder Verleugnung (Akzentuierung oder Nivellierung)

Eines der Ergebnisse der erwähnten Untersuchung ist, dass die Therapeuten, die im interkulturellen Setting arbeiten, dazu neigen, kulturelle Differenzen über- bzw. unterzubewerten. Die Aussagen der Interviewten weisen oft auf Kulturalisierung (i. S.v. Überbetonung der Kultur oder kulturelle Besonderheiten) bzw. Personalisierung (i.S.v. Verleugnung von Kultur oder kulturellen Besonderheiten) hin.

Fişek und Schepker unterscheiden zwei Vorannahmen, wenn Therapeut und Patient im interaktionalen Kontext unterschiedlichen Kulturen angehören. Danach lassen sich die von Hare-Mustin und Marecek (1988) für geschlechtstypische Unterschiede entwickelten Kategorien auf Voreinstellungen (Bias) auf die kulturellen Differenzen übertragen (vgl. Fişek & Schepker 1997, S. 397). Die unterschiedlichen Positionen der Therapeuten werden unter den Kategorien »Alpha- und Beta-Bias« behandelt.

Beim *Alpha-Bias* geht es um eine Überbetonung des Unterschiedes zwischen zwei Kulturen. Danach würde zum Beispiel ein deutscher Therapeut die Unterschiede in Verhalten, Wertmaßstäben und Moral zwischen zwei Kulturen als so groß ansehen, dass es sehr schwierig wird, eine gemeinsame Basis zu finden. Dabei werden die Unterschiede innerhalb einer Gruppe verdeckt. Ein gebildeter Mensch aus einer Großstadt der Türkei könnte z. B. mehr Gemeinsamkeit mit einem gebildeten Großstadt-Deutschen aufweisen als mit einem Türken ländlicher Herkunft. »Dies wird aber dadurch verdeckt, dass alle Türken einerseits als untereinander gleich und andererseits als verschieden von allen Deutschen klassifiziert werden. Diese Dichotomisierung enthält versteckte Hierarchien« (ebd.). Fişek und Schepker weisen darauf hin, dass ein Alpha-Bias dann einen positiven Effekt hat, »wenn die wertvollen Aspekte der anderen Kultur betont werden, jedoch behaftet mit dem Risiko des Kulturrelativismus: Alles, was gut für Mitglieder der Dominanzkultur ist, ist verschieden von dem, was gut für Mitglieder der Migrantengruppe ist. Aus *getrennt aber gleichberechtigt* wird *getrennt und ungleich*« (ebd.).

Nach den Autoren beschreibt ein *Beta-Bias* die Verleugnung der Unterschiede zwischen den Kulturen. Dabei geht man von der Annahme aus, dass wir alle Teil der Menschheit und somit alle gleich sind. Dies scheint zwar eine allgemeingültige Feststellung zu sein, aber negiert die Unterschiede und Besonderheiten des Anderen und bedeutet oft: »mit mir selbst gleich«. Dadurch werden die Qualitäten des Anderen verdeckt. »Die wohl problematischste Auswirkung eines Beta-Bias liegt darin, den unterschiedlichen Einfluß des sozialen Umfeldes auf Individuen zu ignorieren, d. h. die Unterschiede in Status, Macht und Ressourcen. Mitglieder der dominanten Majoritätskultur und Mitglieder der Minoritätskultur profitieren nicht auf gleiche Weise von ›neutralem‹ Vorgehen – eine gleiche Behandlung ist nicht immer gleichwertig« (ebd.).

In den Äußerungen der Therapeuten, die im Rahmen der genannten Untersuchung befragt worden sind, finden sich Anhaltspunkte, die sowohl im Sinne eines Alpha-Bias als auch eines Beta-Bias zu verstehen sind. Die kulturellen Unterschiede werden zum einen überbewertet, zum anderen verleugnet. Während bei Frau Ruppert, Frau Klein und Herrn Kaiser eine Überbetonung (i. S. v. Alpha-Bias) der kulturellen Unterschiede zu beobachten ist, spielt bei Herrn Lang eine Verleugnung eine Rolle. So sagt Frau Ruppert: »*Ich weiß es nicht, wie die Lösungsmöglichkeit in ihrer Kultur aussieht. Ich bin einfach fassungslos. Ich weiß es nicht, was richtig, was falsch, was normal, was nicht normal ist*«. Frau Klein sei »*oft sehr hilflos*« (…). *Da kriegt man einfach keinen Fuß rein*«. Für Herrn Kaiser ist es schwierig, die kulturellen und religiösen Hintergründe von Migranten-Patienten zu verstehen, »*sodass da doch oft Probleme im Verständnis auftreten, einfach, weil ich die Hintergründe nicht so durchschauen kann*«. In Herrn Langs Haltung wird eine Beta-Bias deutlich. Er vernachlässigt Unterschiede zwischen Deutschen und Migranten, wie es folgende Äußerungen widerspiegeln: »*Menschen sind unterschiedlich*«. »*Auch viele Deutsche haben manchmal merkwürdige subjektive Anatomievorstellungen. Das ist also nicht jetzt 'ne Besonderheit von Migranten*«. »*Ein deutscher Hypochonder denkt genauso magisch wie ein anatolischer Bauer, er spricht aber besser Deutsch. Das heißt, die Migranten sind im Prinzip nicht anders, sondern unterscheiden sich graduell, im Ausprägungsgrad der Verhaltensweisen oder Eigenschaften von Deutschen. Denn die Deutschen unterscheiden sich auch voneinander*«.

Ähnlich wie Fişek und Schepker vertritt auch Rommelspacher die These, die sie anhand der Bedeutung, die soziale Faktoren, persönliche und kulturelle Hintergründe innerhalb einer Beziehung spielen, entwickelt hat: »Insofern besteht in der Psychodynamik interkultureller Beziehung vor allem die Gefahr, zwischen Personalisierung und Kulturalisierung zu polarisieren, d. h. also entweder vor allem die persönlichen und individuell biografischen Faktoren zu sehen oder aber die Probleme vor allem der Kultur bzw. dem Kulturkonflikt oder Ähnlichem zuzuschreiben. In der Regel spielen jedoch sowohl kulturelle wie auch persönliche Faktoren eine Rolle, wobei es sicherlich sehr schwierig ist, jeweils deren relatives Gewicht adäquat einzuschätzen« (Rommelspacher 2000, S. 168).

Differenzierte Konzepte kultursensibler psychologischer Beratung und Psychotherapie unterscheiden nach migrations-, kultur-, gender- und schichtspezifischen Aspekten, die Krankheit und Heilung bei Migranten mitbedingen können und berücksichtigen diese in ihrer Arbeit (vgl. Sue & Sue 2003, zit. nach Gavranidou 2010).

Einige der befragten Therapeuten wie Frau Klein und Frau Ruppert neigen dazu, Behandlungen von ausländischen Patienten, die nicht integriert sind, gar nicht erst durchzuführen. Wenn jedoch Frau Ruppert Migranten-Patienten aufnimmt, behandelt sie sie unterschiedlich, indem sie ihnen beispielsweise zusätzliche Privilegien gestattet. »Ein Therapeut mag gegenüber Minoritäten Voreingenommenheit verspüren, er wird aber weniger zu Gegenübertragungsfehlern neigen, wenn er sich darüber im Klaren ist. Die Gegenübertragung des Therapeuten mag sich in einer Anzahl von Formen äußern. Um Schuldgefühle bezüglich der eigenen Vorurteile zu kompensieren, kann es geschehen, daß Minoritätenpatienten unkonfrontiert bleiben oder besondere Vorrechte erhalten. Spielen im anderen Extremfall feindliche Gefühle mit, können die Therapeuten zu Aggressionen oder zu verstärktem Konfrontieren Zuflucht nehmen« (Salvendy 2001, S. 108–109). Die Voreingenommenheit in der therapeutischen Begegnung stellt für die Effektivität der Behandlung eine ernst zu nehmende Gefahr dar: »Indem wir das Böse auf uns selber beziehen, aktivieren wir in uns die Konflikte, die es uns ermöglichen, dem Fremden unvoreingenommener zu begegnen« (Erdheim 1994, S. 247).

Es gilt festzustellen, dass eine durch multikulturelle Vielfalt gekennzeichnete gesellschaftliche Lebensform zu differenziertem psychotherapeutischen Handeln gelangen sollte. Dabei werden kulturelle Besonderheiten wahrgenommen, Bedeutungszusammenhänge hergestellt, reflektiert und im therapeutischen Prozess für die Heilung der Patienten bearbeitet. Die therapeutische Arbeit im interkulturellen Feld erfordert deshalb Fähigkeiten, wie sie Rommelspacher anspricht, nämlich verschiedene psychologische Aspekte bezüglich deren Wirksamkeit vorurteilsfrei und hinsichtlich eigener Gegenübertragungsgefühle zu reflektieren und ggf. untereinander neu zu gewichten.

Eine Neugewichtung des Unbekannten kann von der grundsätzlichen Überlegung ausgehen, dass »Fremdheit (…) keine Eigenschaft (ist), auch kein objektives Verhältnis zweier Personen oder Gruppen, sondern die Definition einer Beziehung. Wenn man so will, handelt es sich bei der Entscheidung, andere als Fremde einzustufen, stets um eine Zuschreibung, die oft auch anders hätte ausfallen können. Es gibt in diesem Zusammenhang keine Automatismen, sondern nur Bedeutungsinvestitionen« (Hahn & Willems 1993, S. 39). Die Autoren heben hervor, dass die Fremdheit der anderen uns im Husserl´schen Sinne nicht nur direkt unzugänglich bleibt, sondern auch aus der Introspektion ins eigene Bewusstsein: »…die sinnhaften Vorgänge im Bewußtsein eines Individuums nicht adäquat kommuniziert werden können. Das, was sich in unseren Gedanken und Vorstellungen abspielt, ist, so wie es sich abspielt, nicht der sprachlichen Wiedergabe fähig« (a. a. O., S. 41–42). Das wiederum führt zu der generellen Überzeugung, dass wir »Gemeinsamkeiten des Erlebens und Urteilens, ohne diese Gemeinsamkeit jeweils ständig zu überprüfen … unterstellen« (a. a. O., S. 43). So gesehen ist die Fremdheit ein Konstrukt, welches jeder Beziehung »überstülpt« werden kann.

Bezogen auf den Migrationsprozess bemerken die Autoren, dass »nicht nur die ›aufnehmende‹ Gruppe, sondern auch die Fremden selbst sich als ›Fremde‹ definieren« (a. a. O., S. 45). Und weiterhin führen sie aus: »In all diesen Fällen ist Fremdheit nicht lediglich eine erwünschenswerte oder beklagte Beziehungsqualität, sondern ein wie immer konfliktreich definierter sozialer Status, der von beiden Seiten mehr oder weniger anerkannt wird« (ebd.).

1.1.5 Muttersprachliche Therapeuten versus einheimische Therapeuten

Oft führen interkulturell bedingte Missverständnisse und beidseitige Unsicherheit dazu, dass die Therapeuten und die Patienten die interkulturellen Überschneidungssettings für nicht geeignet halten. Sowohl die interviewten Therapeuten als auch die Patienten sind der Ansicht, dass Migranten von muttersprachlichen Therapeuten behandelt werden sollten. Für die gesellschaftliche und medizinische Entwicklung wäre es sicherlich zu begrüßen, wenn dieser Grundsatz kein Algorithmus ist bzw. wird.

Dass Psychotherapien im muttersprachlichen Setting effektiver sind als im interkulturellen Setting, wird in Fachkreisen kontrovers diskutiert. Auch die Frage, wie das interkulturelle Therapiesetting bestenfalls zu gestalten sei und worin die günstigste Konstellation bestehen könnte, wird divergierend beantwortet. In Anlehnung an Lutz (1995), Schepker et al. (1999) und Erim-Frodermann et al. (2000a) schreiben Erim und Senf dazu Folgendes: »Eine besonders günstige Konstellation für die interkulturelle Psychotherapie ist ein muttersprachliches Angebot durch bilinguale Psychotherapeuten, das in einer Regelversorgungseinrichtung etabliert wird« (Erim & Senf 2002, S. 339). Dabei wird auf die Vermittlerfunktion der muttersprachlichen Therapeuten und auf die narzisstische Aufwertung aller Beteiligten hingewiesen (vgl. ebd.). »Eine grundsätzliche Voraussetzung für die psychotherapeutische Beziehung ist die Verständigung über eine gemeinsame Sprache und über gemeinsame kulturell geteilte Symbole zwischen dem/der Therapeut/in und dem/der Patient/in« (Erim 2001, S. 159).

Toker setzt sich mit dem Thema »Einsatz von professionellen, semiprofessionellen und familiären Dolmetschern und Übersetzern in der Psychotherapie« auseinander und empfiehlt – besonders bei größeren Migrantengruppen – die Überweisung zu bilingualen Therapeuten. »Die Vorteile des Einsatzes bilingualer Therapeuten liegt auf der Hand: sie können eigenständig arbeiten, auch mit deutscher Klientel, sind sicher in der Urteilsbildung aufgrund des direkten Dialogs. Soweit finden in der therapeutischen Kommunikation keine Brüche statt, eine durch Dolmetscher geschaffene Künstlichkeit ist aufgehoben. Der Einsatz bilingualer Therapeuten wirkt sich auch auf die Inanspruchnahme psychotherapeutischer Angebote aus« (Toker 1998, S. 289).

Forlani hingegen empfindet – trotz gleicher kultureller Herkunft und sprachlicher Verständigung – den therapeutischen Prozess mit italienischen Patienten nicht einfach und unproblematisch. »In meiner alltäglichen Praxis treffe ich häufig mit italienischen Patienten zusammen, die von Kollegen und Institutionen ausdrücklich aufgrund meiner Herkunft an mich verwiesen werden. ... Der Therapeut kann in solchen Fällen als Vertreter der eigenen Kultur und Identität wahrgenommen werden. Das erweckt in Patienten hohe Erwartungen, die eine wiederholte Inanspruchnahme des Therapeuten zur Folge haben kann. Extreme Abhängigkeit und ausgeprägte Regression sind oft das Ergebnis solcher Iterationen, die die Entwicklung eines positiven psychotherapeutischen Prozesses verhindern können« (Forlani 1996, S. 88). Aufgrund ihrer Erfahrungen mit muttersprachlichen Patienten gleicher kultureller Herkunft formuliert Forlani folgende These: »Bikulturell geprägte therapeutische Prozesse sind nicht durch einen gemeinsamen Erfahrungshintergrund der Fremdheit geprägt, sondern von der besonders zugespitzten Verschränkung der im ethnokulturellen und psychoanalytischen Sinne unterschiedlichen Bedeutungen von Fremdsein und Fremdheit. Darin liegt ebenso die große Gefahr eines Scheiterns wie die Möglichkeiten einer sehr produktiven Auseinandersetzung« (ebd.).

Ausgehend von ihren Erfahrungen mit türkeistämmigen Patienten weist Erim-Frodermann auf Übertragungs- und Gegenübertragungsgefühle in der muttersprachlichen Psychotherapie hin: »Für einen Therapeuten, der selbst als Migrant in einem neuen Kulturraum lebt und Patienten aus eigener Ethnie behandelt, intensiviert sich die Auseinandersetzung mit der eigenen ethnischen Identität. Die Patienten aus der eigenen Ethnie aktivieren in dem Therapeuten vieles aus der gemeinsamen Vergangenheit« (Erim-Frodermann 1998, S. 83).

Weiss hält eine Therapie in der Muttersprache eher für vorteilhaft: »Muttersprachliche Therapien können es erleichtern, emotionale Erfahrungen der Analysanden aufzubewahren und zu halten, um sie nach und nach in Sprache zu übersetzen und einem gemeinsamen Verstehen zuzuführen« (Weiss 1999, S. 266).

Unter der Überschrift »Psychiatrie in der Verantwortung – Menschenwürde achten!« veröffentlichte im Mai 2015 der Vorstand der Deutschen Gesellschaft für Soziale Psychiatrie e.V. (DGSP) ein Positionspapier. Darin heißt es: »Mitarbeiterinnen und Mitarbeiter kommen angesichts der komplexen Aufgabenstellung an ihre fachlichen und emotionalen Grenzen. Um das notwendige Know-how zu fördern und sicherzustellen – insbesondere interkulturelle Kompetenzen –, sind spezifische Weiterbildungen, kollegiale Beratung und Supervision – im Netzwerk der Hilfen – bedarfsgerecht anzubieten. Das kollidiert mit der strukturellen Unterfinanzierung der Gesundheitsversorgung von Flüchtlingen. Hier ist Abhilfe zu leisten« (Walburg 2015).

Die Begegnung von Therapeut und Patient im interethnischen und interkulturellen Feld ist etwas Neues und erfordert zunächst Überwindung und Neugierde. Die Begegnung mit etwas, was fremd, unbekannt, unvertraut und unverständlich ist, kann bedrohlich, beängstigend, aber auch spannend sein. Voraussetzung für eine therapeutische Begegnung ist aber die Bereitschaft, sich auf den anderen (den Fremden) einzulassen.

Die übervorsichtige, ambivalente oder gar verschlossen-ablehnende Haltung einiger hier interviewter Therapeuten und Patienten könnte mit unbewussten Phantasien und Befürchtungen zusammenhängen, die verdrängt, abgespalten und nach außen (auf den anderen, den Fremden) projiziert werden: »Diese Ausgrenzung ist ein Ergebnis unserer eigenen Ambivalenzen. Was uns an uns selbst nicht passt, auch unsere verpönten Wünsche, projizieren wir auf bestimmte Personen oder Gruppen, die wir anschließend entwerten, bestrafen und auf exemplarische Weise ausschließen« (Erdheim 1996, S. 26). Das, was vom Bewusstsein eines jeden als Fremdes, Unbekanntes und nicht Verständliches abgelehnt wird, ist das, was in der psychoanalytischen Theorie als das sog. Unbewusste, das Fremde, die Heimstatt des Verdrängten, ein »inneres Ausland« konzeptualisiert ist. In Übertragungs- und Gegenübertragungsphänomenen findet dies wiederum Ausdruck. Die von inneren Konflikten herrührenden nicht ertragenen Ambivalenzen führen zu Spaltungen: »Das Gute bleibt dann im Subjekt, und das Böse wird nach Außen projiziert« (Erdheim 1994, S. 245).

Bezüglich der therapeutischen Arbeit warnt Erdheim vor folgenden Gefahren durch unbewusst wirksame negative Affekte, die sich am Fremden im Patienten festmachen können: »Wenn der Therapeut seine eigenen Projektionen zu wenig erkennt und über ungenügende Kulturkonzepte verfügt, können auch Therapien zu solchen Kühlschränken werden. Wer seinen Haß, seine Wut oder seinen Neid auf andere Individuen oder Gruppen projiziert, kann sich zwar selbst als Opfer der anderen betrachten, muss sich aber immer mehr einschränken, um seine Lebenslüge aufrecht zu erhalten« (a. a. O., S. 26–27).

Eine gegenseitig ambivalente Haltung von Therapeuten und Migranten-Patienten in der therapeutischen Begegnung kann nach einigen Theoretikern wie Erdheim somit tiefgehende Wurzeln haben und eigene, abgelehnte und zugleich unbewusste Anteile betreffen, die auf die Außenwelt projiziert werden. Während die Übertragung dem Patienten die Möglichkeit bietet, einen »Tummelplatz« zu finden, »auf dem ihm gestattet wird, sich in fast völliger Freiheit zu entfalten« (Freud 1975, S. 214), bedeutet die Reflektion der Gegenübertragung für den Therapeuten ein Erkenntnismittel (vgl. Heimann 1964, S. 483–493, zit. nach Quindeau 1996. S. 111).

Dieses unbewusste Zusammenspiel in der Beziehungsgestaltung kann durch die Deutungen bewusstseinsfähig werden und trägt zur Genesung bei. Ganz entscheidend in diesem Zusammenhang ist die Reflektion und Bearbeitung negativer Übertragungs- und Gegenübertragungsphänomene und -gefühle, die sich in dem hier erörterten, speziellen Kontext der interkulturellen Psychotherapie im Erleben des Fremden, Andersartigen festmachen können. In vielen renommierten psychoanalytischen Beiträgen wird betont, wie wichtig deren Aufdeckung und Bearbeitung, wie profitabel eine erfolgreiche Auflösung negativer Übertragungen für den Patient und auch den Therapeuten sein kann (vgl. hierzu z. B. Racker 1988, Greenson 1995, König 1993).

In negativer Gegenübertragung würde der Therapeut aus türkischer Sicht als individualistisch/egoistisch, der Patient aus deutscher therapeutischer Sicht als unselbstständig/unemanzipiert erlebt. In der therapeutischen Interaktion geht es indessen darum, »konkurrierendes« nebeneinander zu stellen, ethnozentrische Bewertungen zu unterlassen und vielmehr zu erarbeiten, was der Patient für seinen Lebensentwurf für passend, förderlich und realistisch hält« (Machleidt und Gün 2011, S. 407–408).

Viele Probleme, die in dem interethnischen Therapiesetting auftauchen, wären zu lösen, wenn auf therapeutischer Seite mehr Bereitschaft zu erkennen wäre, mit den auftauchenden Gegenübertragungsgefühlen im Kontakt zu »fremd« und »andersartig« erlebten Menschen und Umständen besser umzugehen. Dann wäre auch in der Therapie eine fortgesetzte Integration der Patienten denkbar. Das heißt, Psychotherapie bei einem einheimischen Therapeuten kann den sehr positiven Effekt aufweisen, elterliche Anerkennung durch Migranten-Patienten zu erfahren und das Gefühl der Beheimatung in der neuen Umgebung bzw. Wahlheimat im Entstehungsprozess mitzuerleben.

Im interethnischen therapeutischen Kontext muss die Zugehörigkeit von Therapeuten und Patienten zu unterschiedlichen Kulturen und Ethnien keine Einschränkung sein, sondern kann vielmehr eine Bereicherung bedeuten. Ein interethnisches Therapiesetting könnte sogar auf den therapeutischen Prozess beschleunigend wirken. So könnten Fragen, die aus diesem Zusammenhang entstehen, Übertragungen und Gegenübertragungen sowie damit einhergehende Abwehrmechanismen angesprochen, thematisiert und bearbeitet werden. Im positiven Fall bietet die Bearbeitung der Übertragung und Gegenübertragung die Chance der Entstehung eines echten und heilsamen interkulturellen Dialogs im psychotherapeutischen Raum (Machleidt und Gün 2011, S. 407).

»Das Verstehen des Fremden heißt, das Fremde in sich selbst verstehen. Projektionen und Übertragungen müssen als solche entdeckt und als etwas eigenes zurückgeholt werden« (Volmerg 1988, S. 284).

1.2 Eine Falldarstellung als Beispiel für ein interkulturell kompetentes Vorgehen (Interkulturelle Therapeutische Kompetenz)

Bei dem folgenden Fall handelt es sich um eine traditionell und religiös orientierte Familie aus der Türkei. Selbstverständlich sind nicht alle Familien, die aus dem türkisch-islamischen Kulturkreis stammen, in dieser Weise traditionell und religiös orientiert. Hier zeigt sich aber, wie komplex und facettenreich die Arbeit mit solchen Familien sein kann. Auch die Bedeutung der ressourcenorientierten Herangehensweise wird dadurch deutlich. Wie jedes Individuum, ist auch jede Familie einzigartig und muss ganzheitlich wahrgenommen und spezifisch behandelt werden. An dieser Stelle wird vor Verallgemeinerungen gewarnt. Die Strukturen dieser Familie werden verständlicher, wenn diese Falldarstellung in Zusammenhang mit Kapitel 4 »Familienstruktur der Türkeistämmigen« gelesen wird.

Das Vorgehen des Therapeuten zur Behandlung von Frau Bademli (zur Anonymisierung wurden fiktive Namen verwendet) soll als ein Beispiel für Interkulturelle Therapeutische Kompetenz (IKTK) dienen.

Erster Kontakt

Mit dem folgenden Brief wendet sich die 38-jährige, aus der Türkei stämmige Frau Bademli (B.) an den Referenten:

»Hallo Herr Dr. Gün, Frau K. (eine Bekannte der Schwester meines Freundes) hat Sie mir empfohlen. Ich würde Sie gerne treffen und mit Ihnen in Verbindung treten. Ich hoffe, dass die Adresse richtig ist. Im Augenblick bin ich in einer aussichtslosen Lage und mit jedem Tag wächst meine innere Spannung. Darüber hinaus glaube ich manchmal, dass ich durch das, was ich erdulden muss, ersticke. Ich würde mich sehr freuen, wenn Sie mich per E-Mail oder Telefon kontaktieren würden (Mailadresse, Telefon). Ich bedanke mich im Voraus für Ihre Hilfe. Hochachtungsvoll«

Im Telefongespräch berichtet Frau B., dass sie in einem massiven Konflikt mit ihrem Vater und ihren Brüdern stehe, weil sie einen deutschen Freund habe und ihn heiraten möchte.

Sie habe an einem heiligen Tag (Opferfest) in einem Brief den Eltern ihre Beziehung mitgeteilt. Am Tag danach habe man ihr nicht mehr erlaubt arbeiten zu gehen. Seitdem hätten sich ihre Eltern, insbesondere der Vater, komplett verändert. Er sage ständig Schimpfwörter in Bezug auf die Deutschen und Christen. Er habe gesagt: »Ich werde nicht zulassen, dass sein Samen auf deinen Acker gestreut wird. Meine Vorfahren würden sich im Grab umdrehen.«

Einerseits liebe sie ihren Freund und möchte ihn heiraten, andererseits möchte sie ihre Familie nicht verlieren. Ferner habe sie Angst wegen der Androhungen des Vaters und ihrer Brüder und bange um ihr Leben und das Leben ihres Freundes. Sie sei wegen einer suizidalen Krise zwei Mal in einer psychiatrischen Klinik (zeitweise auf einer geschützten Station) behandelt worden. Sie halte den Spagat (die Anspannung) nicht mehr aus.

Da Frau B. am Telefon angesichts der Konfliktsituation depressiv und suizidal wirkte, wurde sie zu einem persönlichen Gespräch eingeladen. In dem Gespräch überzeugte sie den Referenten, dass sie ihren Freund liebe und ihn heiraten wolle, selbst wenn ihre Eltern und Brüder gegen diese Beziehung seien und sie auffordern würden, die Beziehung sofort zu beenden. Der Vater habe Morddrohungen ausgesprochen und sei einmal mit einer Schere auf sie losgegangen. Wenn die Mutter sich nicht dazwischen gestellt (geworfen) hätte, hätte er sie verletzen oder gar töten können. Sie erkenne ihren Vater nicht mehr wieder. Er sei früher nicht so intolerant gewesen. Sie werde sich zwar letztlich für ihren Freund entscheiden, habe aber Angst, dass man ihr, ihrem Freund bzw. seinen Kindern aus seiner ersten Ehe etwas antun könnte. Weinend gibt sie an, dass sie weder ihre Eltern noch ihren Freund verlieren möchte. Ihre Eltern lassen ihr aber keinen Ausweg. Außer der Beziehung zu ihrem Freund gebe es keinen Sinn in ihrem Leben.

Seit über fünf Monaten gehe es ihr zunehmend schlechter, sie leide unter starken Schlafstörungen, grübele viel, fühle sich oft erschöpft und habe lebensüberdrüssige Gedanken. Weder von ihrer Mutter noch von ihren Geschwistern erfahre sie Unterstützung und fühle sich allein gelassen. Sie sei völlig verzweifelt und wisse nicht, wie es weitergehen solle. Im Gespräch wirkte sie sehr ängstlich, aufgeregt und sichtlich psychisch belastet.

Frau B. wurde mit der Diagnose »Schwere depressive Episode ohne psychotische Symptome (ICD10: F32.2)« auf einer Depressionsstation aufgenommen, obwohl sie außerhalb des Einzugsgebiets der Klinik (und damit nach Versorgungsauftrag auch außerhalb deren Zuständigkeitsbereich) ansässig ist.

Aktueller Aufnahmebericht

In dem »*Aktuellen Aufnahmebericht*« schreibt der aufnehmende Kollege folgendes:

»Die Patientin kommt niedergeschlagen und deprimiert mit einer Einweisung ihres Hausarztes, Herrn Dr. B., zur hiesigen stationären Aufnahme. Die Patientin gibt an, sie habe schwere Depressionen. Auslöser sei, dass sie vom Vater zunehmend bedroht werde, weil sie einen deutschen Freund habe. Ihre Eltern würden ihr das Leben »zur Hölle machen«. Die Beziehung zu ihrem Partner würde schon längere Zeit bestehen, ihre Eltern wüssten jedoch erst seit fünf Monaten davon. Sie habe ihre Arbeit beenden müssen, weil ihr Partner an der gleichen Arbeitsstelle gearbeitet hätte und ihre Eltern dies nicht zugelassen hätten. Sie sei sogar bereits vom Vater geschlagen und mit einer Schere bedroht worden. Auch ihre Mutter würde auf der Seite des Vaters stehen. Ihr Freund würde zu ihr stehen und wolle sie heiraten. Ihre Stimmung sei niedergeschlagen und gedrückt. Sie grüble ständig, ihr Antrieb sei vermindert. Sie könne kaum noch aufstehen. Ihr Vater habe bereits mit Mord gedroht. Sie habe auch rezidivierende Suizidgedanken, ist jedoch in der Aufnahmesituation von akuter Suizidalität klar distanziert. Die Patientin ist durch die stationäre Aufnahme bereits deutlich entlastet.«

Psychopathologischer Befund bei Aufnahme

Wach und bewusstseinsklar. Zu allen Qualitäten orientiert. Die Auffassung, Aufmerksamkeit und Konzentration sind vermindert. Die Urteils- und Kritikfähigkeit ist leicht gemindert. Das formale Denken ist eingeengt, häufiges Grübeln. Keine Wahrnehmungsstörungen. Keine Ich-Bewusstseinsstörungen. Anhedonie, deutlich gedrückte Stimmung und Gefühl der Niedergeschlagenheit. Affektverflachung. Kontaktverhalten zugewandt. Es besteht eine Antriebshemmung. Die Psychomotorik ist angespannt. Von akuter Suizidalität klar distanziert.

Zu der Familie

Der *Herkunftsort* der Familie kann wertvolle Hinweise über den Ausprägungsgrad der Normorientierung geben. Diese hängt u. a. von Generationszugehörigkeit, religiöser Geprägtheit, Herkunftsregion (Ost – West; Stadt – Land), Bildung und Schichtzugehörigkeit ab. Die Schilderungen der Patientin lassen vermuten, dass ihre Eltern den traditionell-religiös strukturierten, ost- bzw. südostanatolischen Familien angehören. Entgegen der Vermutung des Referenten (Gegenübertragung!) stammt die Familie aus einem ländlichen Gebiet einer Zentralanatolischen Großstadt der Türkei.

Im interkulturellen Therapiekontext ist von Bedeutung, eine gründliche migrationsspezifische *Anamnese* zu erheben. Dazu gehört u. a. die Erstellung eines *Genogramms*.

Die Eltern (Vetter und Cousine) der Patientin seien in einem Dorf auf die Welt gekommen. Die Familie des Vaters (sieben Geschwister) sei später in eine zentralanatolische Großstadt gezogen und habe in einem vierstöckigen Wohnhaus mit insgesamt acht Wohnungen zusammengelebt. Die Familie sei religiös (sunnitische Muslime) und traditionell geprägt. Der Großvater der Patientin sei ein großer Gelehrter (Molla) von hohem Ansehen in seinem Umfeld gewesen. Die Eltern der Patientin seien praktizierende Muslime und haben die Pilgerfahrt unternommen (sind Hacis).

Der Vater (63 Jahre alt) sei der drittälteste von insgesamt sieben Geschwistern (fünf Brüder und zwei Schwestern), habe in der Türkei ein Berufsgymnasium als Dreher absolviert und sei (im Rahmen des Anwerbevertrages zwischen der Türkei und der Bundesrepublik Deutschland vom Oktober 1961) 1973 nach Deutschland gekommen.

Die Mutter (58 Jahre alt) sei die älteste von insgesamt vier Geschwistern (drei Schwestern und ein Bruder), habe in der Türkei die Grundschule besucht und sei 1974 (ein Jahr nach ihrem Ehemann) im Rahmen der Familienzusammenführung nach Deutschland gekommen, um hier zu arbeiten. Sie habe ihre dreijährige Tochter (die Patientin) und ihren einjährigen Sohn bei den Verwandten zurückgelassen.

Die Patientin sei die älteste Schwester von insgesamt fünf Geschwistern. Sie habe drei jüngere Brüder (28, 34 und 36 Jahre alt) und eine Schwester (35 Jahre alt). Alle Geschwister seien verheiratet. Die drei Brüder hätten jeweils zwei Kinder, die 35-jährige Schwester habe keine Kinder. Zwei Brüder seien mit zwei Schwestern einer anderen Familie (der ältere Bruder mit der jüngeren Schwester und der jüngere Bruder mit der älteren Schwester) verheiratet.

Die Familie hat drei nebeneinanderstehende Einfamilienhäuser gekauft bzw. gebaut. Die Patientin wohnt mit ihren Eltern in einer für sie gebauten Anbauwohnung am Haus der Eltern. Der jüngste Bruder wohnt mit seiner Ehefrau und seinen Kindern im Elternhaus, und beide Brüder haben jeweils ein eigenes Einfamilienhaus neben dem Haus der Eltern. Nur die verheiratete Schwester sei in einen anderen Wohnort gezogen.

Die Patientin

Sie habe nach dem Hauptschulabschluss (10 A) die Fachoberschulreife gemacht, danach die höhere Handelsschule besucht und eine Ausbildung als Groß- und Außenhandelsfrau abgeschlossen. Ihre feste Arbeitsstelle habe sie nach Bekanntwerden der Beziehung zu ihrem Freund aufgeben müssen. Der Vater habe ihr untersagt, arbeiten zu gehen. Sie ist eine gläubige Frau, kleidet sich normal und trägt kein Kopftuch.

Stationäre Behandlung

Im Rahmen der anamnestischen Gespräche und zur Erstellung von einer Behandlungsplanung wurde mit der Patientin ausführlich über die existierenden Strukturen ihrer Familie, Familienbiografie, kulturelle, traditionelle und religiöse Hintergründe sowie Ausprägungsgrad der Normorientierung gesprochen. Dies sollte dazu dienen, zur Lösung der Konfliktsituation die Ressourcen und kohäsive Strukturen in der Familie herauszufinden und zu aktivieren. Dabei wurden nach den vorhandenen Ressourcen und kohäsiven Strukturen in der Familie gesucht. Anhand folgender Fragen wurde herausgestellt: Wer sind die Entscheidungsträger bei wichtigen Familienangelegenheiten? Welche Familienangehörige denken über den genannten Konflikt wie? Wer fühlt sich den traditionellen und religiösen Sitten,

1.2 Eine Falldarstellung als Beispiel für ein interkulturell kompetentes Vorgehen

Normen- und Wertvorstellungen besonders verbunden? Wer neigt eher dazu, diese nicht zu beachten? Wer gilt als eher integriert und westlichen Kulturstandards gebunden? Wie ausgeprägt sind die traditionellen Familienstrukturen i.S.v. hierarchisch/patriarchisch und Geschlechts- und Generationsabhängigkeit und inwieweit ist die Rollenverteilung der einzelnen Familienmitglieder danach orientiert? Wie ist die Stellung der Indexpatientin in der Familie? Wer gilt in der Familie bzw. unter Verwandten und Bekanntenkreis als Respektsperson, auf dessen Wort gehört wird? Etc.

Im Laufe der etwa zweimonatigen stationären Behandlung wurden mehrere Gespräche mit der Patientin und ihren Angehörigen geführt. In jedem Gespräch kamen neue Aspekte hinzu. Jeder Schritt wurde mit der Patientin ausführlich erörtert.

Das Hauptproblem der Patientin war der Konflikt mit ihren Eltern bzw. Geschwistern, die ihre Beziehung zu ihrem deutschen Freund mit Härte und Entschiedenheit ablehnten. Dies war der primäre Grund für ihre reaktiven Depressionen und suizidalen Krisen. Zu Beginn der Gespräche sagte sie:

»Ich fühle mich sehr unwohl, wenn ich über meinen Vater rede. Ich komme mir wie eine Verräterin vor. Ich bin sehr traurig, wenn ich sehe, wie sehr meine Eltern darunter leiden. Ich bin auch traurig, wenn mein Freund Traurigkeit erlebt. Egal, wie ich mich entscheide, ich werde immer mit einem Auge weinen und mit dem anderen lachen. Mein Vater ist ein gläubiger Mann, beide (Vater u. Mutter) haben die Pilgerfahrt unternommen (sind Hacis). Er betet fünfmal am Tag. Ich möchte, dass niemand meinetwegen traurig ist.«

Trotz Entschiedenheit, ihren Freund zu heiraten, gerät sie in inneren – fast unlösbaren – Konflikt, ihre Familie zu verraten (Autonomie-Abhängigkeitskonflikt). Die Verbundenheit mit der Familie wird hier höher bewertet als Getrenntsein und Individualismus.

Den Schilderungen der Patientin zufolge schien der Vater als Familienoberhaupt bei der Sache die Hauptrolle zu spielen. Dies entspricht dem Rollenverständnis in den traditionellen Familienstrukturen der Menschen aus dem türkisch-islamischen Kulturkreis. Die interkulturell kompetente therapeutische Strategie besteht in diesem Fall darin, die Hauptperson in dieser Konfliktsituation zu erreichen. Nur dann kann der Knoten gelöst werden.

Da der Vater praktizierender Muslim ist, wurde die Patientin gefragt, in welche Moschee er beten geht und ob der *Hoca* der Moschee (religiöser Geistlicher) Einfluss auf ihn haben könnte. Die Patientin berichtet, dass er in einer DITIB-Moschee beten gehe, aber der Hoca eher keinen Einfluss auf ihn habe. Somit würde die erste Karte i.S.v. weiterem therapeutischen Vorgehen weggelegt werden müssen.

Als nächster Schritt wurde der Patientin vorgeschlagen, ein gemeinsames Gespräch mit beiden Eltern zu führen. Nach zweitägiger Bedenkzeit hat sie dem Vorschlag zugestimmt. In einem telefonischen Kontakt konnte der Vater zu einem Gespräch in der Klinik bewogen werden.

In der Sitzung zur Vorbereitung auf das Gespräch mit den Eltern warnte die Patientin den Referenten davor, dass ihr Vater nicht gut auf Ärzte zu sprechen sei.

In der Klinik, in der sie vorher zweimal untergebracht worden sei, habe man die Eltern zu einem Gespräch eingeladen. Die jüngere Schwester sei als Dolmetscherin mitgekommen. Auf einer geschlossenen Station habe man den Vater auf möglichen Waffenbesitz bzw. gefährliche Gegenstände körperlich durchsucht. Diese Art der Behandlung habe er als sehr unwürdig, respektlos und demütigend empfunden und sich darüber sehr aufgeregt. In Anwesenheit von Patientin, Stationsarzt, Krankenschwester und Sozialarbeiter (insgesamt sieben Personen) habe man etwa 30 Minuten miteinander gesprochen. Der Vater habe sich während des Gesprächs auch darüber geärgert, dass er mit seiner Tochter, die übersetzt habe, nicht so, wie er wollte, auf Türkisch sprechen durfte. Man habe der Tochter die Anweisung gegeben, alles zu übersetzen, was der Vater sagt. Und dies habe ihm nicht gepasst. Dieses Gespräch habe in keiner Weise zu einer Entspannung des Konflikts beigetragen. Im Gegenteil, der Vater habe danach eine noch weit kompromisslosere Haltung bezüglich seiner Position angenommen.

Die Übersetzung seitens der Angehörigen – besonders in familieninternen Konfliktsituationen – ist höchst bedenklich und fachlich nicht zu vertreten. Die körperliche Durchsuchung des Vaters auf mögliche Waffenbesitz bzw. gefährliche Gegenstände ist offensichtlich ein Misstrauen und unter kulturellen Gesichtspunkten eine Entwürdigung und unangemessen. Unter dem Aspekt »Therapeut-Patient-Beziehung« betrachtet, beruht dies nicht auf eine vertrauensvolle tragfähige Beziehung und Kommunikation. Unter diesen Bedingungen und diesen Settings geführte Gespräche sind nicht geeignet, zu einem positiven Ergebnis zu führen.

Gespräch mit den Eltern

Das Gesprächssetting wurde ohne Anwesenheit der Patientin konzipiert. Nach der kulturtypisch üblichen Begrüßung führt der Referent die Eltern der Patientin in sein Zimmer ein und zeigt dabei gezielt ein Bild seiner Familie, worauf seine Ehefrau und Kinder zu sehen sind. Denn Menschen aus religiös geprägten traditionellen Kulturen neigen dazu, gegengeschlechtliche Beziehungen (auch therapeutische) sexuell zu konnotieren (»Weshalb setzt sich der Therapeut für die Interessen meiner Tochter ein? Hat er etwa eigene Interesse an meiner Tochter?« etc.).

Die Gesprächspartner lehnen höflich das Tee- bzw. Kaffeeangebot ab. Ohne danach zu fragen, bietet der Referent Wasser an: »Wasser muss man aber trinken. Es ist gut für die Gesundheit.«

Der Vater wirkt zu Beginn des Gesprächs sichtlich angespannt und möchte direkt zum Thema kommen. Mehrere Anläufe, über das eigentliche Thema zu sprechen, werden vom Referent durch ein Smalltalk-Thema hinausgezögert. Noch in dieser Phase macht der Vater folgende Bemerkung: »Sie sind irgendwie anders. Nicht wie diese Ärzte in B.«

Nach einem etwa 10–15-minütigen Smalltalk sagt der Vater: »Nach der Erfahrung mit den Ärzten in der Klinik in B. hatte ich mich entschieden, mit keinem Außenstehenden darüber zu sprechen. Auch wenn diese Ärzte sind. In B. hat man mich sehr respektlos behandelt. Man wollte mich durchsuchen, weil ich meiner Tochter etwas antun könne. Noch unverschämter: Man hat uns verboten, dass wir unter uns türkisch zu sprechen. Ich kann aber nicht gut deutsch sprechen. Stellen Sie sich mal vor. Ich darf mit meinen Kindern nicht in meiner Sprache sprechen.

1.2 Eine Falldarstellung als Beispiel für ein interkulturell kompetentes Vorgehen

Kein Mensch darf sich zwischen Eltern und Kinder stellen, auch wenn er ein Arzt ist.«

Zu diesem Gespräch sagt die Patientin: »Mein Vater hat ständig dazwischen gesprochen und sehr deutschfeindliche und christenfeindliche Äußerungen gemacht. Meine Schwester hat sich geschämt, diese Äußerungen zu übersetzen. Dabei war ich immer am weinen.«

Der Vater hat einen klaren Standpunkt. Er sagt: »Ich möchte nicht, dass meine Tochter diesen »gavur« (im türkischen als Schimpfwort für Ungläubige verwendet) heiratet. Sind die Männer in unserem Lande (hiermit ist die Türkei gemeint) ausgegangen, dass sie diesen Ungläubigen heiraten will? Meine Vorfahren würden sich im Grab umdrehen. Ich will nicht, dass ein Deutscher in meine Familie eindringt. Sie hat die ganze Familie in Unruhe gebracht. Wir sind alle sehr traurig darüber«.

Auf Nachfrage: »Ich habe meine Tochter einmal geschlagen[4], weil sie sich geweigert hat, mir seine Telefonnummer zu geben. Dieser Mann hat sich wie ein Teufel in unsere Familie eingeschlichen. Zum ersten Mal in meinem Leben ist die Polizei zu mir gekommen. Ich muss zugeben, der Teufel ruft alles Mögliche im Kopf hervor. Auch mir kamen und kommen noch böse Gedanken. Ich bin ein ehrenhafter Mann, meine Familie ist eine ehrenhafte Familie, ich muss meine Ehre schützen«.

Danach gefragt, was er tun würde, wenn seine Tochter sich tatsächlich was antun würde, sagt er: »Ich kann nichts dafür, wenn sie sich etwas antut. Ich will diesen Mann nicht in meinem Haus. Sie kann jeden anderen heiraten, aber nicht diesen Mann, nicht einen Deutschen und nicht einen Christen, das geht nicht. Ich bin sicher, dass sie unglücklich wird, wenn sie diesen Mann heiratet. Sterben ist für sie besser, als diesen Mann zu heiraten. Sie kann ihn gegen meinen Willen heiraten, aber dann ist die Familie für sie gestorben. Sie darf keinen Fuß mehr über meine Türschwelle setzen. Wenn sie zurückkommt und sagt, sie ist unglücklich, dann werde ich sie töten. Mein letztes Wort: Entweder er oder wir. Sie soll wählen.«

Die Mutter redet während des Gespräches wenig. Meistens sagt sie wiederholt folgende Sätze: »Woher kommt dieser Ungläubige und mischt sich in unsere Familie

---

4 Die Patientin gab zu dem vom Vater angesprochenen Vorfall folgendes an: »Mein Vater hat bei dem besagten Streit von mir die Telefonnummer von meinem Freund verlangt und ich habe Angst, dass er ihm etwas antun könnte, wenn ich ihm die Telefonnummer gebe. Er hat mir richtig mit der Faust ins Gesicht geschlagen, an meinem Haaren gezogen und auf meine Schultern geschlagen. Er hat gesagt, er wird mich töten. In dem Moment war er dermaßen wütend, dass auch meine Mutter Angst bekommen hat, dass er mich wirklich töten wird. Denn er ist mit der Schere, mit der er zuvor meine Bankkarte zerschnitten hat, auf mich losgegangen. Ich habe mich im Badezimmer eingeschlossen und meinen Freund gebeten, Polizisten zu schicken. Mein Vater schlug auf die Tür ein und brüllte mich an, ich solle die Tür öffnen. Seitdem habe ich große Angst vor meinem eigenen Vater. Er ist ein völlig anderer Mensch geworden. Ich erkenne ihn nicht wieder. Im Badezimmer wollte ich mich tatsächlich umbringen, weil ich überzeugt war, dass mein Vater mich tatsächlich töten möchte. Ich wollte diese Sünde auf mich nehmen, denn es ist in unserer Religion eine Sünde, sich selbst oder einen anderen umzubringen. Ich wollte nämlich nicht, dass mein Vater diese Sünde auf sich nimmt, indem er mich tötet.«

ein? Ich will diesen Ungläubigen auf gar keinen Fall in meinem Haus haben. Wenn sie ihn heiratet, ist sie nicht mehr meine Tochter. Für mich ist sie dann tot.«

In dem fast dreistündigen Gespräch konnte zwar erreicht werden, dass die Eltern im Laufe des Gesprächs etwas von ihren harten Positionen abgerückt sind, aber sie sind mit der Beziehung der Patientin zu ihrem Freund weiterhin nicht einverstanden. Sie könne ihn heiraten, man würde der Tochter und ihrem Freund nichts antun, aber sie müsse in Kauf nehmen, dass sie mit ihrer Ursprungsfamilie keine Beziehung mehr haben werde.

Die Eltern bringen immer wieder unterschiedliche Argumente ein, womit sie ihre Ablehnung zu begründen versuchten. Dabei handelt es sich hauptsächlich um religiöse Glaubensvorschriften, Sitten und Gebräuche, nationale Zugehörigkeit etc. Starres Festhalten an Normen und Wertvorstellungen der Herkunftskultur und Religion geht mit einer feindseligen Ablehnung der deutschen Kultur und Christentum einher und verhärtet die Konfliktsituation. Sie sind weder mit emotionalen, noch mit rationalen Argumenten zu erreichen.

Anhand von Beispielen aus ihrem Bekanntenkreis behaupteten die Eltern, dass ihre Tochter mit »diesem deutschen Mann« nicht glücklich sein könne. Sie würden ihr das Geschehene verzeihen, wenn sie auf diese Beziehung verzichten sollte. Unter Tränen sagt der Vater, wie sehr er seine Tochter liebe und nicht wolle, dass sie unglücklich werde.

Die Eltern wurden mit der hypothetischen Annahme konfrontiert, was sie denken, wenn ihre Tochter in eine erneute suizidale Krise geraten würde. Daraufhin machten sie widersprüchliche Angaben. Einmal sagen sie: »Dann hat sie sich entschieden, zu sterben«, einmal sagen sie, es würde ihnen sehr wehtun. Wiederholt geben sie an, dieser Mann sei »Gift« und beabsichtige, die ganze Familie zu zerstören. Auf den Vorschlag des Referenten, sich mit den übrigen Familienmitgliedern, islamischen Geistlichen und Respektpersonen zu beraten und ihre Haltung zu überprüfen, sagte der Vater, er brauche sich mit Niemandem zu beraten. Er sei nicht dagegen, dass seine Tochter ihren deutschen Freund heirate, aber sie dürfe nicht mehr in die Familie zurückkommen. Er distanzierte sich von Gewaltanwendung. Er könne zwar nicht garantieren, wie er sich verhalten werde, wenn er diesen Mann sehe, aber er neige nicht zu Gewaltanwendung.

Die Familie bzw. die Eltern hinterlassen immer wieder den Eindruck, dass sie wohl wissen, welche Bedeutung die Familie für die Patientin hat und setzen dies gegenüber der Tochter bewusst ein, sie nutzen also die starke Verbundenheit (bzw. Abhängigkeit) der Tochter gegenüber ihrer Familie aus. Indem sie »entweder er oder wir« sagen, gehen sie (die Eltern) davon aus, dass sie (die Tochter) sich nicht gegen die Familie entscheiden wird.

Gegen Ende des Gespräches fragt der Vater, weshalb der Referent sich so engagiert für seine Tochter einsetzt. Damit verrät er seine unausgesprochene Phantasie, der Referent als Mann könnte auch ein Interesse an seiner Tochter haben und bestätigt die anfängliche Annahme des Referenten, weshalb er das Bild seiner Familie gezeigt hat. Aus diesem Grund wurden im Laufe des Gesprächs einige Male Sätze wie »Ihre Tochter ist wie eine Schwester für mich« verwendet und professionelle Haltung und Behandlungsauftrag erläutert.

1.2 Eine Falldarstellung als Beispiel für ein interkulturell kompetentes Vorgehen

Zum Schluss des Gesprächs wurde dem Ehepaar vorgeschlagen, ihre Haltung noch einmal zu überdenken. Der Referent schlägt dem Vater vor, mit seiner Brüdern und Verwandten in der Türkei, mit Respektpersonen sowie religiösen Geistlichen zu sprechen und sich zu beraten. Mit einem erneuten Gesprächsangebot und Genesungswünschen für seinen schwer kranken älteren Bruder in der Türkei wurde das Gespräch beendet.

Ihre Eltern hätten nach dem Gespräch mit dem Referenten auf der Station die Patientin besucht und ihr zum wiederholten Male mitgeteilt, dass sie bei ihrer Haltung geblieben seien. Gleichzeitig hätten sie sich Sorgen um ihre Gesundheit gemacht und für den folgenden Tag einen Besuch von einem größeren Kreis der Familienangehörigen angekündigt. Die Patientin hatte den Eindruck, dass die Eltern nach dem Gespräch etwas nachdenklicher geworden sind.

In der nächsten Sitzung berichtet die Patientin, ihr Vater habe dem Referenten viele Grüße bestellt, als er sich in die Türkei verabschiedet habe. Der Referent sei ein guter Arzt. Außerdem habe er ihr einen Brief hinterlassen. Zudem habe sie – wie vom Vater angekündigt – von mehreren Familienangehörigen Besuch erhalten. Alle hätten so getan, als ob es kein Problem gebe. Man habe über das eigentliche Thema nicht gesprochen. Sie sei deshalb sehr irritiert und verzweifelt, was die weitere Entwicklung angehe. Sie habe das Gefühl, dass ihre Familie, insbesondere der Vater alles Erdenkliche inszeniere, um sie von ihrer Entscheidung abzubringen. Sie sei aber absolut entschieden, ihren Freund zu heiraten. Sie werde aus der elterlichen Wohnung ausziehen und die nötigen Schritte einleiten, ihren Freund zu heiraten. Dabei wirkt sie etwas ausgeglichener und macht sich Hoffnung, dass ihre Familie, insbesondere ihr Vater, einlenken könnte, wenn er sich in der Türkei mit weiteren Angehörigen beraten wird.

Die Patientin ist der Ansicht, dass besonders ihre Mutter gegen diese Heirat sei und sie ihren Vater sehr beeinflusse. »Meine Mutter hat meinen Vater aufgebracht und aufgehetzt. Früher hatten sie mich nicht zu Klassenfahrten geschickt. Sie sagten, wenn du heiratest, soll dein Mann dich schicken. Jetzt habe ich einen Mann gefunden und jetzt sagen sie, den wollen wir nicht. Ich kann doch nicht lebenslang bei meinen Eltern bleiben. Die zerstören mich. Ich sagte zu meinen Eltern: ›Entweder werdet ihr meine Leiche finden oder ich werde gehen.‹ Sie reagierten nicht, als ob ihr Herz zu Stein geworden wäre. Ich hätte es mir nicht einmal im Traum vorstellen können, dass sie so sein könnten. Ich habe immer das getan, was die wollten. Jetzt möchte ich aber selber über meine Zukunft entscheiden.« (Starkes Autonomiestreben)

In der darauffolgenden Sitzung berichtet die Patientin, dass ihre Familie weiterhin auf ihrer Position verharrt. Sie wollen, dass die Patientin die Beziehung beendet. Die Mutter habe angekündigt, sie nicht mehr zu besuchen. Ihre Mutter habe ihr gesagt, sie sei bereit, sich für sie (Patientin) zu opfern, aber bei dieser Frage würde sie von ihrer ablehnenden Haltung kein Millimeter abrutschen. Sie werden in dieser Sache nicht nachgeben. Sie solle ihre Beziehung zu den »gavur« beenden. Sie fügt hinzu: »Als die Polizei zu uns kam, um mich abzuholen, hat meine Mutter mich verflucht. Was würde passieren, wenn dieser Fluch Wirklichkeit wird. Mein Vater hat mir gesagt, dass bei den Ehrenmorden (Sittenmorden) die eigentliche Schuld bei den Opfern lege. Was meinte er wohl damit?«

Gespräch mit dem Bruder der Patientin

Aus den Informationen der Patientin konnte entnommen werden, dass besonders ihre Mutter gegen diese Heirat sei und diese ihren Vater sehr beeinflusse. »Meine Mutter hat meinen Vater aufgebracht und aufgehetzt.« In der Auseinandersetzung mit dem Thema »Die Mutter der Patientin, ihre Rolle bei der aktuellen Konfliktsituation und mögliche Einflussmechanismen« wurde deutlich, dass die Mutter in einem »heimlichen Matriarchat« eine wichtige Rolle spielt und über eine verdeckte Macht, besonders bei innerfamiliären Angelegenheiten verfügt (▶ Kap. 4). Es ist bekannt, dass die Mütter in der Regel bei den sogenannten »Ehrenmorden« die Entscheidungen des Familienrates zur Tötung der Familienangehörige mittragen, gar mitbeeinflussen.

Bei der Frage, wer einen Einfluss auf die Mutter ausüben könnte, nannte die Patientin zwei Namen. Der jüngere Bruder der Patientin (28 Jahre alt) und der Onkel mütterlicherseits, der in der Türkei lebt. Nicht die beiden älteren Söhne, sondern der jüngere Sohn habe einen positiven Einfluss auf die Mutter. Deswegen wurde zunächst ein Gespräch mit dem jüngeren Bruder geplant.

Nach einer Gesprächsvorbereitung wurde in Anwesenheit der Patientin mit dem jüngeren Bruder telefoniert. Er lehnte ein persönliches Gespräch mit dem Referenten in der Klinik ab und gab unmissverständlich an, dass er und die ganze Familie gegen diese Beziehung seien. Nach dem Grund gefragt, sagte er, er sei dagegen, dass seine Schwester mit einem Deutschen bzw. einem Christen zusammen ist. Sie könne ihn zwar heiraten, dann müsse sie aber die Familie vergessen. Mit nationalistisch/religiös gefärbten Sprüchen versucht er seine Haltung zu begründen.

Er sagte: »Ich habe eine hundertprozentige religiöse Ausbildung erhalten. Aber ich praktiziere den Islam nicht in meinem Alltag. Ich bin ein echter Türke und ich bin ein echter Muslim. Ich bin dagegen, dass meine ältere Schwester diesen Mann heiratet. Er passt nicht zu uns. Er ist ein Deutscher, er ist ein Christ, auch wenn er sagt, er sei zum Islam konvertiert. Meine Schwester kann einen Afghanen heiraten, einen Iraker, einen Syrer, einen Afrikaner heiraten, sie kann sogar einen Aleviten heiraten, aber nicht einen Deutschen bzw. einen Christen«.

Auf Nachfrage, Akzeptanz und Respekt ihrer Gefühle und Entscheidung gegenüber sagt er: »Sie darf keinen Deutschen und keinen Christen heiraten. Wir wollen diesen Mann nicht. Wir wollen keinen Christen in unserer Familie haben. Das ist meine Meinung. Ich bin dagegen, dass sie mit einem Deutschen zusammen ist. Ich werde ihr nichts antun, aber ich werde jegliche Beziehung zu ihr abbrechen«.

Auch er nutzt die starke Gebundenheit der Patientin an die Familie aus und ist sich sicher, dass sie nicht wagen würde, die Beziehung zu der Familie abzubrechen.

Auf die Frage, dass die Patientin aber dann unglücklich wird und sich vielleicht sogar was antun könnte, sagt er: »Die ganze Familie ist gegen diese Beziehung. Auf einer Seite steht eine Familie mit 200 Angehörigen und auf der anderen Seite meine Schwester. 200 Menschen werden unglücklich, wenn sie ihn heiratet. Dann ist es besser, wenn eine unglücklich wird«.

Er deutet an, in Kauf zu nehmen, dass die Patientin sich was antun könnte. Dies habe für ihn eine geringere Bedeutung, in Anbetracht der Mehrheit der Familienangehörige.

1.2 Eine Falldarstellung als Beispiel für ein interkulturell kompetentes Vorgehen

Die Patientin wird nach dem Gespräch sehr traurig und weint. Sie sagt, dass es ihr nach diesem Gespräch deutlicher geworden sei, dass ihre Familie sich nicht bewegen werde. Sie werde von zu Hause ausziehen und ihren Freund heiraten. Sie werde sich dafür einsetzen, möglichst schnell eine Wohnung zu finden. Sie sagt: »Ich muss meinen eigenen Gefühlen folgen. Wenn es sein muss, nehme ich mit Hilfe der Polizei meine Sachen raus und ziehe aus. Das, was meine Familie tut, hat mit Islam nicht zu tun. Sie sind Rassisten. Was sie machen, hat nichts mit dem Islam zu tun. Zu Hause war ich wohl in den Klauen der Wölfe.«

Anzumerken ist hier, dass der besagte Bruder der Patientin – bevor er eine Türkin geheiratet habe – Beziehungen mit deutschen Frauen hatte und die angebliche traditionell/religiös begründete Norm- und Wertvorstellungen für ihn damals keine Rolle gespielt haben. Es ist bekannt, dass für türkische Jugendliche traditionell/religiös geprägte Wertvorstellungen vor der Ehe oft keine Rolle spielen, aber wenn es um die Heirat geht, sie dann eher dazu neigen, eine Frau aus dem Kulturkreis des Herkunftslandes – möglichst mit dem gleichen religiösen Glauben – zu heiraten. Für viele Türkeistämmige spielen bei der Auswahl der Ehepartner/in Nationalitätszugehörigkeit (z. B. Türkisch – Kurdisch), insbesondere aber Glaubenszugehörigkeit (z. B. Sunnitisch – Alevitisch) eine wichtige Rolle.

Gemeinsames Gespräch mit der Patientin und ihrem Freund

Während zur Behandlung ihrer Depressionen und suizidalen Krise in den psychotherapeutischen Sitzungen einerseits eine Ich-Stärkende und supportive Strategie verfolgt wurde und andererseits zur Beilegung der Konfliktsituation mit unterschiedlichen Akteuren Gespräche geführt und weitere geplant wurden, berichtete die Patientin unter Tränen, dass man auf der Oberarzt-Visite (OÄ-Visite) von einer baldigen Entlassung gesprochen habe. Sie sei sehr traurig und verzweifelt. Dabei wirkte sie sehr angespannt und depressiv. Sie leide unter Alpträumen und Juckreiz. Sie sei von den Äußerungen der Oberärztin sehr irritiert. Diese habe gesagt, sie sehe nicht so traditionell aus. Sie trage ja kein Kopftuch und sie schminke sich. »Ich bin danach in Panik geraten. Ich habe Angst, auf der Station zu lachen. Man sagte mir, dass es mir gut gehe, und warum ich noch hier wäre. Es hat mich sehr tief getroffen, was die Oberärztin letztens gesagt hat. Sie sagte: ›Hier ist nicht der Ort für Hochzeitsvorbereitungen‹. Sie macht andauernd solche Bemerkungen. Ich habe wieder Alpträume, sehe vor dem Schlaf böse Gesichter, die mir und meinem Freund was antun, uns bedrohen. Es ist schrecklich. Ich fühle mich sehr einsam. Ich habe das Gefühl, dass ich in dieser Klinik nur Sie habe. Deswegen sage ich immer, dass ich mit Ihnen sprechen möchte. Außer meinem Freund und Ihnen habe ich niemanden, der mich versteht. Ich bin in meinem eigenen Land zum Ausländer geworden. Ich habe das Gefühl, dass außer Ihnen niemand ein echtes Interesse an meiner traurigen Geschichte hat und mitfühlen kann, wie es mir geht. Die behandelnde deutsche Ärztin ist auch sehr nett, unterstützt mich und zeigt Verständnis für meine Lage, aber wenn die OÄ da ist, dann sagt sie auch kaum was. Ich danke Gott tausendmal, dass er mir die Begegnung mit Ihnen ermöglicht hat. Oh mein Gott! Was hätte ich getan? Wie kann ich mich von diesem Konfliktknoten befreien?«

Im gemeinsamen Gespräch mit dem Paar wurden ausführlich die bisherige Entwicklung, Gefährdungsaspekte und Zukunftsstrategien thematisiert.

Das Paar gibt an, entschieden zu sein, den Schritt zu machen und bald ein Aufgebot zu bestellen. Man sei aber sehr darauf bedacht, eine Einigung (Einverständnis der Eltern) zu erzielen und bietet den Referenten flehend darum, seine Strategie fortzusetzen.

Der Freund der Patientin gibt an, dass er nicht glaubt, dass die Familie ihm bzw. seiner Freundin was antun würde. Er sagt: »Die Mutter hat schon etwas nachgegeben. Ihre Gespräche mit den Eltern hat meiner Meinung nach auch Wirkung gezeigt. Sie kontrollieren uns z. B. nicht mehr.«

Die Patientin glaubt, dass die Familie sie nicht einfach aufgeben werde und sich weiterhin stark dafür einsetzen wird, sie von ihrer Entscheidung abzubringen. Sie glaubt zwar auch, dass das Gespräch mit dem Referenten bei ihren Eltern einiges in Gang gesetzt habe, aber eine eindeutige Bereitschaft der Eltern zur Beilegung des Konflikts sei nicht erkennbar.

Auf die Frage, wer noch einen Einfluss auf den Vater bzw. die Mutter haben könnte, sagt die Patientin ihr Onkel in der Türkei. Es handele sich nicht um den älteren Onkel, der schwer krank sei, sondern den jüngeren (50 Jahre alt), der frühpensionierter Polizist sei. Dieser genieße in der Familie ein hohes Ansehen und sein Wort habe bei Familienangelegenheiten ein Gewicht. Dieser Onkel sei im Vergleich zu den anderen Onkeln aufgeschlossener und weniger traditionell. Die Töchter von ihm würden Röcke und kurzärmlige Hemden anziehen.

Mütterlicherseits könnte der jüngere Bruder der Mutter, der ebenfalls 50 Jahre alt sei, ein wichtiger Ansprechpartner sein. Dieser sei der einzige Bruder der Mutter, und sie habe eine enge Bindung zu ihm.

Nach Ansicht der Patientin bestehe noch die Hoffnung, dass der genannte Bruder des Vaters in der Türkei ihren Vater und der Bruder der Mutter ihre Mutter positiv beeinflussen könnte. Es wird vereinbart, mit den beiden genannten Onkeln in der Türkei Kontakt aufzunehmen und nach der Rückkehr des Vaters aus der Türkei ein letztes gemeinsames Gespräch mit dem Vater bzw. die Eltern zu führen. Sollte auch dieses Gespräch keine positiven Ergebnisse erzielen, möchte die Patientin ihren Weg gehen und ihren Freund standesamtlich und religiös heiraten. Um diesen Plan zu verwirklichen, möchte die Patientin im Rahmen einer Belastungserprobung (BEP) nach Hause gehen und für eine standesamtliche Trauung ihre fehlenden Papiere mitnehmen.

Nach dem Wochenendaufenthalt zu Hause berichtet die Patientin folgendes: »Ich war am Sonntag zu Hause gewesen. Es war für mich sehr anstrengend gewesen. Ich habe mich sehr fremd gefühlt. Als ob ich in einem fremden Haus wäre. Als ob ich nie in diesem Haus gelebt hätte. Es ist ein sehr negatives Gefühl. Mein Vater, meine Mutter, wie können die Menschen, die ich liebe, so handeln? Wie können sie sich so leicht von mir abwenden, meine Gefühle ihnen gegenüber ersticken? Meine Brüder haben mich kein einziges Mal angerufen in den letzten fünf Wochen. Ich war doch deren Lieblingsschwester. Meine Mutter ließ mich in der Türkei anrufen und mit den Verwandten sprechen, weil sie ihnen signalisieren wollte, dass ich zu Hause bin und bei ihrer Familie alles in Ordnung ist. Mir kommt alles wie Theater (theatralisch) vor. Alle Angehörigen haben sich so verhalten, als ob es gar kein Problem gebe. Dabei bleiben alle bei ihrem Standpunkt und zeigen keinerlei Verständnis für meine Entscheidung. Nebenbei hat mein Großonkel mich eindringlich gebeten, in die Türkei zu kommen. Ich habe das Gefühl, dass er mich irgendwie dorthin locken möchte. Sie wollen mich dort in die Falle locken. Ich bin misstrauisch.«

Zur Vorbereitung auf das Telefongespräch mit den beiden Onkeln wurde ausführlich über deren Familienstrukturen gesprochen.

Telefonat mit den Onkeln der Patientin väterlicher- und mütterlicherseits

Entsprechend der Vereinbarung im Paargespräch wurde mit den genannten Onkeln väterlicherseits und später mütterlicherseits – in Anwesenheit der Patientin – telefonisch Kontakt aufgenommen. Mit dem Kontaktieren der Familienangehörigen in der Türkei wurde beabsichtigt, mögliche Ressourcen der kohäsiven Familienstrukturen zu aktivieren sowie zu erfahren, wie mit solchen Konflikten in der alten Heimat umgegangen wird. Dies sollte wiederum dazu dienen, den Umgang der Familie der Patienten besser zu verstehen und einzuordnen.

Dem *Onkel väterlicherseits* wurde die Ernsthaftigkeit der Lage geschildert. Er zeigt zunächst Verständnis für die Entscheidung der Patientin, einen Deutschen zu heiraten. Dies sehe er unter bestimmten Bedingungen (!) durchaus als möglich an. Sein Bruder (Vater der Patientin) sei in den 1960er Jahren nach Deutschland gegangen. Er habe die Entwicklung in der Türkei nicht miterlebt. Die Türkei habe sich inzwischen sehr entwickelt. Man würde für solch ein Problem in der Türkei irgendwie eine Lösung finden. Wenn seine Nichte (die Patientin) in der Türkei wäre, könnte er sich vorstellen (entgegen einiger Widerstände) das Problem zu lösen, auch wenn der Bräutigams-Kandidat sogar ein Alevit wäre. Aber Deutschland sei zu weit weg und sein Arm reiche nicht bis dorthin. Er werde seinem Bruder zwar seine Meinung sagen, wenn er ihn darauf ansprechen sollte, aber er könne das Thema nicht von sich aus ansprechen, bzw. seinem Bruder sagen, was er zu tun habe. Dies würde wie ein Befehl verstanden werden und das gehöre sich nicht, er könne seinem älteren Bruder nichts befehlen. So seien die Verhältnisse in seiner Gesellschaft und in der Familie.

Im Gespräch fragt er indirekt, wie intensiv die Freundschaft zwischen seiner Nichte und ihrem deutschen Freund sei. Damit deutete er die Frage an, ob sie mit ihm Geschlechtsverkehr gehabt habe. Er spielt auf eine Praxis an, welche inzwischen in der Türkei zwar seltener aber doch vorkommt. Die Mädchen werden entführt und das Paar hat Sex miteinander, um insbesondere die Familie des Mädchens dazu zu zwingen, die Ehe zu billigen.

Damit erweckt er den Eindruck, dass seine Ansichten zumindest dieses Thema betreffend auch traditionell geprägt sind. Er zieht sich mit einer Rechtfertigung mit den familiären Normen und Rollenzuweisungen (»älterer Bruder«) aus der Verantwortung heraus und versucht, sich als zivilisierter, aufgeklärter und moderner darzustellen als sein älterer Bruder, der »in den 1960er Jahren nach Deutschland gegangen« sei und die Entwicklung in der Türkei nicht mitbekommen habe. Man sei in der Türkei moderner. Das wird oft behauptet, wenn es um die Beurteilung der türkeistämmige Migranten in Deutschland geht. Diese seien Almancı («Deutschländer«) und verstehen vieles nicht, was sich inzwischen im Herkunftsland entwickelt bzw. geändert habe. Die sogenannten »Deutschländer« werden oft herabwürdigend und erniedrigend behandelt.

Nach Angaben der Patientin hat der *Onkel mütterlicherseits* bei ihrer Mutter einen wichtigen Stellenwert. Dieser Onkel sei zwar der jüngere, aber der einzige Bruder der Mutter und habe gute Beziehung zu ihr. Er könnte, wenn er wollte, die Mutter umstimmen. Die Mutter wiederum scheint eine Schlüsselrolle bei der Konfliktlösung zu spielen.

Auch der Onkel mütterlicherseits zeigt sich betroffen, als er erfährt, was passiert ist. Er habe seine Nichte sehr gerne und sei sehr traurig zu hören, dass sie sich in einer schwierigen Situation befinde. Er zeigt sich zutiefst betroffen, als er von dem Referenten erfährt, die Patientin sei inzwischen mehrfach in suizidalen Krise geraten und sei weiterhin latent suizidal. Seine Schwester habe ihm zwar berichtet, dass seine Nichte depressiv sei, aber von dem eigentlichen Problem und Hintergründen habe sie nicht gesprochen. Der Referent sagt ihm, er könnte eventuell eine entscheidende Rolle bei der Lösung des Konflikts spielen. Nach einem etwa 30-minütigem Telefongespräch schlägt der Referent dem Onkel folgendes Vorgehen vor: Er solle – sobald wie möglich – seine Schwester (Mutter der Patientin) anrufen und ihr unmissverständlich folgendes sagen: »Wenn du mich zu deinen Lebzeiten noch einmal sehen möchtest und meine Stimme nicht zum allerletzten Mal hören möchtest, sorgst du dafür, dass dieses Problem gelöst wird. Sonst werde ich jeglichen Kontakt zu dir abbrechen. Du wirst mich völlig aus deinem Leben auslöschen müssen. Du sollst wissen, dass du keinen Bruder mehr haben wirst.«

Darauf reagiert der Onkel sehr empört und sagt: »Das kann ich doch gar nicht machen. Was sagen Sie da? Sie ist meine ältere Schwester. Ich bin ihr einziger Bruder. Das kann ich ihr nicht antun. Nein das mache ich nicht.« Der Referent sagt: »Das ist mein Vorschlag. Das war meinerseits ein letzter Versuch, der Patientin zu helfen. Sie müssen in Kauf nehmen, dass es irgendwann leider zu spät sein könnte.« *Diese Art der Interventionen passt selbstverständlich nicht in ein gängiges Therapiekonzept. Hier wurde aber eine unkonventionelle Intervention gewählt, um eventuell eine Lösung des Konflikts zu erreichen. Die gewählte Taktik ist in diesem Zusammenhang kulturangemessen. Nach den ganzen vorherigen Bemühungen beurteilt, scheint das die Sprache zu sein, die die Angehörigen der Patientin verstehen. Nur ein starker emotionaler Druck könnte die Mutter zum Einlenken bewegen. Sie schien die zentrale Person zu sein, die im Stande ist, den Vater zu beeinflussen. Der Bruder wurde von der Patientin als eine sehr wichtige Bezugsperson für die Mutter dargestellt. Daher war er – im Angesicht des bisherigen Entwicklungsstandes – die wichtigste und letzte Möglichkeit zur Aktivierung der familiären Ressourcen.*

Während der Telefongespräche mit beiden Onkeln hat die Patientin, die über Lautsprecher mithören konnte, fast die ganze Zeit geweint. Als Reaktion auf die beiden Gespräche sagt sie: »Die Leute möchten keine Verantwortung übernehmen, weil sie sich sagen: Wenn es gut wird, kommt es von Gott, aber wenn es schlecht ausgeht, werden sie mich beschuldigen.«

In der darauffolgenden Sitzung berichtet die Patientin, das Aufgebot für die Hochzeit sei bestellt, sie habe ihre endgültige Entscheidung getroffen und habe mit ihrem Freund beim Rathaus einen Termin für die standesamtliche Heirat vereinbart. Unter Tränen sagt sie, sie sei zwar sehr glücklich, die Entscheidung getroffen zu haben, fühle sich aber verzweifelt, wenn sie daran denke, dadurch ihre Eltern, Familie und Verwandten zu verlieren. Sie könne nicht verstehen, weshalb ihre Eltern auf ihre Haltung unnachgiebig beharren. Kurz vor dem standesamtlichen Heiratstermin würde sie noch einmal nach Hause gehen und zum letzten Mal ihre Eltern und die Familie sehen. Sie gehe davon aus, dass die Familie sie aus dem Familienleben auslöschen werde, wenn sie ihren Freund standesamtlich heiratet.

In dem Zusammenhang berichtete sie von einem der letzten Gespräche mit ihrer Mutter. Sie habe ihrer Mutter gesagt »Entweder werde ich in diesem Haus sterben oder zu ihm gehen.« Die Mutter habe ihr geantwortet: »Gut, geh! Dann wirst du keine Familie, keine Eltern mehr haben. Hoffentlich landest du unter einer Brücke. Er wird dir einen Fußtritt geben und wir werden dir bei uns keinen Platz anbieten.«

Als eine erfreuliche Nachricht berichtet die Patientin, dass ihr Freund sich entschieden habe, kein Schweinefleisch mehr zu essen und keinen Alkohol mehr zu trinken. Er übe jetzt die Ablegung des islamischen Glaubensbekenntnisses, um Muslim zu werden. »Er gibt sich sehr große Mühe. Ich war ein paar Mal bei ihm und komme auch mit seinen beiden Kindern gut zurecht.«

Über die mitbehandelnde, islamisch geprägte türkische Kollegin sagt die Patientin: »Frau G. verhält sich mir gegenüber so, als ob ein Stein ihr gegenübersitzen würde. Sie behandelt mich von oben herab. Sie sagt nicht – so wie Sie – ihre Meinung. Ich weiß nicht, wie ihre Position in der Sache überhaupt ist. Ich glaube, sie versteht nicht, bzw. will nicht verstehen, worum es geht. Sie hält sich irgendwie bedeckt, als ob sie nicht sagen würde, was sie denkt. Sie unterstützt mich z. B. nicht, so wie Sie es tun. Als meine Mutter mit ihr redete, hat sie kein einziges Wort gesagt, was zur Entschärfung der Konfliktsituation hätte beitragen können. Dabei hätte sie als Frau eher eine gute Chance, meine Position zu unterstützen.«

Ausgang der Konfliktsituation

Etwa eine Woche nach dem Telefongespräch mit den Onkeln väterlicherseits und mütterlicherseits in der Türkei berichtet die Patientin in aufgeregter und angespannter Stimmung, dass ihre Eltern einzulenken scheinen. Sie könne es zwar noch nicht wahrhaben, aber ein Familienangehöriger habe ihr unter großer Geheimhaltung berichtet, dass die Eltern inzwischen ernsthaft überlegen, nachzugeben.

Einen Tag nach diesem Gespräch kommt die Patientin ohne vereinbarten Termin zu dem Referenten und berichtet unter Glückstränen, die Eltern hätten ihr die Nachricht überbringen lassen, dass ihr Freund am darauf kommenden Samstag zu ihr nach Hause kommen könne, um um ihre Hand anzuhalten. Dabei habe man ausdrücklich erwähnt, dass die Zustimmung der Eltern nur unter bestimmten Bedingungen erfolgen werde. Sollte ihr Freund nicht bereit sein, diese zu akzeptieren und umzusetzen, bräuchte er nicht zu kommen.

In einem langen Gespräch mit dem Paar wurde der bevorstehende Besuch des Freundes bis ins Detail besprochen. Diese Sitzung sollte dazu dienen, das Paar, insbesondere Herrn M. (den Verlobten der Patientin), darauf vorzubereiten, worauf er, seine Mutter und Schwester eventuell achten sollten, wie die familiäre Normen und Werte zu verstehen seien etc. Denn es kann leicht geschehen, dass die traditionell orientierten Menschen von jetzt auf gleich emotional, explosiv reagieren und das Gespräch, welches in geordneten Bahnen zu verlaufen schien, plötzlich ins Gegenteil umschwenkt.

Herr M. ist bereit, auf die Bedingungen der Familie einzugehen, ohne zu wissen, worum es sich genau handelt. Die Patientin ist nicht sicher, welche Bedingungen ihre Eltern stellen werden. Diese habe man nicht erwähnt. Einerseits sei sie sehr glücklich, andererseits macht sie sich Sorgen um ihren Freund. Sie bittet ihn ausdrücklich darum, vorsichtig zu sein, nicht alleine hinzugehen etc. Wiederholt bringt sie aber zum Ausdruck, wie wichtig die Beziehung zu ihren Eltern für sie ist. Das Paar entscheidet sich in der Sitzung, den anstehenden standesamtlichen Termin zunächst zu verschieben.

Zwei Tage vor dem vereinbarten Termin ihrer Eltern mit ihrem Verlobten berichtet die Patienten unter Tränen, dass ihr Vater ihren Verlobten angerufen habe. »Er soll versucht haben, meinen Freund irgendwie doch noch umzustimmen, dass er sich von mir trennt. Er hat schlecht über mich gesprochen und hat M. gesagt, ich habe einen schlechten Charakter, wir würden nicht zueinander passen. M. würde bereuen, mich geheiratet zu haben. Ich glaube, meine Familie versucht alles Erdenkliche, um diese Heirat doch noch zu verhindern. Jetzt versuchen sie diese Schiene. Denn sie haben erkannt, dass ich fest entschlossen bin, ihn zu heiraten. Meine Eltern haben zwar zugestimmt, aber irgendwie traue ich der Sache nicht.«

Im Rahmen des Treffens zwischen der Familie des Patienten und ihrem Verlobten (und seiner Mutter und Schwester) habe man unter folgenden Bedingungen Zustimmung gegeben: M. muss seinen Namen ändern (er soll Yusuf heißen). Die Patientin soll ihren Nachnamen behalten und die Kinder sollen nach ihrem Namen eingetragen werden. Denn der Vater möchte nicht, dass seine Enkelkinder deutsche Namen haben. M. darf kein Schweinefleisch essen, darf kein Alkohol trinken und nicht in die Disko gehen. Er muss zum Freitagsgebet in die Moschee gehen, im Fastenmonat Ramadan fasten und täglich in der Moschee beten. Er muss eine Wohnung kaufen und sich beschneiden lassen (die Familie wusste nicht, dass er auf Anraten der Patientin bereits beschnitten war).

Die Patientin berichtet in der Sitzung nach dem besagten Treffen, dass M. all diese Bedingungen akzeptiert habe. Sie sagt: »Insallah (so Gott es will, Verf.) werden wir dieses Jahr zusammen fasten. Er hat eine eineinhalb Meter große türkische Fahne gekauft und hat diese am Samstag meinem Vater geschenkt. Das finde ich toll.«

Nachdem die Familie ihre Zustimmung zu der Heirat – unter oben genannten Bedingungen – gegeben hat, ist die Patientin am darauffolgenden Wochenende im Rahmen einer Belastungserprobung nach Hause gegangen. Sie berichtet, dass die Familie sie herzlich und liebevoll empfangen und behandelt habe. Aber über das Thema des Konflikts wurde nicht gesprochen. Die Patientin ist der Ansicht, dass man ihr nichts mehr antun möchte. Angesichts dieser positiven Entwicklung möchte sie entlassen werden. Insgesamt wirkt sie sehr entspannt, sie lacht wieder und freut sich über einen möglichst baldigen Heiratstermin. Zum ersten Mal seit

1.2 Eine Falldarstellung als Beispiel für ein interkulturell kompetentes Vorgehen

der stationären Aufnahme wirkt sie fröhlich, gut stabilisiert und ist glaubhaft von Suizidalität distanziert.

Schlussbemerkungen

Frau B. wurde mit der Diagnose »Schwere depressive Episode ohne psychotische Symptome (ICD10: F32.2) aufgenommen. Sie hatte zwei Suizidversuche hinter sich und war unter reaktiv depressiven Zustand latent suizidal.

Schwerpunkt der Behandlung waren die psychotherapeutischen Gespräche auf Grundlage der zugrundeliegenden Konfliktsituation. Auf dem Boden der eher labilen und abhängigen Persönlichkeitsakzentuierung pendelte sie ständig zwischen Festhalten an den herkunftsnormorientierten Eltern bzw. der Familie (Abhängigkeit) und sich loszulösen wollen von den mitgebrachten Normen und Wertvorstellungen (Autonomie).

In der Therapie wurde einerseits ich-stärkend gearbeitet, andererseits wurden unter Berücksichtigung der kulturellen, religiösen, traditionellen und familiären Gesichtspunkten Konfliktbewältigungsstrategien entwickelt und ausprobiert. Nach einer etwa zweimonatigen intensiven Behandlung konnte letztendlich eine allmähliche Akzeptanz seitens der Eltern erreicht werden. Nach der Lösung des zugrundeliegenden Konflikts konnte die Patientin in einem gut stabilisierten Zustand nach Hause entlassen werden.

Etwa drei Monate nach der Entlassung ruft die Patienten den Referenten an und berichtet folgendes: »Wir sind inzwischen verheiratet und sind sehr glücklich. An erster Stelle ist es Ihnen zu verdanken, dass ich aus diesem aussichtslosen Konflikt rauskommen konnte und meinen Mann geheiratet habe. Ich war völlig verzweifelt gewesen. Ich glaube, ich hätte nicht sehr lange diesen Spagat aushalten können und spielte mit dem Gedanken, mich tatsächlich umzubringen. Entgegen der von meinem Vater ausgesprochenen Bedingung habe ich zunächst den Nachnamen meines Mannes angenommen. Als mein Vater im Standesamt davon erfuhr, hat er lautstark geschimpft, die Tür zugeknallt und den Saal verlassen. Er hat auf uns wieder starken Druck ausgeübt. Deshalb haben wir dies wieder rückgängig machen müssen und haben uns für Doppelnamen entschieden. Eigentlich ist mein Vater auch damit nicht zufrieden. Er möchte nämlich nicht, dass seine Enkelkinder deutsche Namen tragen. Ich möchte mich bei Ihnen herzlichst bedanken. Das ist der Grund meines Anrufes.« Der Patientin wurde erneut geraten, eine kombinierte Einzel- und Paartherapie in Anspruch zu nehmen.

Um die Falldarstellung nicht in die Länge zu ziehen, wurden hier viele Zwischenschritte, die im Laufe der Behandlungszeitraum unternommen worden sind, ausgelassen. Dazu gehören z.B. eine schriftliche Kontaktaufnahme mit der obersten Religionsbehörde der Türkei – Diyanet, längere Telefongespräche mit einer muslimischen Seelsorge der Telefon-Hotline in Berlin, mit der DITIP Türkisch-Islamische Union der Anstalt für Religion e.V. in Köln, sowie mit mehreren alevitische Glaubensgemeinden in Deutschland, Holland und in der Türkei etc.

2 Eigene Untersuchung zum Thema »Interkulturelle Missverständnisse in der Psychotherapie und Interkulturelle therapeutische Kompetenz«[5]

*»Verstehen
ist eine Reise
in das Land des anderen«*
F. H. Daglarca

In interkulturellen Überschneidungssituationen tauchen oft Missverständnisse zwischen den jeweils Handelnden (Arzt–Therapeut–Patient) auf, die auf die mangelnde interkulturelle Kompetenz des Fachpersonals zurückführbar sind. Trotz langjährigen Zusammenlebens in einer Gesellschaft bestehen bei Fachleuten und Migranten Fremdheitsgefühle, die die Kommunikations- und Interaktionsprozesse stark beeinflussen können.

Sprachliche, kulturelle, ethnische und religiöse Aspekte haben auf allen Ebenen der gesundheitlichen und psychosozialen Versorgung einen bedeutenden Stellenwert. Dies betrifft u. a. die Bereiche der Prävention/Prophylaxe, der ambulanten und stationären Versorgung sowie der Rehabilitation bis hin zur psychotherapeutischen Behandlung. Besonders wenn es um die psychotherapeutische Behandlung geht, gewinnt die Beziehung zwischen den Beteiligten, also Psychotherapeuten und Patienten, an Bedeutung. Ist die Beziehung durch so etwas wie »Einverständnis im Unverständnis« charakterisiert, ist die Effektivität der Behandlung mehr oder weniger eingeschränkt.

Im diesem Teil wird anhand qualitativer Interviews, die im Rahmen eigener Dissertationsschrift durchgeführt wurden, die Bedeutung der sprachlichen, kulturellen, ethnischen und religiösen Aspekte für die therapeutische Beziehung im interkulturellen Kontext behandelt. Dabei werden die durch Interviews gewonnenen Daten zunächst nach einer tiefenhermeneutischen Textinterpretation ausgewertet (vertikale Hermeneutik), der eine vergleichende Auswertung der Interviews (horizontale Hermeneutik) folgt. Ausgehend von den Auswertungsergebnissen werden schließlich einige interkulturelle Aspekte in der Therapie mit Migranten herausgearbeitet. Die Auswertungsergebnisse werden dann zusammengefasst in Form von Übertragungsbereitschaften dargestellt.

Die durchgeführten Interviews wurden nicht in voller Länge in die Auswertung bzw. hier aufgenommen, sondern nur diejenigen Passagen, die nach Meinung des Verfassers für die Fragestellung relevant waren. Die Originale der Transkriptionen

---

5 Die Gesamtergebnisse der eigenen Untersuchung sowie der verwendeten Auswertungsmethode wurden unter dem Titel »Interkulturelle Missverständnisse in der Psychotherapie« im Lambertus-Verlag veröffentlicht.

liegen dem Verfasser vor. Die Verkürzungen in den Originalzitaten sind mit drei Punkten »…« kenntlich gemacht.

Diejenigen Textpassagen, die nicht in die Auswertung aufgenommen wurden, werden in Klammern zitiert und kenntlich gemacht. Zur Anonymisierung wurden fiktive Namen verwendet, akademische Titel nicht aufgeführt, und Orts-, Institutionsnamen oder namentliche Hinweise auf Personen verändert. Angaben zur vorgenommenen Anonymisierung finden sich in Klammern an entsprechenden Stellen im Transkript. Die aus den Interviews entnommenen Auszüge werden im Buch jeweils kursiv gedruckt.

Die interviewten Therapeuten und Patienten haben insgesamt 28 für relevant gehaltene Themen angesprochen, aus ihnen wurden einige Aspekte der interkulturellen therapeutischen Kompetenzen herausgearbeitet.

Im Folgenden werden neben der Gleichbehandlungsmaxime anhand von Beispielen im interkulturellen Überschneidungsraum auftauchende sprachliche, kulturelle, religiöse und ethnische Missverständnisse behandelt.

2.1 Gleichbehandlungsmaxime

Einer der zentralen Konflikte, der durch die Ergebnisse der vorliegenden Untersuchung deutlich wird, ist die Vorstellung, es gäbe so etwas wie eine Gleichbehandlung von Patienten. Die befragten Therapeuten, insbesondere Herr Kaiser, Herr Lang und Frau Klein, bedienen sich einer Gleichbehandlungsmaxime als therapeutisches Ideal und kommen zu dem Schluss, alle ihre Patienten gleich zu behandeln. Ausschlaggebend für die Planung und Durchführung einer Behandlung, so lässt sich aus der Gleichbehandlungsmaxime schließen, sei für sie die gestellte Diagnose, nicht aber die kulturellen, religiösen, ethnischen und sprachlichen Hintergründe der zu behandelnden Patienten. *»Ich denke schon, dass ich unabhängig von der Herkunft aufgrund einer gestellten Diagnose dieselben Behandlungsstrategien verfolge, es ist völlig egal, ob das jetzt ein deutscher Patient ist oder ein ausländischer Patient ist«.* Hier stellt sich zunächst die Frage, wie die Diagnosen gestellt werden. *»Es ist leider nicht so selten, dass eine falsche Diagnose gestellt wird«.* Auf die nicht korrekte oder falsch gestellte Diagnose folgen Behandlungen, *»… die sich nachher als nicht notwendig herausstellen, aber das ist natürlich 'ne Unwägbarkeit, die man im Moment nicht so abstellen kann«.* Es liegt die Vermutung nahe, dass falsche Diagnosen im Zusammenhang mit der »Gleichbehandlung von Ungleichem« gestellt werden müssen.

Die Frage, ob sich dadurch, dass es sich um eine Behandlung von Migranten handelt, Abweichungen zu sonstigen Therapien (denjenigen mit einheimischen Patienten) ergeben, verneinen alle Therapeuten, mit Ausnahme der interviewten Psychotherapeutin Frau Ruppert, die deutliche Unterschiede erkennt. *»Nö, da* *gibt's eigentlich keinen Unterschied ... das ist ganz unabhängig vom Kulturkreis, aus dem jemand kommt. (...) Gleich, ob der Patient Migrant ist oder einheimisch, das spielt überhaupt keine Rolle«. »Im Prinzip sehe ich da keinen großen Unterschied zwischen der Arbeit mit – eh – deutschen Patienten und ausländischen Patienten«. »... generell kann ich sagen, dass ich keinen großen Unterschied mache, ob es jetzt nun ein deutscher oder ausländischer Patient ist«.* Sie erkennen zwar keine Unterschiede, zeigen aber in ihrer Wortwahl wie »*eigentlich*«, »*im Prinzip*« »*keinen großen Unterschied*« und »*generell*« eine deutliche Unsicherheit in ihrer Argumentation. Obwohl sie nicht vollständig von ihrer Meinung überzeugt sind und im Interview auch durch weitere Fragen oftmals die Chance erhalten hatten, ihre Meinung zu revidieren oder zu relativieren, halten alle Interviewten an der Überzeugung über den gesamten Interviewverlauf hinweg fest. Die Ideologie der Gleichheit wird »im Leugnen und Herunterspielen realer (Macht)unterschiede zu einer Gewaltform, die Privilegien schützt, indem sie die Anerkenntnis von Unterschieden sowie die daraus abgeleitete Diskriminierung leugnet und so Anpassung und Unterwerfung einfordert« (Scholz 2001, S. 133).

An dieser Stelle muss angemerkt werden, dass der Interviewer (Verfasser) ebenfalls Migrant ist, dass diese Tatsache den Interviewten nicht unbemerkt geblieben sein dürfte, und dass das Antwortverhalten der Interviewten folglich auch einen antizipatorischen und normativen Charakter gehabt haben könnte. »Die Rollenkategorien, die ein Akteur übernimmt, die an die Rolle geknüpften Erwartungen und der Bereich erlaubten Verhaltens, der von den Erwartungen abgesteckt wird, sind Funktionen des interaktionalen Kontextes. Zwei Kriterien des interaktionalen Kontextes bestimmen diese Faktoren: Die Charakteristika der Situation und die Besonderheiten des Rollenträgers« (Secord/Backman 1980, S. 513). Sowohl Rollenverhalten (hier Antwortverhalten der Interviewten) als auch Rollenerwartungen (hier Erwartungshaltung des Interviewers) können normativ bedingt sein. Ebenso können die kognitiven Prozesse des interaktionalen Kontextes im Sinne sozial erwünschter Äußerungen beeinflusst worden sein. »(...) scheint erwiesen, dass kognitive Prozesse unter bestimmten Bedingungen dazu beitragen können, Verhalten zu hemmen« (a. a. O., S. 585).

Die Gesamtbetrachtung der Interviews zeigt, dass die befragten Therapeuten die Gleichbehandlungsmaxime als eine Art von Gerechtigkeitsdenken favorisieren. In Aussagen wie etwa »*(...) gleich, ob der Patient Migrant ist oder einheimisch, das spielt überhaupt keine Rolle*«, scheint die implizite Annahme zu stecken: Wir machen keinen Unterschied zwischen unseren Patienten, es ist egal, aus welchem Kulturkreis, welcher Religion oder Ethnie jemand stammt; wir behandeln gerecht, indem wir alle Patienten gleichbehandeln. Die Gleichbehandlungsmaxime wird im Sinne von vorurteilsfreier, unvoreingenommener, objektiver und daher »gerechter« Behandlung verstanden. Eine gerechte Behandlung setzt aber voraus, dass keiner der Beteiligten Benachteiligungen ausgesetzt ist.

Die ursprünglich von Thibaut und Kelley (1959), Homans (1961), Blau (1964) und Kelley und Thibaut (1978) entwickelten sozialpsychologischen Austausch- und Interdependenztheorien interpretieren zwischenmenschliche Interaktion als »Austausch von Handlungen und damit verbundenen Belohnungen und Kosten« und postulieren, dass »der Mensch bestrebt ist, ein Maximum an Befriedigung durch Belohnung bei einem Minimum an Kosten zu erlangen« (Mikula 1992, S. 69).

Nach der auf Homans (1965) und Adams (1965) aufbauenden Equitytheorie von Walster, Berscheid und Walster (1973; Walster & Berscheid 1978) »hängen die Beziehungszufriedenheit und die Stabilität und die Dynamik von zwischenmenschlichen Beziehungen davon ab, wie fair, gerecht oder ausgewogen (equitabel) die Beziehungen erlebt werden« (a. a. O. S. 71).

Obwohl sich diese Theorien ursprünglich an ein kapitalistisches Profitkonzept anlehnen, werden sie hier nicht im Sinne der Profittheorie, sondern im Sinne eines Fairnesskonzeptes bzw. Gerechtigkeitsdenkens angewandt.

Kohlberg geht in seiner Theorie über die »Stufen der Moralentwicklung« auf den Begriff des Gerechtigkeitsdenken ein und versucht zu verdeutlichen, dass es sich dabei »um die Stufen des Gerechtigkeits*denkens* handelt und nicht der Emotionen, Bestrebungen oder des Handelns« (Kohlberg 1996, S. 239). Er greift die Äußerungen von Sokrates über die »Theorie der Gerechtigkeit« auf und definiert diese als eine Theorie, »nach der Gerechtigkeit die wichtigste Tugend einer Gesellschaft ist. Entsprechend der Tradition des platonischen Denkens muß die wichtigste Tugend einer Gesellschaft auch die wichtigste Tugend des Einzelnen sein, so daß Gerechtigkeit beides benennt« (a. a. O., S. 241). Auch für Aristoteles ist Gerechtigkeit die wichtigste und allgemeinste moralische Tugend, »insoweit als sie die Bezeichnung zwischen dem Menschen und seinen Mitmenschen in einer Gesellschaft regelt. Bei Gerechtigkeit handelt es sich um die einzige Tugend, die immer im Hinblick auf den anderen Menschen gilt und verlangt, diesen zu berücksichtigen, während die übrigen Tugenden, die Aristoteles aufzählt[6], eher Normen für das Ideal des guten Lebens eines einzelnen rationalen Subjekts sind« (ebd.).

Nach Kohlberg erfassen die von ihm beschriebenen Moralstufen »das Niveau, auf dem die Person andere Menschen wahrnimmt, ihre Gedanken und Gefühle interpretiert und ihre Rolle bzw. Stellung in der Gesellschaft versteht« (a. a. O., S. 125).

Im Kontext der Therapeut-Patient-Beziehung erleben die interviewten türkeistämmigen Patienten die von den Therapeuten hochgehaltene Gleichbehandlungsmaxime, die wahrscheinlich aus den genannten Theorien resultiert, als ungleiche Behandlung. Sie nehmen das, was ihnen als Gleichbehandlung (i. S. v. Gerechtigkeitsdenken) von den Therapeuten präsentiert wird, als Ungerechtigkeit wahr. Ihrer Auffassung nach wird den herkunftskulturbedingten Unterschieden nicht die notwendige Bedeutung beigemessen. »*Bei einigen Therapeuten war das schon so, dass sie mit der Sache einfach nicht zurechtkamen, weil sie Kulturunterschiede nicht sahen*«. Für sie zeigen sich diese Unterschiede in Erziehung, Erwartungshaltung und Umgangsweise. »*... ich denke, dass deutsche und türkische oder kurdische (Menschen) ganz anders sind, also die Erziehung ist ganz anders, eh – die Erwartungen sind ganz anders, ja, die Kultur ist ganz einfach anders*«. Türkeistämmige Patienten

---

6 Hierbei werden folgende Tugenden genannt: Tapferkeit, Besonnenheit (Maß), Freigebigkeit, Großartigkeit, Großgesinntheit, Milde (Sanftmut), Wahrhaftigkeit, Treffsicherheit (Schlagfertigkeit) und Gerechtigkeit.

fühlen sich nicht verstanden, wenn sie sozusagen »gleich« behandelt werden. Hierdurch kommt es zur Ignoranz ihrer jeweiligen Andersartigkeiten, Besonderheiten und Unterschiedlichkeiten. Dies führt zu einer, von ihnen so empfundenen, Ungerechtigkeit in der Therapeut-Patient-Beziehung.

Bei den oben dargestellten Gerechtigkeitstheorien wird großer Wert auf die Ausgewogenheit in einer Beziehung gelegt. »Der Grad der Ausgewogenheit einer Beziehung wird auf der Basis der Beiträge und der Erträge der an der Beziehung beteiligten Partner beurteilt. Als Beiträge werden positive und negative Verhaltensweisen und Charakteristika definiert, die eine Person in die Beziehung einbringt« (Mikula 1992, S. 71). Die von den Therapeuten im positiven Sinne als »gerecht« bezeichnete Gleichbehandlungsmaxime wird von den Patienten genau gegenteilig erlebt. »Wenn Personen der Meinung sind, daß sie sich in einer unausgewogenen Beziehung befinden, entsteht bei ihnen ein Unbehagen. Je größer die Unausgewogenheit ist, desto mehr Unbehagen wird empfunden« (a. a. O., S. 72). Die von den Therapeuten angestrebte vermeintliche Gleichbehandlung kann zu einer unausgewogenen Therapeut-Patient-Beziehung führen und das notwendige Vertrauensverhältnis beeinträchtigen. »Wenn eine Wiederherstellung der Ausgewogenheit nicht möglich ist, kann es auch zu einem Abbruch der Beziehung kommen« (a. a. O.). Mit Bezug auf mehrere Wissenschaftler legt Mikula in seinem Aufsatz dar, dass Zufriedenheit, emotionale Befindlichkeit sowie höhere Beziehungsqualität in Zusammenhang mit der Wahrnehmung von erlebter Ausgewogenheit stehen (vgl. a. a. O., S. 76). In Anlehnung an Huston & Burgess (1979), Hatfield et al. (1985), und Van Yperen & Buunk (1990) hält es Mikula für denkbar, dass die Wahrnehmung von Unausgewogenheit sowohl Unzufriedenheit nach sich zieht, als umgekehrt auch das Gefühl der Unzufriedenheit die Wahrnehmung von Unausgewogenheit fördert (a. a. O., S. 78). Übertragen auf die Therapeut-Patient-Beziehung kann hier behauptet werden, dass die Behandlung qualitativ umso effektiver ist, je zufriedener und vertrauter das Verhältnis zwischen beiden ist. Sich in der Beziehung wohl zu fühlen setzt voraus, dass zwischen Therapeuten und Patienten ein Vertrauensverhältnis besteht und der Patient sich von dem Therapeuten verstanden und angenommen fühlt. Türkeistämmige Patienten zweifeln daran, von deutschen Therapeuten »richtig« verstanden zu werden. »*Und ich denke, dass die Therapeuten diesen Zusammenhang irgendwie nicht verstehen können, dass sie dann sagen, die ist 18 und da müsste man ja unabhängig und selbstständig sein können. Und diesen Zusammenhang können die da irgendwie nicht verstehen*«. Das Gefühl, nicht verstanden zu werden, ist hier nicht auf sprachliche, sondern eher auf kulturelle Verständigungsschwierigkeiten zurückzuführen. »*Ja, ich denke, also bei mir spielt die Sprache weniger ein Problem, also Sprachprobleme habe ich grundsätzlich nicht, aber ich denke, bei mir war das Problem halt die kulturelle und diese Herkunft (…), also meine Vorgeschichte hatte eine große Rolle gespielt, dass ich mich da teilweise nicht verstanden gefühlt hab'*«. Eine andere Interviewte bringt ihre Gefühle differenzierter zum Ausdruck: »*unser Benehmen und unsere Ethik ist eine andere. Aber nach meiner Ansicht bemühten sie sich, Lösungen zu finden, die zu der deutschen Gesellschaft passen. Aber da ich mehr in der türkischen Kultur lebe als in der deutschen, und die türkische Kultur mir näherliegt, versuchten sie, als ob sie das, was ich erzählte, mir in ihrer eigenen*

Kultur zurückzugeben und mir im Rahmen ihrer eigenen Kultur zu helfen. Aber das entsprach nicht meinen Bedürfnissen«. In diesem Zusammenhang geht es nur darum, dass sich die Interviewten in der Beziehung zu ihren behandelnden Therapeuten nicht verstanden fühlen und bei ihnen ein Gefühl der Unausgewogenheit entsteht.

Die Unausgewogenheit in der Therapeut-Patient-Beziehung wird noch deutlicher, wenn es um die psychotherapeutische Behandlung der Patienten geht. Während eine medikamentöse Behandlung ähnlicher Symptome den Gleichbehandlungsansatz eher rechtfertigt, so erscheint dies bei psychotherapeutischen Behandlungen kaum vertretbar. Letztere erfordern es in besonderem Maße, auf die Differenzen, auf die Besonderheiten und auf die individuellen Unterschiede der Patienten zu achten und einzugehen. Dies gilt selbstverständlich auch für die Behandlung deutschstämmiger Patienten, weil Psychotherapie grundsätzlich ein individuelles Vorgehen erfordert. Patienten sind niemals einander so gleich, um gleich behandelt zu werden. Die Nichterfassung individueller Besonderheiten bzw. Unterschiede muss folglich immer zu einer Art Ungleichbehandlung führen. Einer so genannten Gleichbehandlungsmaxime kann ein Therapeut erst dann gerecht werden, wenn er auf die individuellen, kulturellen, religiösen, ethnischen, sprachlichen und geschlechtsspezifischen Besonderheiten von Patienten eingeht, diese anerkennt und wertschätzt. »Daher ist ein stabiler Selbstwert darauf angewiesen, in den Anderen die tendenziell gleichen zu sehen, und er gewinnt an Stabilität durch deren Wertschätzung« (Scholz 2001, S. 133).

Wirkliche Gleichbehandlung bei bestehender Ungleichheit äußerer Lebensbedingungen setzt bei allen Patienten voraus, in ihren jeweiligen Ungleichheiten zur Kenntnis genommen zu werden.

Bei der Gleichbehandlungsmaxime geht es um die Einhaltung von Standards der Behandlung im Zuge eines ätiologischen Modells in der Medizin, nicht aber um eine therapeutisch/psychotherapeutische Grundhaltung im Zeitalter der Globalisierung und der multikulturellen Gesellschaftsformen. Der Sachverständigenrat für die konzentrierte Aktion im Gesundheitswesen (SVR) schlägt als Alternative zum ätiologischen Modell systemtheoretische Ansätze (z. B. das Situationskreismodell von v. Uexküll & Wesiack), insbesondere aber auch lebenswelttheoretische bzw. phänomenologisch-hermeneutische Ansätze vor (vgl. Zurhorst 2003, S.101). »Diese Denkrichtungen gehen über den systemischen Ansatz hinaus, indem den Prozessen im System nur eine Funktion innerhalb eines jeweiligen unter Umständen sehr engen Kontextes zugewiesen wird. Es geht darum, den subjektiven Krankheitswert und damit die Ebene des Krankheitserlebens des Patienten, ebenso wie die realen Konsequenzen einer Krankheit einzubeziehen. Die Bemühungen der Medizin, Lebensqualität als Folge von Krankheit oder auch einer Therapie zu erfassen, lassen sich hier zuordnen« (SVR 1999, S. 69). Da es dabei u. a. um die Rolle der Behandler, in diesem Zusammenhang um die Rolle des Arztes geht, wird auch auf die psychologischen Wirkfaktoren der Arzt-Patient-Beziehung hingewiesen: »Dabei wird der Arzt selbst mit seiner komplexen Wahrnehmungs- und emotionalen Schwingungsfähigkeit und seinen sozialen Interaktions- und Rollenmustern, aber auch seinen kognitiven und emotionalen Deutungskonzepten (…) zum diagnostischen Instrument und therapeutischen Agens« (a. a. O.).

Dies gilt nicht nur für die Arzt-Patient-Beziehung, sondern auch für psychotherapeutische Settings. Wenn Therapeuten ihre eigenen Wahrnehmungs- und emotionale Schwingungsfähigkeiten, ihre Interaktionsmuster und ihre Deutungskonzepte nicht hinterfragen, können sie ihre Patienten nicht »gleich« behandeln. Die von therapeutischer Seite intendierte und auch konstatierte Gleichbehandlung deutscher wie nichtdeutscher Patienten ist bezüglich kultureller, ethnischer, religiöser und individueller Besonderheiten nicht zutreffend. Eine tatsächlich erfolgende Gleichbehandlung setzt voraus, dass die Ungleichheit von jedem Individuum zur Kenntnis genommen wird, unabhängig, welcher Nationalität er entstammt; andernfalls kann nur von einer Gleichmachung gesprochen werden.

Die interviewten Patienten äußern sehr deutlich ihr jeweiliges Bedürfnis, in ihrer Besonderheit, den Abweichungen von anderen und individuellen Eigenschaften anerkannt zu werden. »Wenn man versucht, so zu tun, als ob es völlig gleichgültig wäre, aus welchem kulturellen Kontext der/die KlientIn kommt, übersieht man, daß bei jeder angebotenen Hilfe eine Anpassungsleistung verlangt wird, die zusätzliche Probleme schafft. Denn Gleichheit in Dominanzverhältnissen bedeutet immer, wie oben ausgeführt, den herrschenden Lebensstil zum Maßstab zu machen« (Rommelspacher 1995, S. 288–289). Diese Anerkennung ihrer Individualität scheint psychologisch überdeterminiert zu sein, d. h., hierin könnten mehrere unbewusste bzw. nicht ausgesprochene Wünsche und Erwartungen zum Ausdruck kommen. Zum einen könnte ein fehlendes Eingehen auf kulturelle und andere Besonderheiten tatsächlich aufgrund einer Angst, einen anderen Lebensstil annehmen zu müssen, sich also dominierenden Verhältnissen unterordnen zu müssen, wie es Rommelspacher annimmt, hervorgerufen werden. Zum anderen könnte auch ein tief gehendes Verlust- oder Entwurzelungserleben (Aufgeben von geschätzten, ehemals strukturbildenden Bindungen) durch die therapeutische Gleichmachungsmaxime bei den Patienten ausgelöst werden.

In den vorgestellten Interviews stellen jedoch beide Seiten, Therapeuten wie auch Patienten, ihre Vorannahmen nicht in Frage. Um in Erfahrung zu bringen, inwieweit getroffene Vorannahmen reflektiert werden könnten, d. h. in diesem Kontext in dem Sinne, dass die Folgen eigener Erwartungen als Wirkungen im konkreten Beziehungskontext begriffen werden, hätten weitere Gespräche angeschlossen werden müssen. Die vorgelegten Interviews zeigen jedenfalls, dass auf beiden Seiten Grenzen zu sehen sind, sich auf die jeweils andere Seite, das Fremde einzulassen. Deutlich wurde, dass so etwas wie Gleichheit in kulturellen Überschneidungssituationen Veränderungsbereitschaft aller Beteiligten voraussetzt.

Tiefenhermeneutisch betrachtet, scheint im Festhalten an der Gleichheitsmaxime zum Ausdruck zu kommen, dass die Therapeuten dem befürchteten »Vorwurf«, sie könnten Migranten schlecht behandeln, vorbeugen möchten. Dies ist mit dem Druck verbunden, beweisen zu müssen, dass sie die Migranten nicht anders behandeln als ihre deutschen Patienten. Im Festhalten der Patienten, in deren Betonung der kulturellen, ethnischen und religiösen Besonderheiten kann ebenfalls eine Abwehr- oder Vermeidungsstrategie erkannt werden, sich nämlich nicht mit ihren »eigentlichen Problemen« auseinander setzen zu wollen. Unbewusst wirksame Widerstände, die mit Verdrängungsmechanismen einhergehen, führen zu einer Konfliktverlagerung und letztlich zur Instrumentalisierung der Konflikte.

Durch die Querschnittanalyse des Interviews wird also ein Grundkonflikt in der Behandlung der Migranten deutlich, nämlich der Konflikttyp der »Gleichbehandlung oder der Ungleichheit«. Mit einem hermetischen Modell, unberührt von Kultur, Kommunikation oder Interaktion scheint dieser Konflikt schwer lösbar zu sein. Dabei besteht die Gefahr, in der Gleichheit die Unterschiede aus den Augen zu verlieren bzw. in den Unterschieden die Gleichheit nicht wahrzunehmen. Die Lösung des Konflikts scheint darin zu liegen, bei der Ungleichheit eine höhere Form der Gleichheit zu finden.

Wertheimer's Federballaufgabe scheint dafür ein gutes Beispiel zu sein (vgl. Wertheimer 1964, S. 148 ff.):

Zwei zehn und zwölf Jahre alte Jungen spielen im Garten Federball. Sie spielen mehrere Spiele Federball nach der bekannten Regel: Wer den Ball ausschlägt oder nicht mehr bekommt, macht einen Fehler, und der andere erhält einen Punkt. Der Jüngere ist wesentlich schlechter als der Ältere und wird von ihm bei jedem Spiel geschlagen. Der Jüngere hat keinerlei Aussicht auf Erfolg, wodurch sich seine Laune zunehmend verschlechtert. Schließlich wird der Jüngere so missmutig, dass er nicht mehr weiterspielen will. Er wirft seinen Schläger ins Gras, setzt sich auf einen Baumstamm und sagt: »Ich mag nicht mehr«. Der Ältere versucht ihn zum Weiterspielen zu überreden, bekommt aber keine Antwort. Der Ältere setzt sich neben den Jüngeren und beide sehen recht niedergeschlagen aus.

Wertheimer unterbricht an der Stelle die Geschichte und stellt dem Leser folgende Fragen: »Was schlagen Sie vor? Was würden Sie tun, wenn Sie der ältere Junge wären? Haben Sie einen produktiven Vorschlag?«

Es stellt sich hier die Frage, was hierbei verändert werden kann, damit beide wieder miteinander spielen können? Die entscheidende Umstrukturierung, auf die Wertheimer Wert legt, besteht darin, dass die Spielregel geändert wird, und die Jungen unter anderen Bedingungen spielen. Der Ball wird hochgespielt und je nachdem, wie oft der Ball ohne Bodenberührung hin- und hergeht, werden Punkte – als gemeinsame Leistung – gezählt. Durch die geänderten Spielregeln wird eine Gleichbehandlung der ungleich starken Spieler geschaffen und somit geht es nicht mehr um den ständigen Gewinner oder Verlierer. Bei dem neuen Spiel wird die Ungleichheit der Spieler aufgehoben und Gleichheit bei den Spielern erreicht, indem statt gegeneinander, miteinander gespielt wird.

Nach Zurek besteht der Problemwiderspruch der Federballaufgabe »aus der Seite UNGLEICHHEIT DER SPIELER (Nebenwiderspruch: Jüngerer – Älterer, Großer – Kleiner usw.) und der Seite GLEICHHEIT (der Behandlung) DURCH DIE SPIELREGEL (Konkurrenz – Solidarität)« (Zurek 1979, S. 330). Er sieht die beste Lösung für ein konvergentes Problem darin, dass »der Nebenwiderspruch in der Spielregel zwischen Solidarität und Konkurrenz zugunsten der Solidarität gelöst und konkretisiert werden muß« (a. a. O., S. 331).

Genau das ist mit der oben beschriebenen veränderten Spielregel geschehen. Hierdurch ist der Charakter des Spieles völlig verändert. Die beiden Spieler arbeiten gemeinschaftlich, »sie wirken zusammen, in angestrengter und fröhlicher Tätigkeit (…) in einer mitfühlenden, freundschaftlichen Weise« (Wertheimer 1964, S. 153).

Bezogen auf das hier behandelte Thema der Gleichbehandlungsmaxime müssen zwei Ebenen unterschieden werden. Einerseits geht es um die zu behandelnden (einheimischen und Migranten-) Patienten, die nicht gleich sind und somit nicht gleichbehandelt werden können. Andererseits geht es um die in der Therapeut-Patient-Beziehung vorhandene Ungleichheit.

Die Gleichbehandlungsmaxime auf die Ungleichheit der Patienten und auf die Ebene der Therapeut-Patient-Beziehung zu beziehen, führt nicht weiter. Nur die Behandlung unter der Berücksichtigung der Ungleichheit der Patienten würde eine tatsächliche Gleichheit wiederherstellen und eine gerechte Behandlung ermöglichen. Es kann erst dann von einem Gerechtigkeitsdenken i. S. v. Gleichbehandlung gesprochen werden, wenn Behandler und Patienten sich unter veränderten Bedingungen begegnen. Es müssen also auch hier die Spielregeln geändert werden. Zusammenfassend kann gesagt werden, dass die Gleichbehandlung der Ungleichen eine Ungleichbehandlung zur Folge hat. Von einer tatsächlichen Gleichbehandlung kann erst dann gesprochen werden, wenn die Ungleichen ungleich behandelt werden. Hiernach kann nur eine ungleiche Behandlung der Ungleichen zu einer Gleichbehandlung führen.

2.2 Kulturelle Missverständnisse

Bei den Auswertungen der Interviews fällt auf, dass sehr häufig kulturelle Differenzen zwischen Therapeuten und Patienten erwähnt werden. Kulturelle Verständigung bzw. kulturelle Missverständnisse werden wiederholt als einer der wichtigsten Aspekte in der Behandlung von Migranten angegeben, und zwar, je nach Perspektive, als Bereicherung, Erleichterung und Vorteil oder auch Erschwerung, Einengung und Benachteiligung. Die Therapeuten wie auch die Patienten sind sich darüber einig, dass es für eine erfolgreiche Behandlung von großer Bedeutung ist, wenn beide aus dem gleichen Kulturkreis stammen. Die Therapeutin Frau Ruppert sieht es als Idealvorstellung an, *»wenn wirklich jeder, der hier solche Hilfe braucht, die von jemandem bekommen könnte, der aus seiner Kultur kommt. Ja, nicht nur muttersprachlich, das reicht eigentlich nicht, sondern wirklich, dass jemand, der aus der gleichen (...), aus derselben Kultur stammt, der dieselben Bedeutungen kennt, der den gleichen Hintergrund hat. Also nicht nur dieselben Vokabeln, sondern die gleichen Bedeutungen kennt«.* Auch die interviewten türkeistämmigen Patienten legen großen Wert darauf, dass sie von jemandem behandelt werden, der aus der gleichen Kultur stammt bzw. ihre Herkunftskultur kennt. *»Die deutschen Therapeuten sind auch als Menschen sehr gut. Ich habe ihnen gegenüber keine Vorurteile. Aber ich finde, die türkischen Therapeuten (stehen) mir sehr viel näher, weil sie meine Kultur kennen«.*

Umgekehrt sehen die Therapeuten kulturelle Differenzen als erschwerend in der therapeutischen Interaktion an. *»Je nachdem, aus welchem Kulturkreis jemand kommt und wie fit jemand sprachlich ist, ist die Arbeit mühseliger, die Zeit für `ne Verständigungsbasis zu finden«.* Für einen Therapeuten ist es in einer solchen Situation schwieriger, kulturspezifische Aussagen entsprechend dem Symptomwert zuzuordnen. »*Es gibt immer wieder ... kulturspezifische Aussagen von Patienten, die für uns z. B. auch psychotisch anmuten, weil sie, wenn man sie so als Deutscher betrachtet, schon eine psychotische Botschaft vermitteln, die aber aus der Landessituation heraus so gar nicht gemeint sind und auch wirklich keine psychotische Symptomatik beschreiben*«. Als erschwerend wird ebenso die eigene Unsicherheit des Therapeuten erlebt, die sich auf den Gesamtkontext seines Patienten bezieht, wenn er oder sie einem anderen bzw. fremden Kulturkreis entstammt. »*Ich bin – wie ich mich selber erlebe – manchmal etwas unsicher, ob ich dem unterschiedlichen kulturellen Stellenwert einzelner Gesten gerecht werde, d. h., ob ich da nicht falsch verstanden werde*«. Diese Unsicherheit geht bei einigen Therapeuten sogar so weit, dass sie in der Behandlung von Migranten an ihre eigenen Grenzen stoßen und nicht mehr wissen, wie sie mit der Situation umgehen sollen. »*Ich weiß es nicht, wie die Lösungsmöglichkeit in ihrer Kultur aussieht. Ich bin einfach fassungslos. Ich weiß es nicht, was richtig, was falsch, was normal, was nicht normal ist*«. Man sei sogar »*oft sehr hilflos*«. »*Da kriegt man einfach keinen Fuß rein*«. Trotz der Bereitschaft der Therapeuten, über die Herkunftskultur ihrer Patienten etwas zu erfahren und Rahmenbedingungen für eine bessere Verständigung zu schaffen, haben ihre Bemühungen nur eingeschränkt Erfolg. »*Bei allem Bemühen, was über die Religion und die Kultur zu erfahren, und auch meinem persönlichen Bemühen, was über die politischen Hintergründe des jeweiligen Landes zu wissen, kann das natürlich nur bruchstückhaft sein, sodass da doch oft Probleme im Verständnis auftreten, einfach weil ich die Hintergründe nicht so durchschauen kann*«. Um Krankheitsverläufe erkennen, d. h. einzelne Ereignisse im Leben eines Patienten aus biografischer Sicht bezüglich ihres klinischen Stellenwertes einschätzen zu können und mögliche Behandlungswege aufzeigen, sind Kenntnisse über kulturell geprägte Krankheitsvorstellungen für Heilberufler unerlässlich (vgl. Collatz 2000, S. 11).

Die Patienten geben an, dass die deutsche und ihre eigene Herkunftskultur (in diesem Fall türkische Kultur) sehr unterschiedlich sei: »*... ich denke, dass deutsche und türkische oder kurdische* (Gebräuche, Verf.) *ganz anders sind, also die Erziehung ist ganz anders, eh – die Erwartungen sind ganz anders, ja, die Kultur ist ganz einfach anders*«. Außerdem seien die Therapeuten nicht in der Lage, diese Unterschiede zu sehen und in ihre Überlegungen und Herangehensweisen zu integrieren. »*Bei einigen Therapeuten war das schon so, dass sie mit der Sache einfach nicht zurechtkamen, weil sie Kulturunterschiede nicht sahen*«. Man habe sich sogar missverstanden gefühlt: »*... da fühlte ich mich missverstanden. Es war sicherlich ein kulturelles Missverständnis, ja*«.

Beide Seiten vertreten dieselbe Ansicht, dass kulturelle Differenzen als Hindernis in der Therapeut-Patient-Interaktion anzusehen ist. Für die Therapeuten ebenso wie für die Patienten ist Kultur ein Orientierungssystem. Möglichkeiten einer gemeinsamen Verständigung werden hieran festgemacht. Diese Umgangsweise und das Verständnis des Begriffs »Kultur« passt zu der Definition von Thomas: »Kultur ist ein universelles, für eine Gesellschaft, Organisation und Gruppe aber sehr typisches Orientierungssystem. Dieses Orientierungssystem wird aus spezifischen Symbolen gebildet und in der jeweiligen Gesellschaft usw. tradiert. Es beeinflusst das Wahrnehmen, Denken, Werten und Handeln aller Mitglieder und definiert somit deren Zugehörigkeit zur Gesellschaft. Kultur als Orientierungssystem strukturiert ein für die sich der Gesellschaft zugehörig fühlenden Individuen spezifisches Handlungsfeld und schafft damit die Voraussetzungen zur Entwicklung eigenständiger Formen der Umweltbewältigung« (Thomas 1993, S. 380; Thomas 2000, S. 234; in: 2003, S. 36).

Beide Seiten nehmen die jeweiligen Gegenseiten aus einer bestimmten Perspektive wahr. Ihre Interpretation des Wahrgenommenen und ihr interaktionaler Kontext unterliegen einer kulturspezifisch-normativen Bewertung. In diesem Zusammenhang versteht Thomas Kultur als »ein gemeinsames, für alle verbindliches System von bedeutungshaltigen Zeichen [...], das es ihnen erlaubt, die Welt und sich selbst in einer bestimmten Art wahrzunehmen, zu interpretieren und zu behandeln, und zwar in einer Weise, wie es die eigene Gemeinschaft akzeptiert und versteht« (Thomas 2000, S. 231; in: a. a. O.).

Die von den interviewten Therapeuten und Patienten angegebenen kulturellen Unterschiede zeigen Wirkung im interaktionalen Kontext und beeinflussen Wahrnehmen, Denken, Urteilen und Empfinden der Interaktionspartner. Hieraus folgt ein gegenseitiges Unverständnis von kulturellen Zusammenhängen. So sehen die Therapeutinnen Frau Klein und Frau Ruppert »gravierendste Unterschiede« in dem »Rollenverständnis von Mann und Frau«. »dass – eh – die Frauen dort (im islamischen Kulturkreis, Verf.) eine sehr viel untergeordnetere Rolle spielen, als sie in unserer Gesellschaft spielen und sich da auch – in meinen Augen – bereitwilliger (...), es ist einfach selbstverständlich, eh, sich da bestimmten Dingen unterzuordnen«. Frau Ruppert geht sogar so weit, dass sie glaubt, von Rat suchenden männlichen Migranten nicht ernst genommen zu werden. »Ich glaube nicht, dass sie als Männer zu mir als Frau gekommen wären, weil ich als Frau über Männer nichts zu sagen habe in dem Kulturkreis. (...) erstens würde ein Mann nicht zum Psychologen gehen und zweitens nicht zu 'ner Frau. Also da werde ich auch nicht ernst genommen«.

Die männlichen Interviewpartner Herr Kaya und Herr Eren fühlen sich missverstanden, wenn sie nach einem in der Gesellschaft herrschenden bestimmten Stereotyp beurteilt werden. »... da fühlte ich mich missverstanden. Es war sicherlich ein kulturelles Missverständnis, ja«. Herr Eren fühlt sich nicht verstanden, wenn von seinem Therapeuten behauptet wird, dass bei den türkischen Familien »der Vater das Sagen hat, und dass eigentlich sich alle dem unterordnen, und dass da auch gewisse Stresssituationen hervorgerufen werden usw.«. Er vertritt zu diesem Thema eine andere Meinung als sein Therapeut: »das seh ich einfach nicht so, da fühl ich mich von meinem deutschen Therapeuten missverstanden«. Herr Kaya versucht zu erklären, weshalb die deutschen Therapeuten Schwierigkeiten haben, türkeistämmige Patienten zu verstehen: »Meiner Ansicht nach sind die Gründe dafür die Sitten und Gebräuche. Weil wir aus verschiedenen Kulturen kommen. Das passiert, weil sie unsere Kultur nicht kennen«. Seine Hypothese verdeutlicht er anhand eines Beispiels: »Die türkischen Therapeuten schlugen mir keine Scheidung vor, um die Probleme zu lösen, und das beruhigte mich. ... In unserer Gesellschaft, in unseren Strukturen kommt eine Scheidung erst an zweiter oder dritter Stelle, aber nicht zuerst«.

Sowohl die Therapeuten als auch die Patienten sind der Ansicht, dass sie miteinander nicht über dieselben Themen sprechen. »Ich habe manchmal das

Gefühl, dass wir nicht über gleiche Dinge sprechen«. Wenn die Interaktionspartner nicht über gleiche Dinge sprechen, kann keine effektive Kooperation entstehen. »Eine effektive Kooperation zwischen verschiedenen kulturell sozialisierten Partnern erfordert ein gewisses Maß an Fähigkeit und Bereitschaft, fremde Kulturstandards[7] in das eigene Wahrnehmungs-, Denk-, Bewertungs- und Handlungsmuster zu integrieren. Dazu ist interkulturelles Lernen erforderlich« (Thomas 2003, S. 438). Nach Thomas sind erfolgreiches interkulturelles Lernen und interkulturelles Verstehen »Grundvoraussetzungen zum Aufbau interkultureller Handlungskompetenz, definiert als die Fähigkeit des Handelnden, beide Orientierungssysteme in einer aufeinander abgestimmtem Weise zur effektiven Handlungssteuerung in der kulturellen Überschneidungssituation zum Einsatz zu bringen« (a. a. O. S. 439).

In der Darstellungsweise scheinen sich aber beide Orientierungssysteme nicht aufeinander zu zu bewegen, sondern sich voneinander zu entfernen. Die Therapeuten verstehen die Patienten und deren Orientierungssysteme nicht, was umgekehrt ebenfalls zutrifft: Die therapeutische Grundhaltung baut in einigen Fällen nicht auf einer Basis des interkulturellen Verstehens, einer Haltung, verschiedene kulturelle Orientierungssysteme zu integrieren, auf. Im Gegenteil, wenn die Therapeuten mit den kulturellen Differenzen konfrontiert werden, kann sich sogar zeigen, dass sie die therapeutische/sachliche Ebene verlassen und emotional (verärgert und fordernd) reagieren. *»Aber was mich auch einfach ärgert, ist, wenn auch Patienten hier, die schon seit vielen Jahren in diesem Land leben und (…) der deutschen Sprache nicht mächtig sind, das macht mich sauer, stinkig, (…) ich kann es nicht verstehen, wie jemand seit Jahren in diesem Land lebt, ohne sich darum zu bemühen, die Sprache zu erlernen. Das geht mir gegen den Strich, ich verstehe es nicht«*. Hier werden von Migranten einseitige Anpassungsleistungen im Sinne einer Assimilation (Aufgeben der eigenen Kultur zugunsten einer Anpassung an die Kultur des Aufnahmelandes) erwartet. Bemühungen auf der Therapeutenseite, nämlich eigene Anpassungsleistungen, d. h. also, sich dem Fremden im Patienten anzunähern, werden hier nicht erkennbar. Entsprechend erfolgt auch keine Auseinandersetzung mit dem Umstand, dass trotz jahrzehntelanger Migrationserfahrung in Deutschland bisher keine Rahmenbedingungen dafür geschaffen worden sind, dass Migranten mit Sprachmangel und kulturellen Unterschieden trotzdem angemessen behandelt werden können. Die entsprechenden Therapeuten setzen sich ebenfalls nicht mit den Bedingungen, Auslösern und Umständen auseinander, unter denen die Migranten nach Deutschland gekommen sind. In ihren Bewertungen haben die Ursachen und die Motivation, die zur Migration führten und die sozialen, kulturellen, biografischen und bildungsmäßigen Hintergründe der betreffenden Menschen keine Bedeutung.

---

7 Unter »Kulturstandards« versteht Thomas »alle Arten des Wahrnehmens, Denkens, Wertens und Handelns, die von der Mehrzahl der Mitglieder einer bestimmten Kultur für sich persönlich und andere als normal, selbstverständlich, typisch und verbindlich angesehen werden. Eigenes und fremdes Verhalten wird auf der Grundlage dieser Kulturstandards beurteilt und reguliert« (Thomas 2003, S. 437).

2 Eigene Untersuchung zum Thema »Interkulturelle Missverständnisse

Eine differenziertere, tiefenpsychologisch fundierte Haltung gegenüber den Gründen der Migration und gegenüber der prägenden Herkunftskultur, die einen wesentlichen Teil der Geschichte der betroffenen Menschen darstellt, würde für ein Verständnis ausreichen, weshalb ein Teil der Migranten, insbesondere diejenigen der ersten Generation, mit der Sprache und Kultur dieses Landes nicht vertraut ist. In der beschriebenen therapeutischen Haltung wird deutlich, dass hier der einfachere Weg gewählt wurde, sich nämlich darüber zu beklagen, dass die Migranten nicht Deutsch sprechen, und es zu mühselig und zeitaufwändig sei, mit ihnen zu arbeiten. Es wird übersehen, dass ohne gegenseitige Akzeptanz kultureller Verschiedenartigkeiten und gegenseitiger Bemühungen, sich in die Rolle des anderen hineinzuversetzen, keine Integration möglich sein kann. Integrationsarbeit erfordert nicht nur von den Patienten Anstrengungen, sondern gleichermaßen auch von den Therapeuten.

In den Ausführungen der meisten interviewten Therapeuten dieser Arbeit wird eine einseitige Betrachtungsweise der spezifischen Migrationsbedingungen erkennbar. In ihrer therapeutischen Haltung wird kaum erkennbar, dass sie bemüht sind, die Menschen von dort abzuholen, wo sie stehen. Offen bleibt, inwieweit dies ein so gravierendes Umdenken erfordert, das manchen Einzelnen auch überfordert, also von eigenen Wertsystemen Abstand zu nehmen und vorübergehend eine fremdartige Weltanschauung zu »übernehmen«.

Die Patienten zeigen ebenfalls wenig Bereitschaft, sich auf andere kulturelle Orientierungssysteme einzulassen und diese in ihre eigenen zu integrieren. Dieser Patient orientiert sich nach eigenen Bedürfnissen und nach den Vorgaben seiner Herkunftskultur, nicht aber nach anderen, ihm fremden, neuen Orientierungssystemen. Deutsche und Türken werden miteinander verglichen und so positioniert, wie es zum eigenen Wert- und Orientierungssystem passt. »*Was zum Beispiel ein türkischer Lehrer versteht, wenn es um die Familie geht, versteht der deutscher Lehrer nicht. Das ist der Unterschied. Sie verstehen´s nicht*«. So wie es in der jeweiligen Situation passt, wird die eigene Herkunftskultur bzw. Herkunftskultur der Eltern angenommen oder abgelehnt. Fühlt man sich von deutschen Therapeuten nicht verstanden, wandert man zu einem muttersprachlichen Therapeuten, ohne sich dabei mit den intrapsychischen Beweggründen dieser Wanderschaft auseinander zu setzen: »Ähnlich bedrohlich scheint das Wissen empfunden zu werden, sich überhaupt auf eine neue Kultur einzulassen, was soviel Veränderung verlangt, daß ein ›Zurück‹ in die Herkunftskultur nicht möglich sein wird. So wie die Jungfräulichkeit nicht zurückzubekommen ist, wird die frühere Beziehung und der Zugang zur Herkunftskultur nicht mehr gleich sein. Vielleicht ist die so oft auftretende Idealisierung der Herkunftskultur bei vielen nur ein Teil der Abwehr dieses Wissens« (Bataller Bautista 2001, S. 156).

Von den Therapeuten verhalten sich insbesondere Frau Klein und Frau Ruppert genauso, indem sie bereits im Vorfeld eine Auswahl treffen, welche Patienten sie behandeln und welche nicht. Auch bei bestehender therapeutischer Indikation und Therapiebereitschaft seitens der Patienten gilt Integriertheit als Auswahlkriterium. Für sie muss ein Patient » *in vielerlei Hinsicht schon sehr weit eigentlich integriert sein*«. Wenn es sich im therapeutischen Prozess um kulturspezifische bzw. fremdkulturelle Themen handelt, schicken sie ihre Patienten zu anderen, meist muttersprachlichen Therapeuten, oder zu den jeweiligen Familienmitgliedern und Freunden, damit sie ihre Probleme dort besprechen können. *»Wenn es um solche Situationen ging, bat ich sie, diese in ihrem Familien- bzw. Freundeskreis zu besprechen, oder ich schickte sie halt zu einem Therapeuten, der aus derselben Kultur stammt, damit sie eben diese Punkte mit ihm bespricht. Es ging immer so hin und her«.* Die Therapeuten schieben das Problem von sich weg und bilden dieselben Fronten wie die Patienten, wenn sie nach dem Motto handeln: »Migranten sollen von Migranten behandelt werden, oder sie sollen ihre Probleme in ihrem Familien- und Freundeskreis lösen«. *»Das Beste wäre, wenn wirklich jeder, der hier solche Hilfe braucht, die von jemandem bekommen könnte, der aus seiner Kultur kommt«.*

Bei den Patienten tritt dieses Vermeidungsdenken, das zur Frontenbildung beider Kulturen führt, ähnlich wie bei den Therapeuten zutage. *»Dadurch, dass mein Psychologe Türke ist, kann er sich besser in mich hineindenken – habe ich das Gefühl – als mein Neurologe bzw. Psychiater«.* Hätten die interviewten türkeistämmigen Patienten die Wahl, so würden sie zu einem muttersprachlichen Therapeuten gehen, *»weil ich finde auch, dass er weiß, wie es in den türkischen Familien ist. Ich hab' das Gefühl, dass der mich besser verstehen würde«.* Mit der Wahl eines muttersprachlichen Therapeuten bekommt man keine Kommunikations- und Verständigungsprobleme. *»Da ich mich jetzt besser ausdrücken konnte und sie meine Kultur besser kannten, konnte ich mit ihnen einen besseren Dialog führen«.*

Erim berichtet über die von ihr geleitete ambulante muttersprachliche Gruppentherapie für türkeistämmige Patientinnen, dass die Voraussetzung, an der halboffenen psychoanalytisch orientierten Gruppe teilzunehmen u. a. der ausdrückliche Wunsch der Patientinnen nach einer muttersprachlichen Therapie sei: »Die meisten Patientinnen hatten ausreichende Kenntnisse der deutschen Sprache, legten jedoch Wert darauf, sich in der Therapie in ihrer Muttersprache auszudrücken. Hinzu kam, daß einige Patientinnen in vorausgegangenen Behandlungen den Eindruck hatten, mit ihren kulturspezifischen Problemen nicht verstanden worden zu sein. In einigen Fällen hatten die Patientinnen aus diesem Grund die Therapie abgebrochen, bei anderen hatten die Vorbehandler sich nicht kompetent gefühlt und hatten die Patienten an unsere Ambulanz weiterverwiesen« (Erim 2001, S. 160).

Zwischen den Therapeuten und Patienten besteht – zumindest bei den in dieser Arbeit untersuchten Beispielen – Einigkeit darüber, dass die Patienten von muttersprachlichen Therapeuten behandelt werden sollten. Dabei drängt sich folgender Eindruck auf, nämlich, dass die hervorgehobenen kulturellen Differenzen, die beide Seiten für die Verständigungsschwierigkeiten verantwortlich machen, von beiden Seiten jeweils überbetont werden. In den Interviews der deutschen Therapeuten und türkeistämmigen Patienten zeichnet sich eine Überbetonung der Zugehörigkeit zu der jeweiligen Kultur ab. Und zwar scheinen sowohl die Therapeuten als auch die Patienten Kulturbedingtheiten häufig im Sinne einer Abwehrmaßnahme einzusetzen. Kulturelle Zusammenhänge müssen als Begründung dafür herhalten, dass Differenzen in der Beziehung beider Seiten nicht geklärt werden. Vorschnell wird etwas als kulturell angesehen und überbewertet, was nicht kulturell begründet ist, oder es werden kulturelle Determiniertheiten einfach übersehen, bzw. hierüber wird hinweggegangen. Ein gut funktionierender Verdrängungsmechanismus namens kultureller Unterschied führt wohl dazu, dass die Therapeuten wie auch die Patienten nicht die Aspekte ihrer Verschiedenheit und Gemeinsamkeit sehen, die sie sehen könnten, und zudem scheinbar unüberwindbare Diskrepanzen sehen, die nicht vorhanden sind.

Mit Ausnahme von Herrn Lang zeigen die hier befragten Therapeuten kaum Bereitschaft, ihre ethnokulturelle Fremdheit zu überwinden und fremdkulturelle Hintergründe ihrer Patienten nicht als Hindernis im therapeutischen Prozess, sondern als Bereicherung, als Chance anzusehen. Leider wird dann die Möglichkeit nicht genutzt, die der kulturelle Kontext in vielerlei Aspekten als Projektionsfläche bietet, z. B. für Phantasien, Wünsche, Verlusterlebnisse, Trauer, Bedrohung, Ängste und Aggressionen. Reflektionen kultureller Zuschreibungen seitens der Therapeuten und Patienten könnten den therapeutischen Prozess effektiver vorantreiben. »Eine zureichende Möglichkeit bietet der Übertragungsprozess, in dem die Beziehungsmuster deutlich werden. Die kulturellen Zuschreibungen werden dazu genutzt, die Übertragungsbeziehung zu inszenieren« (Quindeau 1996, S. 120).

Bei den Patienten dient das Zurückgreifen auf die Herkunftskultur der Abwehr, sich auf die hiesige Gesellschaft einzulassen. Von der Ebene der Persönlichkeitsstruktur her betrachtet, kann man hierin einen Widerstand erkennen, sich mit anstehenden Konflikten zu befassen. Insbesondere gibt es im Selbstverständnis von Frau Efe und Herrn Kaya kulturelle Elemente, die zu Elementen der Krankheit werden, die nicht veränderbar sind. In ihrer Erlebniswelt haben diese Elemente Formen eines Rituals (z. B. Gastgeberkultur) angenommen. Hier scheint eine Allianz zwischen konservativen Aspekten der Herkunft (i. S. d. nicht veränderbaren Teile der Kultur) und unauflösbaren bzw. unüberwindbaren Teilen des Selbst, die im unbewussten Festhalten an der Krankheit zum Ausdruck kommen, zu bestehen. Die konservative Seite, im Sinne der bestehenden Krankheit, ist mit den unabänderlichen, also konservativen Teilen der Kultur ein Bündnis eingegangen. Beide stehen in einem reziproken Verhältnis zueinander in der seelischen Welt der Patienten und beeinträchtigen ihre psychische Gesundheit. Alles, was in Richtung Veränderung geht, wird von ihnen mit der Begründung, dass es kulturell, traditionell, ethnisch, religiös und geschlechtsspezifisch sei, als unpassend verworfen. Das, was ihr System unterstützt, wird als angenehm erlebt und angenommen. Starres Festhalten an Normen und Wertvorstellungen der Herkunftskultur geht mit der Entstehung und Entwicklung der Krankheit einher und verhärtet das gesamte System.

Die zwischen konservativer Kultur und konservativer Krankheit entstandene Allianz spiegelt sich auch in der Beziehung von türkeistämmigen Patienten zu den muttersprachlichen Therapeuten wieder. Die Ablehnung der deutschen Therapeuten mit der Begründung »sie verstehen mich nicht« ist u. a. auch ein Hinweis auf unbewusste Widerstände, die besonders während der Problemkonfrontation auftreten. Auch bei muttersprachlichen Therapeuten werden Gründe für einen Therapeutenwechsel gefunden, wenn es zur Konfrontation kommt: »Zudem ist deutlich, daß die Patienten versuchen, aus der Kultur- oder Sprachbarriere einen sekundären Gewinn zu ziehen« (Muensterberger 1982, S. 879). »Traditionsgemäßes Verhalten dient also dazu, subjektive Konflikte zu verschleiern« (a. a. O., S. 869).

Das Orientierungssystem der seit Jahrzehnten in Deutschland lebenden, in dieser Arbeit vorgestellten Patienten ist durch einen nicht genügend bearbeiteten Migrationskonflikt geprägt. Das Pendeln zwischen den Gefühlslagen der Integration[8], Assimilation[9], Marginalisierung[10] und Separation[11], die bei den interviewten türkeistämmigen Patienten zu beobachten ist, kann als einen Hinweis auf diesen Konflikt angesehen werden. Insbesondere die bei Frau Efe und Herrn Kaya beobachteten Krankheiten, die ihren Angaben nach einen chronischen Verlauf zu nehmen scheinen, können als Folge einer transkulturell bedingten Ich-Störung verstanden werden: »In einem neurotischen Über-Ich-Konflikt werden bestimmte Erlebnisinhalte durch verschiedene Abwehrmechanismen wieder aus dem Bewußtsein ausgeschlossen; im transkulturellen Grundkonflikt bleiben all die Interaktionsformen und Erlebnisinhalte, die nicht in die neue Sprache überführt und verhandelt werden können, völlig aus dem Bewußtsein ausgeschlossen. Es entstehen nach Lorenzer Klischees, die nicht mehr symbolfähig sind; die Einheit von Integrationsform und Sprachfigur zerbricht; der Konflikt findet in Symptomatik, in Somatisierung und Depression einen nicht symbolischen Ausdruck« (Kohte-Meyer 1999, S. 89). Machleidt hebt hervor, dass wissenschaftlich erwiesen sei, »dass bei solchen Menschen[12] in Konflikt- und schweren Belastungssituationen die Somatisierung einen Weg der Bewältigung bzw. Kompensation innerseelischer Belastungen darstellt« (Machleidt 2013, S. 62).

2.3 Sprachliche Missverständnisse

> »Worte waren ursprünglich Zauber, und das Wort hat noch heute viel von seiner alten Zauberkraft bewahrt. Durch Worte kann ein Mensch den anderen selig machen oder zur Verzweiflung treiben ... Worte rufen Affekte hervor und sind das allgemeine Mittel zur Beeinflussung der Menschen untereinander.«
> S. Freud (1916/17)

Wenn es in der Behandlung von Migranten um Verständigungsprobleme geht, werden Sprachbarrieren meistens an erster Stelle genannt. Der kommunikative

---

8 *Integration*: das Beibehalten der Herkunftskultur und Beziehungsaufnahme zur Kultur des Aufnahmelandes
9 *Assimilation*: das Aufgeben der Herkunftskultur zugunsten einer Anpassung an die Kultur des Aufnahmelandes
10 *Marginalisierung*: der Verlust der Herkunftskultur und die Beziehungslosigkeit zur Kultur des Aufnahmelandes
11 *Separation*: das Beibehalten der Herkunftskultur bei gleichzeitiger Beziehungslosigkeit zur Kultur des Aufnahmelandes
12 Machleidts Ausführung bezieht sich hier auf eine »bildungsferne« Migrantin aus Bosnien im Begutachtungsprozess.

Prozess zwischen Therapeut und Patient ist unter anderem von den Möglichkeiten der sprachlichen Verständigung abhängig, da nur so kulturspezifische Aspekte an den Kommunikationspartner vermittelt werden können. Erfolg und Effektivität einer Behandlung stehen in engem Zusammenhang mit dem sprachbedingten Interaktionsprozess. Die Sprache ist ein sehr wichtiges Medium, da es die direkte Kommunikation ermöglicht. Jede Psychotherapieform ist überwiegend auf die Verbalisierungsfähigkeit der Patienten angewiesen. Daher sind solche Migranten, die sich sprachlich nicht zu äußern vermögen, von jeder herkömmlichen Einzel- oder Gruppentherapie ausgeschlossen.

In Anlehnung an Marx verstehen Leithäuser und Volmerg Bewusstsein als gesellschaftliches Produkt und Sprache als praktisches Bewusstsein. »Nur durch die vielfältigen sprachlichen Artikulationen – vom ungeschlachten Schrei bis hin zum subtilen inneren Dialog – gewinnt Bewußtsein eine faßbare Struktur in stabilen Formen. Nicht artikuliertes Bewußtsein ist nicht bewußt. Es ist bewußtseinsfähig oder, im Unterschied dazu, unbewußt« (Leithäuser & Volmerg 1979, S. 10). Marx bringt Sprache und Bewusstsein in einen zeitlichen Zusammenhang und sagt: »Die Sprache ist so alt wie das Bewußtsein – die Sprache ist das praktische, auch für andere Menschen existierende, also auch für mich selbst erst existierende wirkliche Bewußtsein, und die Sprache entsteht, wie das Bewußtsein, erst aus dem Bedürfnis, der Notdurft des Verkehrs mit anderen Menschen. Wo ein Verhältnis existiert, da existiert es für mich, das Tier ›verhält‹ sich zu nichts und überhaupt nicht« (Marx & Engels, MEW, Bd. 3, S. 30, zitiert nach Leithäuser & Volmerg 1979, ebd.).

In der Auseinandersetzung mit der Sprache weisen mehrere Autoren auf die kulturspezifischen Aspekte hin. Wenn man davon ausgeht, dass Kultur über Symbole tradiert wird, ist die Sprache ein »Vehikel der Kultur« (Hofstede 1993, S. 5, zitiert nach Thomas 2003, S. 387). In Anlehnung an Humboldt und Strube schreibt Thomas Folgendes: »In gewisser Weise ist die Sprache selbst sogar Teil der Kultur, da sie sich gleichzeitig mit der kulturellen Tradition herausgebildet hat (vgl. von Humboldt 1988, S 416–419). Ähnlich wie die anderen Symbole, über die die kulturspezifischen Denk-, Fühl- und Handlungsmuster transportiert werden, muss auch die Sprache im Verlauf des Sozialisationsprozesses vom Individuum erworben werden und ist damit der individuellen Entwicklung vorgängig (vgl. Strube 1996, S. 128)« (Thomas 2003, S. 387).

Nach Leithäuser und Volmerg entstehen im Rahmen sich ereignender sozialisatorischer Interaktion drei Arten des Sprachgebrauchs: »Klischeebestimmung, Zeichenregulation und Symbolvermittlung. Symbolvermittelte Interaktionen führen zu wechselseitiger Verständigung und wechselseitigem Verständigtsein. Klischeebestimmtheit ist das Resultat mißglückter Desymbolisierung von symbolischen Interaktionsformen. Das Klischee bleibt als abgespaltene szenische Gestalt der vormals symbolisierten Interaktionsformen virulent und prägt so unbewußt die Interaktionspraxis« (Leithäuser & Volmerg 1979, S. 17).

Nach Kohte-Meyer ist die Sprache Träger und Vermittler von Riten und Bräuchen und verschafft Zugehörigkeit. Sprachlich werden früheste Rollenmuster und Identifizierungen internalisiert, die in der Familie und der sozialen Gruppe angeboten werden. Die Sprache, Muttersprache, ist der Zugangsweg zu Phantasien und Symbolen. Erleben und Reflexion sind an Sprache gebunden. Sprache wird ebenso

2.3 Sprachliche Missverständnisse

wie die Über-Ich-Bildung im identifikatorischen Prozess erworben. Sie ist der zentrale Organisator der Psyche und ermöglicht erst den Sekundärprozess mit Denk-, Urteils-, Realitätsprüfungs-Funktionen. Die Sprache wird und ist Brücke zwischen Ich-Struktur und sozialer Funktion im interaktionellen Prozess, eine Brücke zu Identifizierungen und Erfahrungen, eine Verbindung zwischen Ich und vorbewusst gespeichertem frühesten Wissen (vgl. Kohte-Meyer 2009, S. 149).

Kognitive Prozesse und Denk- und Kommunikationsstrukturen werden durch die Sprache erfahrbar. Nach Leithäuser und Volmerg ist die Sprache »ein Repertoire von Symbolen, Klischees und Zeichen; und als ein solches Repertoire ist sie auch die unbewusste Grammatik der Interaktionspraxis des Alltagslebens« (Leithäuser & Volmerg 1979, S. 17).

Die im Rahmen der vorliegenden Untersuchung interviewten Therapeuten wie auch die Patienten betrachten sprachliche Verständigung als eine wichtige Bedingung im interaktionalen Kontext. Für Frau Klein ist dies sogar eine Grundvoraussetzung für die Therapie überhaupt: »*Ich würde mir zutrauen, zu einem Kulturkreis Zugang zu finden, aber wenn die sprachliche Ebene nicht stimmt, würde ich die Behandlung ablehnen*«. Um Missverständnissen und falschen Diagnosestellungen vorzubeugen, also auch eine fachlich vertretbare Behandlung durchführen zu können, plädiert Herr Kaiser dafür, »*dass man jemanden in die Behandlung mit hinzuzieht, der sowohl der Sprache als auch der fachlichen Qualifikation gerecht wird, weil sich nur so diese Missinterpretationen mit entsprechenden falschen Diagnosestellungen verhindern lassen*«.

Um eine Basis für die Verständigung zu schaffen, wird die Bedeutung von Kultur und Sprache hervorgehoben. »*... je nachdem, aus welchem Kulturkreis jemand kommt und wie fit jemand sprachlich ist, ist die Arbeit mühseliger, die Zeit für 'ne Verständigungsbasis zu finden*«. Wenn auf sprachlicher Ebene keine Verständigung geschaffen werden kann, »*dann (...) schraube ich meine Erwartungen, was ich verbal in der Zeit mit so 'nem Gespräch da erfahren kann, dann schraub' ich das runter und sag, das ist komplizierter. Also da kannst du nicht so viel erfahren, wie wenn ich mich flüssig mit jemand unterhalten kann, und konzentriere mich dann sehr auf nonverbale Dinge – Mimik, Gestik, Tonlage ...*«. Mithilfe der nonverbalen Kommunikation versucht er es »*irgendwie gemeinsam hin(zu)kriegen, dass das ein gemeinsames sinnvolles Unterhalten, Verhandeln und Verhalten gibt*«. Dabei verlässt er sich auf die sprachlichen Fähigkeiten des Patienten: »*überlasse es dem Patienten, mir mit seinen sprachlichen Fähigkeiten, die er hat, irgendwas auszudrücken*«.

Bei denjenigen Therapeuten, die der »*Wahrnehmung der nonverbalen Kommunikation 'ne ganz große Rolle*« beimessen, entsteht überdies der Eindruck, dass ihnen die Sprach- und die Kulturgebundenheit von sprachbegleitenden Gesten, die Ekman und Friesen (1969) Illustrationen nennen, nicht bewusst sind. »Illustrationen sind Handbewegungen, die der gesprochenen Sprache zur Unterstützung oder Verdeutlichung dienen und allgemein unser Sprechen und Handeln begleiten. Interkulturelle Untersuchungen zeigen zum einen von der Definition des Konzeptes her, dass diese Gesten hauptsächlich an die jeweils gesprochene Sprache gebunden sind« (Wallbott, in: Thomas 2003, S. 416). Der Einfluss sprachlicher und kultureller Faktoren auf das mimische Ausdrucksverhalten darf nicht unterschätzt werden. Es besteht eine Beziehung zwischen mimischem Ausdrucksverhalten und Emotionen. Die Emotionsbegriffe können nicht ohne weiteres bedeutungsäquivalent von einer Kultur in die andere und von einer Sprache in die andere übersetzt werden. Dieser Umstand wird besonders bei Übersetzungen deutlich. Bei einem solchen Prozess tauchen immer wieder Begriffe oder Bezeichnungen auf, für die in der jeweils anderen Sprache kein Äquivalent existiert. Folgerichtig können die Bedeutungsinhalte des mimischen Ausdrucksverhaltens auch nicht wortgetreu übersetzt werden: »Die Frage der Äquivalenz der Vorgaben zum Beispiel in Gestalt von Emotionsbegriffen, ist hier wie auch in anderen Bereichen der interkulturellen Forschung ein großes und grundsätzliches Problem« (Thomas 2003, S. 420).

Es ist zweifelhaft, ob die mithilfe nonverbaler Kommunikation gestellten Diagnosen verlässlich sind. Es kann nicht darum gehen, dass der Patient durch Mimik, Gestik und Tonlage irgendetwas ausdrückt, und man es »irgendwie« erreicht, »*dass das ein gemeinsames sinnvolles Unterhalten, Verhandeln und Verhalten gibt*«. Vielmehr geht es darum, dass zwischen den Therapeuten und Patienten eine sinnvolle Verständigung unter Berücksichtigung der kulturellen, sprachlichen, ethnischen und religiösen Verschiedenartigkeiten zustande kommt. Sowohl die diagnostischen als auch die therapeutischen Gespräche sollen auf der Grundlage von gesicherten und zuverlässigen Kommunikationsmitteln geführt werden, nicht aber nach einer »Irgendwie-Methode«.

Wenn die sprachliche Kommunikation durch nonverbale Ausdrucksformen nicht ersetzt werden kann bzw. »*nonverbale Dinge*« wie »*Mimik, Gestik*« und »*Tonlage*« zu keinem Ergebnis führen, wird das Problem in der Hoffnung, vielleicht das nächste Mal eine Lösung zu finden, auf spätere Begegnungen verschoben: »*... dann überlegt man, wie man vielleicht dieses Sprachproblem gemeinsam (...) vielleicht beim nächsten Mal besser lösen kann ...*«. Sich als Therapeut überhaupt nicht auf nonverbale Hilfskonstruktionen zu beziehen, löst in einem Beispiel dieser Untersuchung ärgerliche Gefühle aus: »*Aber was mich auch einfach ärgert, ... ich kann es nicht verstehen, wie jemand seit Jahren in diesem Land lebt, ohne sich darum zu bemühen, die Sprache zu erlernen. Das geht mir gegen den Strich, ich verstehe es nicht*«. Andere wiederum nehmen diejenigen Migranten gar nicht erst auf, die keine entsprechenden Voraussetzungen erfüllen. Sie »*werden immer von den Ärzten betreut, aber da ist keine psychologische Betreuung ... die Ärzte nehmen schon so ′ne Vorsortierung vor*«, »*der psychologische Teil geht unter (...)*«. Die Behandlung der Migranten mit mangelnden Deutschkenntnissen sei für die Therapeuten »*schwierig, zum Teil auch nervig, wenn man immer wieder eine Frage formulieren muss, bis sie ankommt*«. Trotz alledem habe man »*manchmal das Gefühl, dass wir nicht über gleiche Dinge sprechen*«.

Durch eine Umfrage stellt Ghaeni fest, dass es die sprachliche Verständigung mit Migranten sei, die für das Klinikpersonal eine Hauptursache für das Entstehen von Missverständnissen und Konflikten darstelle: »Ist eine sprachliche Verständigung nicht gegeben, besteht oftmals die Gefahr, dass es zu Fehldiagnosen kommt. Als eine weitere Folge davon wird womöglich eine falsche Behandlung und Therapie angeordnet, oder aber zumindest wesentlich erschwert« (Ghaeni 1999, S. 39).

Wie bei den erwähnten kulturellen Differenzen, sagen die Therapeuten und Patienten aus, dass auch bei sprachlich bedingten Schwierigkeiten die Patienten

2.3 Sprachliche Missverständnisse

besser von muttersprachlichen Therapeuten behandelt werden sollten. Die im Rahmen der vorliegenden Untersuchung interviewten Patienten hatten überwiegend keine Sprachprobleme. Trotzdem sind sie der Ansicht, dass sie sich in ihrer Muttersprache besser ausdrücken könnten: »*Da ich mich jetzt besser ausdrücken konnte und sie meine Kultur besser kannten, konnte ich mit ihnen einen besseren Dialog führen*«, »*also wo ich das Gefühl hatte, dass ich einen Therapeuten meiner Landessprache benötige ...*«.

Bei einer Modellevaluation in Bayern ist man dieser Frage nachgegangen und hat über die Bedeutung der Sprache bzw. Muttersprache Folgendes festgestellt (vgl. Gaitanides 1992):

Die Beratung fand in 90 % aller Fälle in der Muttersprache statt – und das, obwohl 72 % der Ratsuchenden eine Aufenthaltsdauer von über zehn Jahren aufzuweisen hatten und 80 % nicht mehr zurückkehren wollten. Bei 76 % wäre die Beratung in deutscher Sprache nicht möglich gewesen. Auch die Angehörigen der zweiten Generation bevorzugten die Muttersprache als Beratungsmedium bzw. wechselten immer wieder zwischen Muttersprache und Deutsch hin und her (vgl. ebd.).

Das Sprechen in der Muttersprache wird direkter, emotional stärker besetzt und unmittelbarer erlebt. Es gibt sogar Bereiche, die nach Meinung der Mitarbeiter nur in der Heimatsprache adäquat gefühlt, gedacht, ausgesprochen, erörtert und verstanden werden können. »Oft wurde die Erfahrung gemacht, daß der Klient oder die Klientin zu einem anderen Menschen wird, wenn in die Heimatsprache übergewechselt wird« (AWO 1990, S. 53). Das Deutsche – als Fremd- und Zweitsprache – baut mehr Distanz auf, auch wenn die Ratsuchenden sich im Deutschen gut ausdrücken können.

»Die gemeinsame Sprache wird auch als ein Symbol dafür betrachtet, dass auf die Betroffenen *zugegangen* wird, und er oder sie nicht – wie im fremden Lande sonst üblich – als Minderheit auf die Mehrheit der Deutschen zugehen muss. Die gemeinsame Heimatsprache schafft auf beiden Seiten Sicherheit, Akzeptanz, signalisiert Interesse und vermittelt ein positives Gefühl von Vertrautheit« (ebd.). Die Muttersprache erfüllt demnach mehrere wichtige Funktionen auf der Sachinformationsebene, der Ebene der Selbstoffenbarung, zur Herstellung der Beziehung zum Berater und als Medium des Appells (vgl. a. a. O., S. 65). Diese Funktion kann die Muttersprache aber nur erfüllen, wenn der Berater auch über das kulturelle Hintergrundwissen verfügt.

In Fachkreisen herrscht Einigkeit darüber, dass der Grundstein für eine vertrauensvolle Beziehung zwischen den Fachkräften im Gesundheitswesen und Patienten durch das Gespräch gelegt wird (vgl. Beauftragte der Bundesregierung für Migration, Flüchtlinge und Integration 2013, zit. nach Wächter & Vanheiden 2015, S. 7). Eine Herausforderung stellt daher die Behandlung, Pflege und Betreuung fremdsprachiger Patienten dar. Laut dem 10. Ausländerbericht der Bundesregierung sprechen rund 20 % der Migranten nicht ausreichend Deutsch, um in einer psychotherapeutischen Behandlung ihre Beschwerden adäquat mitteilen zu können und von therapeutischen Interventionen zu profitieren (Beauftragte der Bundesregierung für Migration, Flüchtlinge und Integration 2014, ebd.).

Eine effektive Behandlung und deren Qualität hängt weitgehend von der Qualität der Kommunikation ab. Die Ergebnisse einer Studie des Zentrums für Versorgungsforschung der Universität Bielefeld zeigen, dass »sprachliche Probleme und kulturelle Besonderheiten weiterhin als hindernde Rolle in der medizinischen Rehabilitationsversorgung und als Barriere für die erwünschte Wirksamkeit einer Rehabilitationsmaßnahme zu sehen sind« (Schott et al. 2010, ebd.).

Neben dem erhöhten Risiko für Fehldiagnosen aufgrund sprachlicher und kultureller Barrieren (Razum et al. 2008, zit. nach a. a. O., S. 8) ist es die niedrigere Compliance der Patienten mit geringen Sprachkenntnissen, die sich negativ auf den Behandlungserfolg auswirkt. Bei einem geringeren Verständnis von Diagnose, Prognose, Therapie und Medikation folgen Patienten mit begrenzten Sprachkenntnissen den Behandlungsempfehlungen des medizinischen Fachpersonals seltener als Muttersprachler (Flores 2005, ebd.). Auch hinsichtlich des Nachfrageverhaltens lassen sich Unterschiede erkennen. So stellten Borde et al. (2000, ebd.) im Rahmen einer Erhebung fest, dass nur 58 % der teilnehmenden Frauen türkischer Herkunft bei Verständnisschwierigkeiten und Unklarheiten während ihres Klinikaufenthaltes, im Vergleich zu 89 % der deutschen Frauen aus der Vergleichsgruppe, nachgefragt haben. Je geringer die deutschen Sprachkenntnisse der Migrantinnen waren, umso seltener wurden durch gezieltes Nachfragen oder durch Initiierung eines weiteren Gesprächs Unklarheiten beseitigt. Die befragten Migrantinnen gaben an, dass während ihres Klinikaufenthaltes vorwiegend ihre Familienangehörigen und türkischsprachiges Personal der Klinik für sie bei Verständnisschwierigkeiten übersetzt haben. Am Tag ihrer Entlassung verfügten die Teilnehmerinnen im Vergleich zu den deutschen Patientinnen über signifikant weniger Wissen zu ihrer aktuellen Gesundheitsstörung und die in der Klinik erfolgte Therapie. So konnten 51,9 % der deutschen, aber nur 28,6 % der türkischstämmigen Frauen, detaillierte Angaben über die erhaltenen medizinischen Maßnahmen machen (Borde et al. 2000, ebd).

Leyer betrachtet die Sprache als größte Barriere zwischen Migranten-Patienten und einheimischen Therapeuten: »Psychotherapie kann ohne den Austausch von Worten und der damit verbundenen tiefen Bedeutung, also ohne die Verständigung über kulturell geteilte Symbole, nicht durchgeführt werden. Muttersprachliche Psychotherapeuten wären eine Lösung, aber sie stehen noch kaum zur Verfügung. Trotz der meist langen Aufenthaltsdauer in der Bundesrepublik reichen bei der Mehrheit der von mir untersuchten türkischen Patienten ihre Kenntnisse der deutschen Sprache für eine problemlose Verständigung nicht aus. Nur 17 % sprechen so gut Deutsch, dass dies möglich ist« (Leyer 1991, S. 188).

Für die Lösung des Sprachproblems schlägt Frau Klein vor, »*dass man den Menschen verstärkt auch Kurse anbietet, um sich überhaupt erst mal verständigen zu können*«. Eine mögliche Übersetzung dieser Äußerung könnte lauten, dass diejenigen Migranten, die behandlungsbedürftig sind, erst die deutsche Sprache erlernen müssen, um überhaupt behandelt werden zu können. Da für Frau Klein auch eine Therapie mithilfe von Übersetzern problematisch ist, bleibt keine andere Wahl. Eigentlich geht es hier um eine strukturelle Wandlung und Verbesserung der Versorgung der Migranten überhaupt. Als einer der möglichen Verbesserungsvorschläge wird in Deutschland über den Einsatz von professionellen und semiprofessionellen Dolmetschern[13] und Sprach- und Integrationsmittlern diskutiert. Die Behandler klagen über die »*deutlich schwierigere Verfügbarkeit von Dolmetschern*« und nicht zufrieden stellende, mangelnde Informationstransformation beim Dolmetschen: »*Der Dolmetscher verstand nicht, worin mein Problem bestand*«.

Auf dem 26. Deutscher Psychotherapeutentag (DPT) am 25. April 2015 in Berlin stellte die Bundespsychotherapeutenkammer (BPtK) in einer Resolution folgendes fest: »Nicht-deutschsprachige Menschen in Deutschland, die unter psychischen Störungen leiden, können oftmals nicht fachgerecht versorgt werden, da keine oder nur wenige muttersprachliche PsychotherapeutInnen zur Verfügung stehen. Die wenigen Sprachkompetenzen, die angeboten werden, reichen bei weitem nicht aus, um den Menschen, die über ihr seelisches Leiden in ihrer Muttersprache sprechen müssen, eine ortsnahe psychotherapeutische Versorgung anzubieten« (BPtK 2015). Danach sprechen laut dem aktuellen Ausländerbericht der Bundesregierung rund 20 % der Migranten nicht ausreichend Deutsch, um in einer psychotherapeutischen Behandlung ihre Beschwerden adäquat mitteilen zu können und von therapeutischen Interventionen zu profitieren. Sie sind angewiesen auf muttersprachliche Therapeuten oder auf Dolmetscher (vgl. ebd.).

Der Deutsche Psychotherapeutentag forderte die Landessozialministerien und die gesetzliche Krankenversicherung in Anlehnung an die im SGB V geregelte Finanzierung der Dolmetscherkosten für Menschen mit Hörbehinderung auf, die Dolmetscherkosten für Menschen mit Migrationshintergrund zu übernehmen. »Darüber hinaus sollte geprüft werden, inwieweit in Kommunen, in denen besonders viele Menschen mit Migrationshintergrund leben, Ermächtigungen für muttersprachliche PsychotherapeutInnen möglich sind« (ebd.).

In einer Presseerklärung der BPtK am 10. September 2015 wurde ebenfalls hervorgehoben, dass mangelndes Wissen, sprachliche Schwierigkeiten und kulturelle Einflüsse den Migranten erschweren, sich im deutschen Gesundheitssystem zurechtzufinden. Dies sei eine der Ergebnisse des »Monitor Patientenberatung 2015« der Unabhängigen Patientenberatung Deutschland (UPD). Danach beeinflussen fehlende muttersprachliche Angebote immer wieder den Behandlungsverlauf. Es gebe zwar je nach Region mehr oder weniger Ärzte, die türkisch, russisch oder eine andere Sprache sprechen. Das Netzwerk der multilingualen Behandlungsangebote sei aber nicht transparent und gerade im ländlichen Bereich nicht dicht genug. Die UPD kritisiert, dass Patienten und Ärzte »ständig improvisieren« müssten, weil auch Dolmetscherangebote nur sehr begrenzt zur Verfügung ständen. Dringend benötigt würden zudem Patienteninformationen in unterschiedlichen Sprachen. Dies betreffe evidenzbasierte Patienteninformationen und Entscheidungshilfen ebenso wie Grundlageninformationen zum deutschen Gesundheitssystem (vgl. BPtK 2015).

---

13 Semiprofessionelle Dolmetscher: Psychologie- und Medizinpraktikanten; Fachpersonal (Therapeuten, Sozialarbeiter, Pädagogen, Krankenschwestern), die die jeweiligen Sprachen sprechen und über Migrationerfahrungen verfügen, bzw. aus Migrantenfamilien stammen, und Fremdsprachler, die über interkulturelle Kompetenzen verfügen

Als besonders kritisch bewertete die UPD den Status von Asylsuchenden und geduldeten Ausländern. Es sei eine Überforderung in der Beratung, einem Asylsuchenden mitteilen zu müssen, dass die Behandlung nur in besonders schwerwiegenden Fällen übernommen werde. Das gilt aus Sicht der BPtK insbesondere auch für die Behandlung von psychischen Erkrankungen, die eine Psychotherapie erforderlich machen, die jedoch häufig nicht bezahlt werde. Flüchtlinge litten häufig unter schweren psychischen Erkrankungen aufgrund von traumatischen Erlebnissen im Heimatland oder auf der Flucht, die dringend behandelt werden müssten. Deshalb fordert die BPtK seit langem eine bessere psychotherapeutische Versorgung von Flüchtlingen und insbesondere die gesicherte Finanzierung von Dolmetscherleistungen (ebd.).

Migration und Fluchtbewegungen sind dynamische Prozesse und werden auch in Zukunft weltweit auf der Tagesordnung sein. Nach dem am 20. Juni 2016 veröffentlichten statistischen Jahresbericht des Hohen Flüchtlingskommissars der Vereinten Nationen (UNHCR), ist die Zahl der von Flucht und Vertreibung betroffenen Menschen weltweit drastisch gestiegen. Basierend auf Daten von Regierungen, Partnerorganisationen wie dem International Displacement Monitoring Centre und eigenen Erhebungen zeichnet der jährliche Statistikbericht des UNHCR »Global Trends« ein umfassendes Bild von Fluchtbewegungen. Demnach mussten bis Ende 2015 65,3 Millionen Menschen ihre Heimat verlassen. Zwölf Monate zuvor waren es noch 59,5 Millionen Menschen gewesen. Damit wurde erstmals die 60 Millionen-Marke überschritten.[14]

Um eine Chronifizierung von psychischen und psychosomatischen Erkrankungen bei Flüchtlingen zu vermeiden, verpflichtete die europäische Union (EU) ihre Mitgliedstaaten bereits 2003, besonders schutzbedürftige Personen (z. B. psychisch kranke und traumatisierte Menschen) frühestmöglich zu identifizieren und die nötigen Rahmenbedingungen für deren Behandlung bereitzustellen. Dazu gehören zentrale psychotherapeutische Wirkfaktoren, wie z. B. ein geschützter therapeutischer Raum, eine vertrauensvolle Arzt-Patient-Beziehung, die Hinzuziehung von geschulten Sprach- und Integrationsmittlern.

Nach Brucks und Wahl (2003) fühlen sich auch die Fachkräfte im Gesundheitswesen bei der Versorgung von fremdsprachigen Patienten oft überfordert. Nur eine adäquate Sprachmittlung durch den Einsatz von professionellen Dolmetschern könne dem entgegenwirken (Brucks und Wahl 2003, zit. nach Wächter & Vanheiden 2015, S. 7).

In Deutschland existieren unterschiedliche Ansätze, um sprachliche und kulturelle Verständigungsschwierigkeiten in den Krankenhäusern zu überwinden. So gibt es zum Beispiel im Städtischen Krankenhaus München-Schwabing einen hausinternen Dolmetscherdienst – bestehend aus Mitarbeitern –, der nach professionellen Regeln arbeitet. Am Universitätsklinikum Eppendorf arbeiten dagegen medizinisch weitergebildete Übersetzer, die auch von anderen Kliniken angefordert werden können (Wesselmann, Lindemeyer, Lorenz 2004). In der LVR-Klinik Köln

---

14 http://www.unhcr.de/home/artikel/276e4e75b3c815528feb15b5876448b0/flucht-und-¬vertreibung-2015-drastisch-gestiegen.html; Stand: 09.08.2016)

existiert eine interne Fremdsprachenliste (Mitarbeiter, die in Notsituationen freiwillig übersetzen), hinzukommen Sprach- und Intergrationsmittler (SIM) und in Notsituationen (z. B. im Nachtdienst in der Aufnahmeambulanz) können Telefondolmetscher und gegebenenfalls ein von der IHK vereidigter Dolmetscherdienst in Anspruch genommen werden.

Besonders dringlich erscheint auch aufgrund der aktuellen Erfahrungen mit den Flüchtlingsbewegungen aus dem arabischen Raum und aus Afrika eine gesetzliche Regelung der Kostenübernahme von Dolmetschern. Erst diese ermöglicht deren qualitativ notwendigen Einsatz bei diesen Patienten, die der deutschen Sprache nicht ausreichend mächtig sind. Dieser Schritt würde zur erhöhten Inanspruchnahme der benannten Klientel beitragen und dem Abbau von Zugangsbarrieren dienen (DGPPN 2012, S. 6).

> **Exkurs über das »Übersetzen« oder »Dolmetschen«**
>
> Dass bei der Übersetzung Diskrepanzen zwischen dem Gesagten und dessen Übersetzung entstehen können und ein Informationsverlust in Rechnung getragen werden muss, zeigt bereits die etymologische Betrachtung des Wortes »Übersetzen«.
>
> Das Wort »Übersetzen«, das neben dem »über das Wasser bringen« die Bedeutung »in eine andere Sprache übertragen« besitzt, war wohl gleichbedeutend mit *lat. traducere, transferre* (Duden, Etymologie. Herkunftswörterbuch der deutschen Sprache 1989, S. 670). Es wurde im 17. Jhd. in der deutschen Sprache einheimisch. Der lateinische Begriff *transferre* hat u. a. auch die Bedeutung »von einem Worte auf ein anderes übertragen, ein Wort metaphorisch, figürlich, uneigentlich gebrauchen« (Heinrich Georges; Ausführliches Lateinisch-Deutsches Handwörterbuch. Bd. 2, Nachdruck 1998, S. 3183 f.). Diese Überlegungen berücksichtigend, sollte man sich bei einer Übersetzung immer der Gefahr bewusst sein, dass Bedeutungsverschiebungen entstehen können und einiges verloren gehen kann. Der Begriff »Übersetzung« wird im Brockhaus folgendermaßen beschrieben, mit der Erläuterung, dass es sich bei einer Übersetzung lediglich um eine größtmögliche Annäherung zweier Sprachsysteme handeln kann: »Die Übertragung von Gesprochenem oder Geschriebenem aus einer Sprache (Ausgangssprache) in eine andere (durch einen *Übersetzer* oder *Dolmetscher*). Dabei ist die Gefahr einer Bedeutungsverschiebung dort am geringsten, wo die Wiss. bereits durch eine einheitl. Terminologie die beste Vorarbeit für eine Ü. geleistet hat: Die eindeutige Zuordnung der Wörter zu den gemeinten Sachen oder Vorstellungen. Wenn Sprache und Gehalt eine Ganzheit bilden – das gilt für dichter. Kunstwerke so gut wie für das alltäglich in individueller, bes. auch mundartlicher Färbung Gesprochene –, kann jede Ü. eine möglichst starke Annäherung an das Original sein. *Freie Ü.* oder *Nachdichtung* ist der Versuch, das Original im anderen sprachl. Medium gleichsam neu zu erschaffen« (Der große Brockhaus, Kompaktausgabe, Band 22 1984, S. 263).

Häufig erlebt man im Krankenhausalltag oder anderen sozialen Institutionen, dass auf semiprofessionelle Übersetzer Hilfe suchend zurückgegriffen wird. Auf das Problem der Einbeziehung von Reinigungs- und Küchenpersonal sowie der Familienangehörigen und Mitpatienten als Übersetzer braucht hier nicht ausführlich eingegangen werden, obwohl es in der alltäglichen Praxis – leider immer noch – sehr verbreitet ist. Zur Illustration der Problematik, die hiermit verbunden ist, seien einige beispielhafte Erfahrungsberichte mit Patienten aus einem anderen Kulturkreis und mit einer anderen Muttersprache aufgeführt:

Fallbeispiele

- Eine Reinigungskraft hört zu, was der Psychiatriepatient erzählt und sagt dem behandelnden Arzt: »Er spinnt, er sagt, er hört jetzt Stimmen, die ihn bedrohen. Haben Sie eben welche gehört? Ich nicht.«
- Eine 15-jährige Tochter wird bei dem Aufklärungsgespräch zur Vorbereitung auf eine Prostataoperation als Übersetzerin herangezogen und soll ihrem Vater sagen, dass er nach der OP eventuell impotent werden wird. Die Tochter weigert sich zu übersetzen. Auf Drängen des Arztes übersetzt sie ohne ins Gesicht des Vaters zu schauen. Der Vater wird blass und verlässt unmittelbar nach dem Gespräch die Klinik ohne OP. Die Tochter meldet sich daraufhin bei einer Psychotherapeutin für eine Behandlung. Auslöser für die Aufnahme der Therapie war der beschriebene Konflikt mit ihrem Vater.
- Eine Frau erscheint mit ihrem Ehemann in der Ehe- und Familienberatung und berichtet über ihren Streit mit dem Ehemann, der nach fünf Töchtern noch weitere Kinder haben möchte (er scheint sich wohl einen oder mehrere Söhne zu wünschen). Der Ehemann übersetzt das Gespräch. Die Frau verlässt die Beratung sehr unglücklich. Weshalb wohl? Der Grund wird erst in einem weiteren, in der Muttersprache geführten Gespräch deutlich. Der Ehemann brachte nämlich in seiner Übersetzung vordergründig seinen persönlichen Standpunkt zum Ausdruck und verdeutlichte die Argumente seiner Frau kaum, sodass die Frau annehmen musste, dass die Beraterin auf der Seite ihres Mannes stand.
- In einer Gruppenarbeit versteht der Therapeut nicht, weshalb ein aus der Türkei kommender Patient die Fingergelenke auseinanderzieht, mit seiner Hand ans Kinn fasst, seinem Kopf einen Ruck nach rechts und links gibt und den Kopf immer hin und her ruckt. Der Therapeut ist unsicher, ob dies pathologisch ist. Er bittet den Dolmetscher, dies zu klären. »*Der Dolmetscher verstand nicht, worin mein Problem bestand. Für den war dieses Verhalten ganz normal. Nach einer Weile meinte ein anderer, türkischer Patient, ja, das macht mein Friseur mit mir auch, der rückt mir einfach nur den Kopf dahinten wieder zurecht, ja. Und ich hab' das selber dann auch in der Türkei erlebt beim Friseur, wie dann da praktisch 'n bisschen chiropraktische Griffe am Kopf/Nacken angewandt werden, um den zu entspannen, und damit war auf einmal klar, das war nicht so pathologisch, ja. Das war vielleicht 'ne Manieriertheit, weil er das dauernd so machte. Und war einfach ein Ausdruck seiner inneren Anspannung*«.
- Ein persischsprachiger Dolmetscher wird von der Polizei gebeten, ein Telefongespräch zu überwachen. Nach ein paar Minuten sagt er dem zuständigen

Beamten, es handele sich dabei um einen Drogenhandel. Der Beamte wundert sich über die schnelle Aufklärung, da die telefonische Verbindung von einer sehr gut deutsch und persisch sprechenden Dolmetscherin bereits seit drei Monaten abgehört wurde. Sie hatte den Polizisten mitgeteilt, dass es dabei um das Thema Milch bzw. Milchhandel gehe. Die Beamten hatten sich mit ihrer Auskunft nicht zufriedengegeben, denn sie verstanden nicht, weshalb man dabei mit den Begriffen wie Gramm und Kilo operierte. Was ist also tatsächlich passiert? Die Dolmetscherin konnte zwar beide Sprachen perfekt sprechen, kannte sich aber mit der persischen Kultur und der im Lande gängigen Umgangssprache nicht aus. Das Wort »shir« hatte tatsächlich als »Milch« (shire) übersetzt werden können, aber dieses Wort bedeutet gleichzeitig »Löwe« und wird für ein Rohprodukt zur Herstellung von harten Drogen angewandt. Und gerade um diese dritte Bedeutung des Wortes ging es dabei. Diesen Bedeutungsgehalt kannte der Dolmetscher, der nicht nur mit der persischen Sprache, sondern auch mit der Kultur des Landes vertraut war.

- Herr H. kommt aus Pakistan. Er ist ein bekennender Muslim und kann sich in deutscher Sprache gut ausdrücken. Der behandelnden Ärztin bzw. dem Pflegeteam fällt auf, dass der Patient oft von Männern besucht wird, mit denen er lebhafte Gespräche in ihrer Muttersprache führt. Man verstehe zwar die Sprache nicht, aber man höre oft das Wort »Cihat« (der Heilige Krieg der Mohammedaner). Aufgeregt ruft die Ärztin den Psychologischen Psychotherapeuten (mit islamischer Hintergrund) an und bittet ihn um Klärung. Auf Nachfrage geben die Ärztin und Pflegeteam an, sie vermuten, dass es sich dabei um eine radikal islamische Gruppe handelt, die eventuell dabei ist, etwas zu planen. Denn sie sprechen ständig von »Cihat«. Das Wort kenne man ja als eine Kampfhandlung der radikalen Islamisten. Das Gespräch des Psychologen mit Herrn H. ergibt sich folgendes Bild: Der Patient ist sozial gut angebunden. Er hat viele Freunde, die ihn besuchen. Die Art und Weise, wie sie miteinander reden, ist auf die Herkunftskultur bezogen normgemäß. Das Wort »Cihat« existiert in ihrer Herkunftssprache – in der Form, wie es von den Kollegen verstanden wurde – überhaupt nicht. Nach langen, indirekten Fragen stellt sich heraus, dass es in ihrer Sprache ein ähnlich klingendes anderes Wort existiert, welches sie in den Gesprächen oft verwenden. Es kann sich nur um den Begriff »ci (dschi)« handeln, und dieser bedeutet nicht anders als »bitte«.

Von professionellen Dolmetschern wird erwartet, dass sie nicht nur sprachliche Verständigung herstellen, wozu sie eigentlich ausgebildet sind, sondern auch kulturelle und religiöse Verständigung, wozu sie nicht ausgebildet werden. Diesbezüglich ist es zu erwarten, dass sie nur über laienhafte und beschränkte Kenntnisse verfügen. Jeder, der mit professionellen Dolmetschern arbeitet, weiß, dass es nicht ausreicht, über Sprachkompetenz zu verfügen. Der Dolmetscher müsste auch über ausreichendes Fachwissen im jeweiligen Bereich verfügen, in dem er übersetzt. Von großer Bedeutung ist, dass ausgebildete Fachdolmetscher im Bereich der Gesundheitsversorgung von Migranten im therapeutischen Setting eingesetzt werden. Das Ethnomedizinische Zentrum (EMZ) in Hannover schult federführend Fach- und Laiendolmetscher für den Bereich der Gesundheitsversorgung. »Sie lernen sich abzugrenzen und trainieren, neutral zu sein. Die Dolmetscher lernen in den Ausbildungskursen auch Grundzüge psychologischer Terminologie und erwerben Kenntnisse über soziokulturelle Bedeutungszusammenhänge« (Salman 2000, S. 99). Toker stellt jedoch gleichzeitig auch die Effektivität dieser Schulungen in Frage. Danach können diese Art von Schulungen »weder ein Psychologiestudium ersetzen, noch eine Fortbildung in einem Psychotherapieverfahren (wie Verhaltens- oder Familientherapie)« (Toker 1998, S. 287).

Sowohl bei der Diagnosestellung und Anamneserhebung als auch bei der Behandlung von Migranten ist mit Informationsverlusten zu rechnen, die für den Betreffenden möglicherweise ernstzunehmende Konsequenzen haben können. »Auch die Einschaltung einer übersetzenden Person, sei es ein Berufsdolmetscher, sei es ein Angehöriger, ist mit erheblichen Symptomdeformierungen und Informationsverlusten verbunden. Bemerkenswert ist, dass die Krankenunterlagen nicht Deutsch sprechender türkischer Patienten keine Hinweise auf formale Denkstörungen enthielten, die bei den späteren in der türkischen Sprache durchgeführten Explorationen doch nachzuweisen waren« (Kartal 1990, S. 173–179).

Während Marcos (1979) die Familienangehörigen als Übersetzer als voreingenommen und nicht objektiv ablehnt, weisen Berkanovic (1980) und Kline et al. (1980) auf die Gefahr ungenügend ausgebildeter Übersetzer hin. Vasquez und Javier (1991) machen beim Übersetzen auf die fünf üblichsten Fehler aufmerksam: Auslassungen, Ergänzungen, unzulässige Verdichtungen, Ersetzen und Rollentausch, d. h. der Übersetzer übernimmt quasi die Rolle des Therapeuten (vgl. Haasen 2000, S. 24).

Eine effektive Behandlung setzt Vertrauen und enge Kooperation in der Therapeut-Patient-Beziehung voraus. »In der Exploration und Anamneseerhebung, besonders aber in therapeutischen Gesprächen, werden intimste Bereiche berührt. Dabei geht es um das einfühlende Verstehen in die Erlebniswelt des zu Behandelnden, um ein aktives In-Beziehung-Treten zwischen Behandelnden und Patient/Klient. Ziel ist es, ein auf gegenseitigem Vertrauen fußendes Arbeitsbündnis herzustellen, das sich auch in kritischen Situationen als tragfähig erweist« (Toker 1998, S. 281). Toker bezeichnet die Rolle eines Übersetzers oder Dolmetschers als »Dritter im Bunde«, der eine Schaltstelle zwischen Behandelndem und Patient darstellt: »Wer das Spiel ›Stille Post‹ kennt, weiß, was eine solche Schaltstelle für Gefahren hinsichtlich Informationsverlust und -verfälschung schon auf der rein sprachlich-inhaltlichen Ebene birgt. (…) Auch ergibt sich zwangsläufig eine ›Triangulierung‹, die vom Therapeuten nicht direkt bearbeitet werden kann« (ebd.). Auch Sluzki spricht von Rollenkonfusionen, Parteilichkeit, Machtkämpfen und Unzufriedenheit in der Patient-Übersetzer-Therapeut-Triade (vgl. Sluzki 1984).

Kluge weist darauf hin, dass durch den Einsatz von Dolmetschern im therapeutischen Prozess einiges komplizierter werde, aber es auch sehr hilfreich sein könne, »insbesondere wenn der Dolmetscher interkulturelle Kenntnisse oder selbst Migrationserfahrung hat. Es ist dann ein Dritter im Raum. Bei der Behandlung von Flüchtlingen ist ein Dolmetscher aber in den meisten Fällen schlicht unverzichtbar. Viele Flüchtlinge sind psychisch sehr belastet und akut behandlungsbedürftig. Und dafür brauche ich, wie die meisten Therapeuten, einen Dolmetscher, sonst kann ich keine Behandlung anbieten« (Kluge 2015).

Die Nachteile, die sich in der Arbeit mithilfe von Dolmetschern ergeben, sind vielfältig, nichtsdestotrotz scheint deren Einsatz aber notwendig zu sein. Denn unser Gesundheitswesen ist nicht bzw. noch nicht in der Lage, die Verständigungsschwierigkeiten zwischen den Behandlern und Patienten durch mutter- und fremdsprachige Fachkräfte zu lösen. Da die Anzahl von semiprofessionell geschulten Dolmetschern ebenfalls beschränkt ist, wird man auch in Zukunft auf den Einsatz von professionellen Dolmetschern angewiesen sein. »Viel eher als die extrafamiliären Dolmetscher sind sie in der Lage, einen interkulturellen Dialog zwischen Behandelndem und Patient/Klient einzuleiten« (Toker 1998, S. 287).

Es scheint allerdings unter den Fachkräften darüber hinaus ein Konsens zu bestehen, dass der Einsatz von Dolmetschern als Co-Therapeuten nicht die vorzugsweise Beschäftigung von bilingualen Fachkräften[15] (mutter- und fremdsprachiges Fachpersonal) ersetzen kann. Die Einführung einer Quotenregelung, entsprechend dem Anteil der Migranten im Einzugsgebiet, wäre eine Maßnahme. Die Strukturwandlung müsste zum Ziel haben, auch Migranten mit Sprachmangel angemessen zu versorgen. Diese Menschen können nicht bestraft werden, weil sie mit der Sprache und Kultur des Aufnahmelandes nicht vertraut sind. Eine genauere Betrachtung der Bedingungen, unter denen diese Menschen hierhergekommen sind und hier leben, würde zum Verständnis der Situation beitragen.

Wir können folgendes zusammenfassen (vgl. Gün 2009): Patienten mit Migrationshintergrund, die der deutschen Sprache nicht ausreichend mächtig sind, sollten nach Möglichkeit von Fachpersonal mit Mutter- bzw. Fremdsprachenkompetenz behandelt werden. Wenn dies nicht möglich ist, dann sollten fachlich qualifizierte professionelle Dolmetscher, möglichst mit interkultureller Kompetenz und Fortbildung hinsichtlich medizinischer und psychotherapeutischer Kontexte, herangezogen werden.

Insbesondere bei der psychotherapeutischen Behandlung und im Bereich der psychiatrischen und psychosozialen Versorgung von Patienten kommt es ganz entscheidend auf die Möglichkeit der sprachlichen Verständigung und den differenzierten sprachlichen Ausdruck an. Hier sind an die Sprachkompetenz besonders hohe Anforderungen zu stellen.

Bei der Lösung des Sprachproblems gibt es klare Prioritäten:

Als optimal gilt es, wenn das für die Behandlung zuständige Fachpersonal über eine entsprechende Qualifikation sowie einen mutter- und/oder fremdsprachlichen Hintergrund verfügt, d. h. dass die Personen nicht nur Sprachkenntnisse besitzen, sondern auch mit dem kulturellen, religiösen und ethnischen Hintergrund des zu Behandelnden vertraut sind. Diese zusätzlichen Kompetenzen sollten durch die Institution auch eine entsprechende Anerkennung erfahren. Diese Bedingungen werden am ehesten für die größeren ethnischen Gruppen möglich sein.

---

15 Unter »bilingualen Fachkräften« versteht Toker »nicht nur Migranten(kinder) der gleichen Ethnie mit entsprechender psychotherapeutischer Ausbildung, sondern auch die TherapeutInnen deutscher Ethnie, die aber über eine gute bilinguale Sprachkompetenz verfügen und interkulturell erfahren sind« (Toker 1998, S. 298).

Als suboptimal gilt es, wenn die Behandlung von Fachpersonal mit Fremdsprachenkompetenz durchgeführt wird, d. h. der Behandler zwar nicht aus dem Kultur- und Sprachraum des Patienten stammt, aber eine gemeinsame Sprache spricht (z. B. ein Deutschmuttersprachler spricht mit einem Patienten aus Afrika Französisch) und über interkulturelle Basis-Kompetenzen verfügt.

Erst wenn weder muttersprachiges noch Fachpersonal mit Fremdsprachenkompetenz vorhanden ist, sollte der Einsatz von Dolmetschern in Betracht gezogen werden. Dabei reichen reine Sprachkenntnisse nicht aus. Der Dolmetscher sollte möglichst ein für den Gesundheitssektor ausgebildeter Fachdolmetscher sein oder sich zumindest in der Fachsprache auskennen.

2.3.1 Zum Einsatz von Sprach- und Integrationsmittlern (SIM)

In mehreren Bundesländern in Deutschland gibt es inzwischen die Möglichkeit, Sprach- und Integrationsmittler (SIM) als Dolmetscher in Anspruch zu nehmen. »Seit 2009 wird in verschiedenen Bundesländern die Fortbildung zum Sprach- und Integrationsmittler nach einheitlichen Ausbildungskriterien und Qualitätsstandards angeboten« (Morales 2013). Die SIM verfügen über eigene Migrationserfahrung und über einen unterschiedlichen Bildungshintergrund. Sie sind in der Lage, professionell zu dolmetschen, fachspezifische Verständigung herzustellen, kultursensibel zu vermitteln und bei kommunikativen oder inhaltlichen Missverständnissen zu intervenieren und aktiv an einer Klärung mitzuwirken. Sie vermitteln nach Bedarf soziokulturelles und strukturelles Hintergrundwissen sowohl an Patienten wie auch an die Fachkräfte. Mit ihrer Tätigkeit tragen Sprach- und Integrationsmittler daher zum Aufbau von Sicherheit und Vertrauen in der Behandlung psychisch kranker Migranten bei. Gerade die Kenntnis der kulturellen, gesellschaftlichen und religiösen Umstände des Herkunftslandes ermöglicht eine gute und fundierte Anamnese und damit eine zielgerichtete Behandlung. Besonders das entstandene Vertrauensverhältnis und entgegengebrachte Verständnis erleichtert die weiterführende Behandlung. In einer interkulturellen Überschneidungssituation ist es nämlich besonders wichtig, dass der Behandler nicht nur gesagte Worte und Sätze mitbekommt, sondern auch deren (gemeinten) Sinn versteht. Damit soll gewährleistet sein, dass bei der Übersetzung entstehende Diskrepanzen zwischen dem Gesagten und dessen Übersetzung möglichst geringfügig bleiben. Sprach- und Integrationsmittler sind aufgrund ihres kulturimmanenten Wissens verhältnismäßig besser in der Lage, Informationsverluste zu vermeiden.

Der Bedarf an Sprach- und Integrationsmittlung wurde bereits seit dem Jahr 2000 in mehreren Studien nachgewiesen. Die Anbieter von SIM geben an, dass sie ihr Curriculum mit Ärzten und Psychotherapeuten zusammen erarbeitet haben und Grundkenntnisse der Medizin, Psychologie und Psychotherapie vermitteln (vgl. Bühring 2015).

Das neue Berufsbild ist als Vollzeit-Fortbildung (einjährig oder eineinhalbjährig) oder als Teilzeit-Fortbildung (zweijährig) aufgebaut. Die Fortbildung hat ein Stundenkontingent – je nach dem Fortbildungsinstitut (Anbieter) von ca. 2.000

Unterrichtseinheiten (der Bildungsträger bikup gGmbH in NRW) und beinhaltet eine praxisbezogene Fortbildungseinheit. Die Fortbildungen schließen bundesweit im Bereich Gesundheit mit einer Abschlussprüfung in Kooperation mit dem Universitätsklinikum Hamburg-Eppendorf ab. Die Zugangsvoraussetzungen sind ebenfalls bundesweit einheitlich definiert.

Der Antrag auf Anerkennung der Fortbildung im Sinne des § 53 Berufsbildungsgesetz (BBiG) wurde beim Bundesinstitut für Berufsbildung (BIBB) im Jahr 2008 eingereicht und das Curriculum des Berufsbildes wurde positiv beschieden. Seitdem verpflichten sich alle Träger, die Fortbildung in Deutschland nach den definierten Fortbildungskriterien und Qualitätsstandards anzubieten und durchzuführen. Der Prozess der bundesweit staatlichen Anerkennung ist noch nicht abgeschlossen.

Fallbeispiel zum Einsatz von Sprach- und Integrationsmittlern in der Psychosomatik (SIM)

Frau B. ist 44 Jahre alt und stammt aus dem Irak (Erbil). Aus dem Notaufnahmebericht geht folgender Sachverhalt hervor:

»Frau B. stellt sich gemeinsam mit ihrem 20-jährigen Sohn hilfesuchend in der Notaufnahme vor. Der Sohn hilft aufgrund der Sprachbarriere der Patientin bei der Übersetzung. Sie könne seit 2,5 Wochen trotz Medikation kaum schlafen. Kurz darauf habe sie Kopfschmerzen entwickelt. Sie sei bereits aufgrund der Kopfschmerzen in der Neurologischen Abteilung eines somatischen Krankenhauses stationär untersucht worden (CCT, MRT, LP, EEG opB). Wie der Sohn berichtet, seien die Kopfschmerzen stimmungsabhängig, man könne sie gut davon ablenken. Nach Entlassung habe die Patientin nach Aussagen des Sohnes nicht in den Alltag zurückgefunden, sie habe sich antriebs- und lustlos gefühlt, sei nur noch agitiert vom Wohnzimmer ins Schlafzimmer gelaufen.

Die Patientin legt ihren Kopf auf ihre Hände oder hält sich den Kopf, wirkt müde, unkonzentriert und überfordert. Ständig mache sie sich Gedanken, sorge sich unentwegt, auch um unnötige Dinge. Oder sie frage sich, was mit ihren Kindern passiere, wenn sie sterben sollte, sie fühle sich traurig. Manchmal würde sie sich so angespannt fühlen, dass sie am liebsten schreien würde. Sie könne auch nicht gut alleine sein, ständig müsse jemand um sie herum sein. Die Patientin wird auf eine offene Station aufgenommen.«

Kurz bevor die Patientin entlassen werden sollte, meldet sich der Stationspfleger beim Autor und schildert zusammengefasst folgendes:

»Die Patientin ist seit fünf Wochen bei uns in der Behandlung. Sie klagt weiterhin über die beiden Beschwerden (Kopfschmerzen, Schlafstörungen). Samstags geht sie einigermaßen fit nach Hause in die Belastungserprobung (BEP) und kommt sonntags total erschöpft in die Klinik zurück. Ich glaube, wir haben die Patientin nicht ganz verstanden. Es wäre gut, wenn Du mit ihr einmal sprechen würdest, bevor sie nach Hause entlassen wird.«

Im Erstgespräch mit dem Referenten berichtet die Patientin über ihre Beschwerden und gibt an, kaum Besserung zu spüren. Sie könne sich zwar im Alltag sprachlich verständigen, aber wenn es um differenziertere Gesprächsinhalte gehe, stoße sie an ihre Grenzen und habe Schwierigkeiten, sich auszudrücken.

Auf die Fragen, bezüglich möglicher Zusammenhänge, Erklärungen, Ursachen für ihre Beschwerden, Entwicklungen in der Familie, belastende Ereignisse aktuell bzw. in der Vergangenheit antwortete sie: »Alles gut, mein Mann gut, Kinder gut, Familie gut. Bisschen Sehnsucht nach Familie in Irak aber sonst gut, alles gut«.

Da ihr Antwortverhalten zeigte, dass sie sich in der deutschen Sprache nicht ausreichend differenziert ausdrücken konnte, wurde zu einer Fortführung der stationären Behandlung geraten, diesmal mit Unterstützung durch einen muttersprachlichen Sprach- und Integrationsmittler (SIM).

Es ergaben sich dann zusammenfassend folgende Angaben über die Patienten, die, abgesehen von ihrem Alter, ihrer Herkunft und der Kinderzahl in der bisherigen Erhebung und Dokumentation fehlten:

Frau B. ist 44 Jahre alt und das fünfte von insgesamt sieben Kindern (drei Mädchen, vier Jungen) und stammt aus dem Irak. Sie ist Kurdin und spricht Sorani. Ihr Vater sei vor 20 Jahren politisch motiviert getötet worden, ihre Mutter sei 66 Jahre alt (d. h. sie hat ihr fünftes Kind, die Patientin, mit 22 Jahren auf die Welt gebracht) und habe 15 Enkelkinder. Die Patientin habe im Irak eine Hochschulbildung an der Akademie für Technologie absolviert und sei an einer Berufsschule als Lehrerin tätig gewesen, bevor sie geheiratet habe. Sie sei im Rahmen der Familienzusammenführung nach der Heirat nach Deutschland gekommen. Zurzeit des Gesprächs hielt sie sich seit 16 Jahren in Deutschland auf.

Ihr Ehemann sei 53 Jahre alt und das dritte von insgesamt neun Kindern (zwei Mädchen, sieben Jungen). Er sei zwar vom Beruf Schreiner, arbeite aber in einem Hotel als Tellerwäscher. Er halte sich seit 18 Jahren in Deutschland auf.

Die Patientin gab an, vier Söhne zu haben (21, 14, zwölf und sechs Jahre alt). Auf die Frage, seit wann sie mit ihrem Ehemann verheiratet sei, antwortete sie: »Seit langem« – »Wann genau?« – »Weiß nicht genau, seit vielen Jahren«. Ihr Antwortverhalten erschien auffällig. Denn von einer Lehrerin kann erwartet werden, genauere Angaben zu machen. Auf die mehrfache Wiederholung der Frage hin, sagte sie: »Ich bin seit 16 Jahren mit meinem Mann verheiratet.«

Auf die Nachfrage, ob sie ihren 21-jährigen Sohn vor der Ehe auf die Welt gebracht habe, fing sie an, heftig zu weinen (zum ersten Mal). »Er ist wie mein eigener Sohn. Mein Mann hatte weder mit seiner ersten Ehefrau noch mit mir Glück gehabt.«

Es stellte sich heraus, dass der älteste Sohn von der ersten Frau ihres Mannes ist. Diese sei von ihrem eigenen Onkel durch Erhängen getötet worden. Man habe versucht, den Mord zunächst auf den Ehemann zu schieben, es sei ihm aber gelungen, seine Unschuld zu beweisen und er sei nach mehreren Monaten Haft freigesprochen worden. Er habe im Heimatland nicht mehr leben wollen und sei nach Deutschland gekommen.

Die Patientin habe ihren späteren Mann zu diesem Zeitpunkt nur flüchtig gekannt und ihn dann ohne Verlobungszeit geheiratet (arrangierte Eheschließung).

Im Laufe des Einzelgesprächs mit Hilfe des Dolmetschers wurden viele Konfliktpunkte deutlich, die von der Patientin als emotional sehr belastend empfunden werden. U. a. geht es um eine Entscheidung über die Rückkehr in das Herkunftsland. Beide Ehepaare bzw. die Kinder haben darüber sehr unterschiedliche Standpunkte. Auch der als Dolmetscher fungierende Stiefsohn sei ein wichtiges Konfliktthema. Der Ehemann werfe ihr vor, sie liebe ihre eigenen Kinder mehr als den Stiefsohn und ihn selbst, sie würde die eigenen Kinder bevorzugt behandeln. Egal was sie tue, sie könne ihm nichts recht machen.

Danach gefragt, weshalb sie aus der Belastungserprobung (BEP) erschöpft zurückkomme, sagte sie, sie müsse für die ganze Woche für die Familie vorkochen, waschen und putzen. Vor ihrer Erkrankung habe ihr Ehemann keinerlei Aufgaben übernommen. Seitdem sie im Krankenhaus liege, übernehme er nur obligatorische Aufgaben, wie z. B. die Kinder zur Schule zu schicken oder Arzttermine mit den Kindern wahrzunehmen.

In einem gemeinsamen Gespräch mit dem Ehemann, gab dieser nach einigen widersprüchlichen Aussagen an, dass seine Ehefrau sehr belastet gewesen sei. Sie habe fast sämtliche Aufgaben zu Hause alleine erledigen müssen. Er habe nicht gemerkt, dass es für sie zu viel gewesen sei. Es gäbe zwar einige familiäre Probleme, aber dass diese für seine Frau so belastend sein könnten, sei ihm nicht bewusst gewesen. In diesem Gespräch habe er die Dimensionen der Problemlage verstanden. Er versprach, die Situation seiner Ehefrau ernst zu nehmen und sie nach Kräften zu unterstützen.

Als der Ehemann sagte, er werde sie entlasten, indem er auch Aufgaben übernehmen und sich einbringen werde, bis sie gesund werde, sagte die Patientin: »Und wenn ich gesund werde, dann nicht mehr? Du machst so weiter wie bisher?«

In diesem Dialog wurde deutlich, dass es sich hier um eine psychosomatische Verarbeitung der Ehekonflikte handelte. Dem Ehepaar wurde geraten, eine Paartherapie in Anspruch zu nehmen. Es wurde ausführlich die Situation der Patientin, die Bedeutung der Erkrankung und die Anteile des Ehemannes erläutert und auf die Wichtigkeit und Dringlichkeit einer Psychotherapie hingewiesen.

Bei der nächsten kurzen Begegnung auf dem Stationsflur bedankte sich die Patientin beim Referenten und versuchte als Zeichen von Respekt seine Hände zu küssen. Mit eigenen Worten sagte sie (sinngemäß): »Ich möchte Ihre Hände, sogar Ihre Füße küssen. Das, was Sie meinem Mann gesagt haben, war genau richtig. Ich konnte dies niemals sagen. Aber das ist genau mein Problem. Ich kann nicht mehr, ich schaffe es nicht mehr. Jetzt hilft er zu Hause einigermaßen, weil ich krank bin und im Krankenhaus liege. Und dann?«

Nach den gemeinsamen Gesprächen mit ihrem Ehemann berichtete die Patienten in den darauffolgenden Tagen und Wochen, dass es ihr inzwischen besser gehe, sie könne verhältnismäßig besser schlafen und die Kopfschmerzen seien rückläufig. Auf Nachfragen gab sie an, ihr Ehemann zeige Verständnis für ihre Lage und sei bereit, eine Paartherapie in Anspruch zu nehmen. Er verhalte sich im Alltag verantwortungsvoller.

Ferner habe er sie am darauffolgenden Wochenende nach dem gemeinsamen Gespräch (entsprechend einer Hausaufgabe, die er vom Autor in Abwesenheit der Patientin bekommen hatte) zum Essen eingeladen und ihr Blumen geschenkt. Solche Gesten erlebe sie zum ersten Mal von ihrem Ehemann.

Bei diesem Fall werden zwei Aspekte deutlich:

1. Die psychosomatische Bedeutung der Symptome i.S.v. sekundärem Krankheitsgewinn: Die Patientin hat die genannten Symptome als einen unbewussten

Bewältigungsversuch ihrer Konflikte und seelischen Belastungssituationen entwickelt und sich damit in einen Dialog gebracht. Die somatoforme Schmerzstörung sowie Schlafstörungen stellen eine Konversion der seelischen Belastung auf der somatische Ebene dar und dienen der Bewältigung einer Konfliktsituation. »Wenn das Individuum keine andere Möglichkeit hat, seine Schwierigkeiten mit der Gesundheit, bzw. mit den Gruppen, mit welchen es zusammenlebt, auszudrücken und auszutragen, dann wird der Körper zum sozialen Ort, wo diese Konflikte inszeniert werden« (Erdheim 1989, S. 26; zit, nach Bürgin 1993, S. 4).

2. Der Stellenwert des Dolmetschereinsatzes:
Ohne den Einsatz von muttersprachlichen Sprach- und Integrationsmittlern hätten die Hintergründe, die mitunter zu den genannten Symptomen geführt hatten, nicht geklärt werden können. Im Nachgespräch konnte der muttersprachliche SIM einige kulturspezifische Aspekte liefern. Demnach opferte sich die Patientin für die Familie auf und fühlte sich für alles, was in und um die Familie geschah, verantwortlich. Sie litt unter Schuldgefühlen und machte sich z. B. Vorwürfe wegen der ADHS-Erkrankung ihres 12jährigen Sohnes, dem Unglücklich-Sein ihres Mannes, kurzum für sämtliche negativen Entwicklungen. Dies sei für kurdische Frauen aus dem Orient fast kulturtypisch.

2.4 Religiöse Missverständnisse

Neben kulturellen und sprachlichen Missverständnissen wird von den in dieser Arbeit interviewten Therapeuten und Patienten auch die Relevanz der religiösen Missverständnisse hervorgehoben. Im therapeutischen Kontext besitzen religiös geprägte Vorstellungen über die Entstehung und Behandlung von Krankheiten eine große Bedeutung. Patienten islamischer Herkunft vertreten häufig Vorstellungen über ihre Krankheiten und deren Behandlung, die traditionell/religiös geprägt sind. Bei diesen Patienten existieren religiöse und traditionelle Vorstellungen neben westlichen medizinischen Auffassungen, die je nach Bedarf abgelehnt oder angenommen werden. Sehr häufig nehmen diese Patienten vor oder nach einer medizinischen oder psychologischen Therapie traditionelle Heiler in Anspruch, wie z. B. Hodschas. Dies ist oft auch während der stationären Behandlung der Fall. Die zweigleisige Behandlung wird in der Regel gegenüber deutschen Therapeuten geheim gehalten. Je nach der Beziehung zum Patienten und der vermuteten Einstellung des Therapeuten erfahren auch muttersprachliche Therapeuten nicht immer von der Behandlung durch traditionelle Heiler.

Der Verfasser dieser Arbeit hat zehn Jahre lang eine offene Gruppe mit türkeistämmigen stationär behandelten Psychiatriepatienten geleitet und diese in gewissen Abständen gefragt, ob sie traditionelle Heiler aufgesucht haben. Ca. 90 % der befragten Patienten gaben an, bei einem traditionellen Heiler (meistens bei einem Hodscha) gewesen zu sein. Über die behandelten Inhalte wollten sie nicht sprechen. Erst in Einzelgesprächen und im weiteren Therapieverlauf – nach Aufbau eines Vertrauensverhältnisses – war es möglich, Einzelheiten darüber zu erfahren.

Meistens suchten die Patienten mehrere Heiler auf und bezahlten oftmals horrende Honorare. Sie baten den Therapeuten, diese Informationen den deutschen Behandlern nicht weiterzugeben.

Rohner, Eroglu und Aslan kommen in ihren Untersuchungen zu ähnlichen Ergebnissen: »In unserer eigenen kleinen Untersuchung (sieben türkische Psychiatriepatienten und deren Angehörige – S. a. Aslan & Eroglu 1990) hatten sämtliche Befragten z. T. eine größere Anzahl von Hodschas konsultiert. Einige haben vierstellige Beträge für die Behandlung ausgegeben« (Rohner, Eroglu, Aslan 1993, S. 88). In einer Studie mit 117 an schizophrenen Psychosen erkrankten türkischen Patienten stellt Kartal fest, dass 90 % der Patienten vor oder nach dem klinischen Aufenthalt eine volksmedizinische Behandlung erfuhren, die durch Anwendung verschiedener magischer Techniken durchgeführt und mit überzogenen Honoraren bezahlt wurden. 95 % der Patienten trugen ein dreieckiges Amulett, das entweder auf Bestellung aus dem Heimatland geholt oder von einem in Deutschland ansässigen Hodscha angefertigt wurde (vgl. Kartal 1990, S. 173–179). Nach den Untersuchungen von Röder und Opalic werden etwa 50 % der türkeistämmigen Psychiatriepatienten gleichzeitig von Hodschas behandelt (vgl. Röder, Opalic 1987, S. 157–162). Nach einer Untersuchung von Assion nehmen 74 % der Befragten volksmedizinischen Heilmethoden in Anspruch (Assion 2004, S. 96).

Die Differenz zwischen den Zahlen und Erfahrungen des Verfassers dieser Arbeit (90 %) und den Untersuchungen von Rohner, Eroglu, Aslan (sämtliche Befragte), Kartal (95 %), Assion (74 %) und Röder und Opalic (ca. 50 %) ist wahrscheinlich damit zu erklären, dass erstens die an der Untersuchung beteiligten Therapeuten ausschließlich deutsche Kollegen waren, und – wie oben erwähnt – türkeistämmige Patienten vorsichtiger sind, den deutschen Kollegen mitzuteilen, ob sie von einem traditionellen Heiler behandelt worden sind. Zweitens ist die hier vorgenommene Untersuchung im Personenkreis von bereits erkrankten Patienten durchgeführt worden, und ist keine Stichprobe einer größeren allgemeinen türkisch-islamischen Bevölkerung, die auch nicht-erkrankte Teilnehmer einschließt. Stöckigt und Machleidt sind der Ansicht, dass Medizinsysteme immer von den bestehenden Weltbildern der jeweiligen Kulturen geprägt sind. Danach nehme im Durchschnitt 80 % der Bevölkerung Afrikas traditionelle Medizin in Anspruch (Stöckigt & Machleidt 2011, S. 458).

Die Inanspruchnahme eines traditionellen Heilers tritt häufig bei chronisch erkrankten Patienten auf und scheint Ausdruck von Verzweiflung, Enttäuschung und Orientierungskrise bei bisher misslungener Heilung zu sein. In einem länger andauernden Krankheitszustand wird die Behandlung durch einen traditionellen Heiler als Hoffnung auf Gesundung angesehen. Zwei Aspekte der Inanspruchnahme treffen bei den entsprechenden Patienten zusammen: In einigen seltenen Fällen werden traditionelle Heilverfahren als Alternative zum modernen Behandlungsverfahren bevorzugt, also häufiger in Anspruch genommen. In der Regel werden jedoch beide Heilverfahren parallel in Anspruch genommen. Dieses scheinbar widersprüchliche Verhalten könnte aus dem gleichzeitigen Vorhandensein unterschiedlicher Krankheits- und Heilungsvorstellungen abgeleitet und erklärt werden.

Die interviewten Therapeuten berichten von Schwierigkeiten, die traditionell/religiös geprägten Krankheits- und Heilungsvorstellungen ihrer Patienten zu verstehen und darauf entsprechend zu reagieren: »*Bei allem Bemühen, was über die*

Religion und die Kultur zu erfahren und auch meinem persönlichem Bemühen, was über die politischen Hintergründe des jeweiligen Landes zu wissen, kann das natürlich nur bruchstückhaft sein, sodass da doch oft Probleme im Verständnis auftreten, einfach weil ich die Hintergründe nicht so durchschauen kann«.

Wenn es um religionsspezifische Fragen geht, sprechen die Therapeuten einerseits von Gleichheit bzw. Gleichbehandlung: *»Im Prinzip erlebe ich sie nicht anders. (...) genau wie der islamische Glaube die Inhalte islamischer Patienten beeinflusst, findet sich das genauso bei den anderen Religionen auch, also da würde ich keinen großen Unterschied sehen«.* Andererseits werden die Schwierigkeiten hervorgehoben, religiöse und kulturelle Einflussfaktoren zu verstehen: *»... also es ist ja z. T. ein sprachliches Problem, aber z. T. kommt man ja bei allem Bemühen nicht so hinter diese kulturellen Einflussfaktoren und religiösen Einflussfaktoren, wie man das gerne hätte«.* Dabei geht es u. a. um die Vorstellungen, die die Patienten aus dem islamischen Kulturkreis über die Krankheit und deren Behandlung haben. *»Oft ist es ja nicht nur der Patient, sondern auch die Familie, die dann im Hintergrund den Patienten zu bestimmten Dingen bewegen möchte, z. B. zum Hodscha zu gehen«.* Für Herrn Lang ist es wiederum nicht von Bedeutung, wenn Patienten aus dem islamischen Kulturkreis traditionell magische Krankheitsvorstellungen besitzen. *»Auch viele Deutsche haben manchmal merkwürdige subjektive Anatomievorstellungen. Das ist also nicht jetzt 'ne Besonderheit von Migranten«.*

Bei der Frage nach der Religionsangehörigkeit der Patienten wird eine schwankende Einschätzung der Bedeutung diesbezüglich bei den Therapeuten im Quervergleich der Interviews sichtbar. Ein Pol kann als »Überbetonung der religiösen Zugehörigkeit« bezeichnet werden, entgegengesetzt existiert der Pol der »Verleugnung religionsspezifischer Unterschiede«. Nach Meinung von Frau Klein gibt es große Unterschiede, je nachdem, ob jemand aus einem islamischem Kulturkreis stammt oder nicht: *»... alleine, was das Rollenverständnis von Mann und Frau angeht. Also – da sehe ich so die gravierendsten Unterschiede. Ja«.* Nicht aus ihren eigenen Gesprächen und Erfahrungen, jedoch durch Erzählungen von anderen Kollegen habe sie erfahren, *»dass die Frauen dort eine sehr viel untergeordnetere Rolle spielen, als sie in unserer Gesellschaft spielen und sich da auch – in meinen Augen – bereitwilliger unterordnen (...), es ist einfach selbstverständlich, sich da bestimmten Dingen unterzuordnen, oder auch zum Beispiel der Umgang mit Gewalt, was ich mitbekommen hab, dass Schläge (...), gibt's sicherlich auch bei deutschen Patientinnen (...), Gewalt zu einer Beziehung dazugehört, aber gerade bei islamischen, also bei Frauen mit islamischem Hintergrund das noch viel mehr geduldet wird und es ganz schwer ist, diese Strukturen aufzulösen, dass wir uns da oft sehr hilflos fühlen. (...). Da kriegt man einfach keinen Fuß rein«.* Diese Äußerungen hinterlassen den Eindruck, dass hier gedanklich eine Stereotypenbildung erfolgte bzw. Meinungen anderer in generalisierter Weise angenommen wurden, die nicht einmal auf dem Boden eigener therapeutischer Erfahrung überprüft wurden (Vorurteilsbildung). Frau Ruppert nimmt eine ähnliche Haltung ein, indem sie davon ausgeht, dass Männer aus dem islamischen Kulturkreis nicht zu ihr als weibliche Therapeutin in Behandlung kommen. *»Ich glaube nicht, dass sie als Männer zu mir als Frau gekommen wären, weil ich als Frau über Männer nichts zu sagen habe in dem Kulturkreis. (...) Zum Beispiel habe ich eine Frau, die mit 'nem kurdischen Mann ver-*

heiratet ist, und es ist immer wieder das Thema, ob die Männer nicht auch was machen sollen oder so, und dann heißt immer – eh – erstens würde ein Mann nicht zum Psychologen gehen und zweitens nicht zu 'ner Frau. Also da werde ich auch nicht ernst genommen«. Erstens existieren für diese und ähnlich verallgemeinernde, vorurteilsbehaftete Einstellungen keine Belege aus der Praxis, und zweitens sind die Gründe für eine seltene Inanspruchnahme von männlichen Migranten vielfältig. Wenn ein solcher Fall auftritt, dass ein Therapieangebot einer deutschen Therapeutin ausgeschlagen wird, so bedarf dies einer gründlichen Analyse. Dabei spielen u. a. kulturelle, sprachliche, religiöse und traditionelle Aspekte eine Rolle.

Als emanzipierte Frau aus dem islamischen Kulturkreis fühlt sich Frau Efe durch die kulturellen Anforderungen der Religion, in der die Frau eine untergeordnete Rolle spielt, eingeengt und kann deshalb ihre eigenen Ansprüche und Vorstellungen, die sie an ihr Leben stellt, nicht verwirklichen: *»… also meine erste Therapeutin war eine Deutsche, und dann bin ich beim Herrn* (Name des türkischsprachigen Psychotherapeuten, Verf.) *gewesen, das ist ein Türkisch sprechender Therapeut, (…) aber das war (ein Mann)… ich konnte zwar viele Sachen mit ihm besprechen, ich hab mich auch eigentlich wohl gefühlt, aber bis zu dem Punkt, dass der Herr* (Name des türkischsprachigen Psychotherapeuten, Verf.) *ein männlicher Therapeut ist, und – eh – dass er irgendwie ja, die Autorität über mich haben möchte, dann wollte ich zu einem deutschen Therapeuten gehen«.* Sie geht zwar zu einem männlichen muttersprachlichen Psychotherapeuten, kommt aber, ihrer Ansicht nach, mit seinen »traditionell geprägten« Umgangsweisen nicht zurecht und wendet sich aus diesem Grunde an einen deutschen Psychotherapeuten.

Auch Herr Kaya, der sich nicht als sehr gläubig bezeichnet, lehnt sich an die Religion seines Herkunftslandes an und hebt religions- und kulturspezifische Unterschiede hervor. *»Eh (…), ich bin nicht ein sehr gläubiger Mensch. Aber natürlich hat die Religion eine Auswirkung auf unsere Sitten und Gebräuche. (…) unser Benehmen und unsere Ethik ist eine andere«.*

Die Therapeuten und Patienten heben aus unterschiedlichen Gründen die Bedeutung der Religion hervor. Das Zurückgreifen der Patienten auf religiös/traditionell gefärbte Herkunftsnormen, die nach Bedarf übernommen oder abgelehnt werden, kann als Widerstand gegen die Aufarbeitung ihrer unbewussten Konflikte verstanden werden. Auch im Phänomen der Therapeutenwanderschaft und der Zuflucht bzw. dem Festhalten an einer Krankheit zeichnet sich eine Konfliktvermeidung und -verlagerung ab, die es im therapeutisch interaktionalen Kontext aufzudecken und aufzuarbeiten gilt.

Die Therapeuten stoßen in der Arbeit mit Migranten islamischer Herkunft häufig auf ihre Grenzen, weil sie u. a. aufgrund mangelnder Kenntnisse von Hintergründen und Zusammenhängen unsicher sind. Sie greifen auf vorschnelle Erklärungsmuster zurück, die oft mit Stereotypen behaftet sind. Die Orientierung an unterschiedlichen kulturellen, religiösen und traditionellen Normen muss in der Therapeut-Patient-Interaktion prinzipiell nicht als ein störender Faktor betrachtet werden. Dass es Unterschiede gibt, die zu Missverständnissen führen können, kann selbstverständlich nicht abgestritten werden. Aber diese können im therapeutischen Kontext thematisiert, aufgeklärt und aufgearbeitet werden und somit die therapeutische Interaktion bereichern.

Mit den folgenden drei Kasuistiken sollen religiöse Missverständnisse im Kontext der stationär psychiatrischen Behandlung illustriert werden.

Fallbeispiel: »Psychose oder Glaubensüberzeugung?«

Herr D. kommt aus einem afrikanischen Land und ist nach traditionell-islamischen Wertvorstellungen erzogen worden. Mit der Diagnose »Psychose aus dem schizophrenen Formenkreis« wurde der Patient mehrere Monate in einer psychiatrischen Klinik stationär untergebracht und mit Neuroleptika behandelt. Im Laufe der Behandlungszeit war der Gesundheitszustand des Patienten sehr schwankend. In Zeiten, in denen es ihm verhältnismäßig gut ging, las er im Koran. Obwohl er medikamentös gut eingestellt war, wurde er für längere Zeit klinisch als produktiv-psychotisch eingeschätzt, weil er »Selbstgespräche« führte. Dies interpretierte man als ein Zeichen der psychotischen Symptomatik. Folglich erhöhte man bzw. stellte man die Medikamentendosis entsprechend um. Nachdem ein aus dem islamischen Kulturkreis stammender Psychotherapeut zur Behandlung hinzugezogen worden war, stellte sich heraus, dass es sich bei der klinischen Urteilsbildung einer floriden Symptomatik bei dem Patienten um ein Missverständnis handelte. Das von außen als »Selbstgespräch« beobachtete Verhalten war nichts anderes als der Ausdruck der Glaubensüberzeugung des Patienten. In seiner aktuellen Situation musste er als Muslim 99-mal am Tag einen bestimmten Koranvers rezitieren und bei Allah um Vergebung zu bitten, in der Hoffnung, gesund zu werden. Die Selbstgespräche waren also nicht Anzeichen für krankhaftes, psychotisches Verhalten, sondern Anzeichen dafür, dass er auf dem Wege der Genesung war, nämlich Einsicht in seinen Erkrankungsprozess besaß (was bei akuten Psychosen nicht der Fall ist).

Dieses Beispiel zeigt sehr eindrucksvoll, dass kultur- und religionsspezifische Missverständnisse, je nach Kontext (z. B. in der Psychiatrie), schwerwiegende Behandlungsformen, wie unnötige bzw. fehlerhafte Medikationsverabreichung, Zwangsbehandlung, Fixierung usw. zur Folge haben können.

Fallbeispiel: »Wenn ich morgen noch lebe«

Ein deutscher Psychiater rief in einem psychiatrischen Krankenhaus den muttersprachlichen Psychotherapeuten an und sagte, dass er einen muslimischen Patienten in eine geschlossene Station verlegen müsse, weil er suizidal sei. Da der muttersprachliche Psychotherapeut etwa eine Stunde vor diesem Anruf mit dem Patienten gesprochen hatte und keinerlei Anzeichen für Suizidalität eruiert hatte, fragte er nach, was genau geschehen sei. Der Psychiater antwortete: »Er sagt, er wird morgen nicht mehr leben«. Daraufhin bat der muttersprachliche Therapeut seinen Kollegen, die genaue Wortwahl des Patienten im geführten Dialog wiederzugeben. Der Psychiater entgegnete hierauf, er habe am Ende des Gesprächs den Patienten mit den Worten »Auf Wiedersehen, wir sehen uns morgen.« verabschiedet. Darauf habe der Patient geantwortet: »Ja, wir sehen uns, wenn ich morgen noch lebe.«

Diese Aussage hatte der Kollege als Suizidalität gedeutet. Der Patient ist aber ein gläubiger Moslem. Die Redensart, die der Patient selbst wortwörtlich ins

Deutsche übersetzt und gegenüber dem Psychiater geäußert hatte: »wenn ich morgen noch lebe«, beinhaltet die Überzeugung, dass er keine Aussagen über seine Zukunft machen darf. Die Zukunft obliegt allein der göttlichen Fügung. Ob er morgen noch lebt oder nicht, weiß nur Gott. Seiner Glaubensüberzeugung nach sündigt er, wenn er sich anders verhält.

Fallbeispiel: »Finden Sie bitte heraus, ob er ein ›Schläfer‹ ist«

Ein aus einem islamischen Land stammender Patient wurde von der Justizvollzugsanstalt in eine psychiatrische Klinik verlegt. Aus der Aktennotiz ging hervor, dass er ein Mitglied der Terrororganisation al-Qaida sein könnte. Er würde einerseits einen krankhaften Eindruck machen, andererseits aber würden seine Äußerungen darauf hindeuten, dass er ein »Schläfer« sei.

Die Gespräche der aufnehmenden und behandelnden Ärzte führten nicht zu einem eindeutigen diagnostischen Urteil. Ein Psychotherapeut islamischer Herkunft sollte nun herausfinden, ob der Patient ein Schläfer oder psychotisch Erkrankter war. Die diagnostische Aufklärung war überdies nicht nur von dringendem Interesse für die fachliche Leitung der Klinik, die eine eventuell in Frage kommende Verlegung zu entscheiden hatte, sondern auch für einige in- und ausländische Geheimdienste.

In einem etwa 15-minütigen Gespräch stellte sich heraus, dass der Patient unter einer paranoid halluzinatorischen Psychose litt. Er gab sich als Kämpfer der islamischen Religion aus, der bereit sei, für Gott, die Gerechtigkeit und Verbreitung des Islam zu sterben. Seine Äußerungen waren ausschließlich psychotisch motiviert und für einen Kenner des Islam fern von jeglicher Realität.

Um in dem beschriebenen Fall Psychotisches von Nichtpsychotischem unterscheiden zu können, musste der diagnostizierende Therapeut sich nicht nur mit der islamischen Religion auseinandergesetzt haben, sondern auch die von den sogenannten Kämpfern (al-Qaida etc.) verwendeten religiösen Parolen kennen.

2.5 Ethnische Missverständnisse

Neben kulturellen, sprachlichen und religiösen Aspekten haben auch die ethnischen Missverständnisse im interkulturellen Kontext und somit auch in der interkulturellen therapeutischen Interaktion eine große Bedeutung.

Häufig werden ethnische Aspekte unter dem Stichwort »Kultur« subsumiert und in weiteren Überlegungen nicht differenziert berücksichtigt. Dies führt dann, wenn Migranten aus spezifischen Herkunftsländern und Gebieten stammen, zu vereinfachten und falschen Annahmen über deren kulturellen Hintergrund. So teilen beispielsweise türkeistämmige Migranten, besonders aus Ostanatolien oder der Osttürkei, zwar die kulturellen Werte weitestgehend miteinander, unterscheiden sich aber in ihrer ethnischen Herkunft sehr deutlich voneinander. So haben z. B. die

Kurden die kulturellen und religiösen Norm- und Wertvorstellungen mit den Türken gemeinsam, sprechen aber eine ganz andere Sprache und distanzieren sich von Türken und anderen türkeiansässigen Ethnien. Während die Kurden eine Sprache sprechen, die der indogermanischen Sprachfamilie zuzuordnen ist, gehört die der Türken der ural-altaischen Sprachfamilie an. Ethymologisch gesehen stehen die Kurden also den Deutschen näher als den Türken. Obwohl es – aus unterschiedlichen Gründen – nicht exakt feststellbar ist, leben über 20 Ethnien bzw. Volksgruppen in der Türkei. Dazu zählen Türken, Kurden, Zaza, Lasen, Tscherkessen, Araber, Bosniaken, Albaner, Georgier, Armenier/Hemşinli, Bulgaren/Pomaken, Aramäer, Tschetschenen, Griechen/Pontier, Juden, Roma sowie Angehörige von Türkvölkern (wie Aserbaidschaner, Mescheten, Turkmenen, Gagausen, Kasachen, Kirgisen, Kumyken, Usbeken, Uiguren), die besonders nach der Zerfall der Sowjetrepublik in die Türkei gesiedelt bzw. gebracht worden sind.

In Syrien (aus diesem Land stammen zur Zeit der Überarbeitung des Manuskriptes die meisten Flüchtlinge) leben unterschiedliche Ethnien wie Araber, Kurden, Armenier, Turkmenen, Tscherkessen, Aramäer, Assyrer und Palästinenser.

Die ethnischen Unterschiede der Migranten aus Ländern wie Syrien, Afghanistan, vielen afrikanische Ländern, Ex-Jugoslawien oder der Türkei spiegeln sich u. a. auch im interaktionellen Therapie- und Beratungskontext wieder. Manchmal tauchen beispielsweise Probleme auf, wenn ein bosnischer bzw. kroatischer Patient von einem serbischen oder ein kurdischer Patient von einem türkischen Therapeuten behandelt werden soll. Dies ist insbesondere der Fall, wenn es sich um Patienten handelt, die in ihren Herkunftsländern von Angehörigen der jeweiligen anderen Volksgruppe schwer traumatisiert wurden. In Deutschland leben nicht selten Ethnien und Volksgruppen, die in ihren Heimatländern gegeneinander kriegerische Auseinandersetzungen geführt haben. Bei der Behandlung von PTBS bzw. Traumafolgestörungen wie Depressionen, Angststörungen, Somatisierungsstörungen, Anpassungsstörungen, andauernde Persönlichkeitsveränderung nach Extrembelastung, dissoziative Störungen, emotional instabile Persönlichkeitsstörung (Borderline) etc. ist hierauf bei der Auswahl von Dolmetschern unbedingt zu achten.

Für einige Patienten, wie z. B. die interviewte Frau Efe, ist ihre ethnische Identität von großer Bedeutung. Sie gab gleich zu Beginn des Interviews zu erkennen: *»Ich komme aus der Türkei und bin kurdischer Volksabstammung«*. Sie wehrt sich gegen die weit verbreitete Annahme, dass jeder, der aus der Türkei kommt, ein Türke ist. Sie legt Wert darauf, als Kurdin und nicht als Türkin angesehen zu werden, auch wenn sie aus der Türkei stammt. Gleichzeitig wird im Interview ihre noch nicht abgeschlossene Identitätsfindung in ethnischer Hinsicht sichtbar, indem sie nämlich in ihren Ausführungen häufig zwischen Begriffen wie *»türkisch«*, *»kurdisch«*, *»türkische Kultur«*, *»türkisch/kurdische Kultur«* hin und her wandert. Den dynamisch wirksamen Konflikt löst sie letztlich mit der Erfindung des Begriffes *»Landstherapeuten«*. Diese Hilfskonstruktion bietet sich als Kompromiss zur Vermeidung »türkische« bzw. »kurdische Therapeuten« an und hilft ihr, vorübergehend zwischen türkisch und kurdisch nicht näher unterscheiden zu müssen.

Sie fühlt sich in ihrem ethnischen und kulturellen Anderssein nicht wahrgenommen und nicht verstanden: *»Ja, ich denke, also bei mir spielt die Sprache weniger ein Problem, also Sprachprobleme habe ich grundsätzlich nicht, aber ich denke, bei mir* *war das Problem halt die kulturelle und diese Herkunft (...), also meine Vorgeschichte* (Zugehörigkeit der kurdischen Minderheit in der Türkei, Verf.) *hatte eine große Rolle gespielt, dass ich mich da* (bei den deutschen Therapeuten, Verf.) *teilweise nicht verstanden gefühlt hab'«*. Obwohl Frau Efe seit ihrem fünften Lebensjahr in Deutschland lebt, hier in die Schule gegangen und aufgewachsen ist, identifiziert sie sich eher mit den aus dem Herkunftsland stammenden Therapeuten, mit denen sie eine gemeinsame Sprache, Kultur und Geschichte – bezogen auf das Herkunftsland – zu haben glaubt. *»Ja, obwohl ich hier in Deutschland aufgewachsen bin, habe ich mehr so das Bedürfnis, mit meinen Landstherapeuten – eh – die Sache abzuklären, weil ich mehr so das Gefühl habe, dass mein Landstherapeuten die ähnliche Geschichte durchgemacht hat, sich besser in meine Gefühle hineinversetzen kann. ... Man fühlt sich nicht fremd, ich denke, das ist das Wichtigste«*. Sie spricht in der »Ich-Form« und wechselt in das unpersönliche »man« über, wenn es um die »Fremdheit« geht. Sie ist hier aufgewachsen und fühlt sich in Bezug auf die therapeutische Beziehung im Unterschied zu den »*Landstherapeuten*« bei den »Nicht-Landstherapeuten« fremd. *»Man fühlt sich nicht fremd, ich denke, das ist das Wichtigste«*.

Auch die türkische Patientin Frau Anar argumentiert u. a. aus ethnischer Sicht, wenn sie sich nicht verstanden fühlt: *»Was zum Beispiel ein türkischer Lehrer versteht, wenn es um die Familie geht, versteht der deutsche Lehrer nicht. Das ist der Unterschied. Sie verstehen´s nicht«*. Hätte Frau Anar die Wahl, so würde sie zu einem muttersprachlichen Therapeuten wechseln, *»weil ich finde auch, dass er weiß, wie es in den türkischen Familien ist. Ich hab' das Gefühl, dass der mich besser verstehen würde«*. *»Wenn ich zu einem türkischen Psychologen gehe und wenn ich ihm erzähle, (...) kann er mich verstehen, weil er weiß, wie es ist, wie es in den türkischen Familien ist. (...) Das ist der Unterschied«*. Herr Kaya hebt die Unterschiede zwischen Herkunftsgesellschaft und Deutschland hervor. *»Unser Benehmen und unsere Ethik ist eine andere«*.

Die Therapeuten und Patienten sprechen zwar von kulturellen und religiösen Missverständnissen, gehen aber nicht näher auf die ethnischen Unterschiede und Missverständnisse ein. Obwohl das Thema unterschwellig mitschwingt, wird es nicht angesprochen. Auch hier herrscht Einigkeit zwischen Therapeuten und Patienten.

Frau Klein verwendet die Begriffe wie *»sich ärgern«*, *»sauer sein«*, *»stinkig sein«*, *»nicht verstehen«* können und *»ihr gegen den Strich gehen«*. Es stellt sich die Frage, wie sie mit diesem Patientenkreis einen neutralen Therapiekontext schaffen kann, in dem sie als Therapeutin und die Patienten sich nicht fremd fühlen.

Frau Ruppert nimmt keine Patienten an, die nicht integriert sind: *»Also das ist klar, dass da irgendwo´ne Barriere ist und dass jemand, der jetzt zu mir kommt, in vielerlei Hinsicht schon sehr weit eigentlich integriert sein muss (...) sonst kann ich ihn nicht aufnehmen«*. Mit den Migranten-Patienten, von denen sie nur wenige behandelt, geht sie vorsichtig um, sie gewährt ihnen sogar Privilegien: *»Bei Ausländern bin ich also bei manchen Sachen halt geduldiger. (...) Und da würde ich bei deutschen Patienten schneller – eh – mich abgrenzen. Also ich würde schneller sagen, das ist eigentlich nicht meine Aufgabe, du bist selber verantwortlich usw. Und da bin ich zurückhaltender bei ausländischen Patienten.«*. Hier besteht die Gefahr, dass diese Patienten von ihr besondere Vorrechte bekommen und sie sich eher vorsichtiger bei einer eigentlich notwendigen Konfrontation verhält.

Therapeuten mit Barrieren gegenüber ethnischen und kulturellen Verschiedenartigkeiten rufen bei Patienten Reaktionen hervor, sich nicht verstanden zu fühlen. Therapeuten, die mit Migranten arbeiten, sollten sich im Klaren über das Fremde sein, dem sie sich gegenübergestellt sehen, sonst scheint es für die Patienten unüberwindbar, ihr eigenes Fremdheitsgefühl zu erleben und zu bearbeiten.

Obwohl die Ethnizität in irgendeiner Form immer mitschwingt, scheinen sowohl die Patienten als auch die Therapeuten das Wort »Ethnie« zu vermeiden. Sie gehen damit vorsichtig um. Der Begriff ruft irgendwie ein Gefühl des Unbehangens hervor. Häufig wird anstatt »Ethnie«, »Ethnizität« und »ethnischen Aspekten« von »Kultur« bzw. »kulturellen Aspekten« usw. gesprochen. Gemeint ist aber dabei oft »Ethnie« bzw. »ethnische Aspekte«.

Dies kann eventuell damit zusammenhängen, dass sowohl im Herkunftsland der interviewten Patienten als auch in Deutschland das Wort »Ethnie« eher negativ besetzt ist. Die Geschichte beider Länder (Deutschland und Türkei) ist mit nicht verarbeiteten negativen Erfahrungen belastet. Die »ethnische Säuberung« in Europa ist noch sehr lebendig in aller Erinnerung, und die historische Befangenheit erschwert den Gebrauch und Umgang dieses Wortes. Die Patienten scheinen aufgrund ihrer Diskriminierungserfahrungen, dem jahrelangen Assimilationsdruck in der Diaspora und möglicherweise auch im Herkunftsland befangen zu sein. Beidseitige kollektive Verdrängungen zeigen – wie in vielen Bereichen des gesellschaftlichen Zusammenlebens – auch im interaktionalen therapeutischen Prozess ihre Auswirkungen.

Sowohl bei den Therapeuten als auch bei den Patienten sind nicht verarbeitete unbewusste Wirkungsmechanismen (Sperren) vorhanden, die einen unbefangenen Umgang mit ethnisch bedingten Aspekten in der Therapie erschweren: »Ethnische Unterschiede zwischen Patienten und Therapeuten gehören zu den am meisten gemiedenen Themen der Behandlung (Addision 1977) – gewöhnlich mit abträglichen Resultaten für den Patienten« (Salvendy 2001, S. 105). Vorurteile und Stereotypien einerseits, aber auch Übertragungen und Gegenübertragungen machen es Therapeuten und Patienten schwer, eine kultursensible und einfühlsame Verständigung zu schaffen.

An dieser Stelle muss aber auch darauf hingewiesen werden, dass es kaum möglich ist für einen deutschen Therapeuten, auch die ethnischen Differenzen gebührend zu würdigen, dazu ist ja intensive Auseinandersetzung und sehr viel Wissen erforderlich.

Bei den Äußerungen der Patienten sind neben den im interaktionellen Kontext deutlich werdenden reellen Schwierigkeiten auch häufig Abwehrmechanismen wie Polarisierung, Intellektualisierung, Projektion und Verneinung zu beobachten. Manchmal werden Vorurteile und Stereotypien auf den Therapeuten projiziert und Unterschiede vorgeschoben, wo eigentlich keine sind. »Die Therapeuten sollen gewarnt sein, dass Minoritätenmitglieder die Realität ethnischer Diskriminierung in den Dienst des Widerstandes stellen können (Kiebel 1972). Hinter den Fragen ›gewöhnlicher‹ Diskriminierung können sich auch verborgene und ungelöste Probleme verbergen (Fenster 1996). So vermag elterliche Zurückweisung für die Gruppe als ethnische Diskriminierung dargestellt werden« (ebd.).

Um den therapeutischen Bedürfnissen der Patienten gerecht werden zu können, müsste auch der ethnischen Realität der Patienten entsprechend Bedeutung beigemessen werden. Dann stellt die Zugehörigkeit von Therapeuten und Patienten zu unterschiedlichen Kulturen und Ethnien keine Einschränkung, sondern eher eine Bereicherung im therapeutischen Kontext dar. Es darf nicht in Vergessenheit geraten, dass die von Grawe formulierten Wirkfaktoren der allgemeinen Psychotherapie (Resssourcenaktivierung, Problemaktualisrung, aktuelle Hilfe zur Problembewältigung und motivationale Klärung) auch in der interkulturellen Psychotherapie Gültigkeit haben (vgl. Grawe 1995, zit. nach Machleidt & Passie 2011, S. 455).

2.6 Zusammenfassung der Auswertungsergebnisse in Form von Übertragungsbereitschaften (Vorannahmen)

2.6.1 Übertragung/Gegenübertragung sowie Vorannahmen einheimischer Therapeut gegenüber Migranten-Patient

In den Kernsätzen der Therapeuten wurden sowohl abgewehrte Konflikte als auch die innere Grundhaltung deutlich. Einige Beispiele:

Gleichbehandlungsmaxime

- »Ich behandle alle Patienten gleich«. »Ich mache keinen Unterschied«, »Bei gestellter Diagnose behandle ich alle Patienten gleich«
- »Gleich ob der Patient Migrant ist oder einheimisch, das spielt überhaupt keine Rolle«

Diese Aussagen vermitteln ein Bewusstsein für Gerechtigkeit und den Wunsch nach Verteidigung der Ehre des Berufstandes, strahlen darüber hinaus auch Einstellungen von Überlegenheit, Dominanz, Kontrolle und Disziplin aus. Die »gleiche Schablone« soll für unterschiedliche Patienten angewendet werden:

- »Unabhängig von Sprachkenntnissen kann ich mit jedem Patienten kommunizieren und eine Verständigung schaffen«
- Irgendwie-Methode: »Wir kriegen irgendwie hin«
- »Es ist nicht so selten, dass eine falsche Diagnose gestellt wird«

Aber auch die Schwierigkeiten im Umgang mit Migranten-Patienten werden eingeräumt:

- »Migranten-Patienten sollen von Migranten-Therapeuten behandelt werden«
- »Niedergelassene Ärzte schicken Migranten weg bzw. überweisen zu anderen, weil/wenn es sich nicht rechnet und zu kompliziert ist, ja«.

- »Ich weiß es nicht, was richtig, was falsch, was normal, was nicht normal ist«
- »schwierig und nervig und mühselig, mit Migranten-Patienten zu arbeiten«
- »Ich habe Schwierigkeiten, den Migranten-Patienten zu verstehen«
- »Das geht mir gegen den Strich, ich verstehe es nicht«
- »sich ärgern, sauer sein, stinkig sein«
- »Keine Patienten behandeln, die nicht weitgehend integriert sind«

Abgewehrte Affekte

In den Äußerungen der Therapeuten werden eine Reihe von abgewehrten Affekten deutlich:

- Schuld
- Angst
- Ohnmacht
- Gefühl der Ungerechtigkeit den Migranten-Patienten gegenüber
- Phantasierte Benachteiligung der Migranten
- Unsicherheit
- Unterdrückte Aggressionen
- Inkompetenz
- Wut
- Ärger
- aggressive Impulse
- Wertung

Die Abwehr findet statt durch:

- Gleichmachung
- Verharmlosung
- Bagatellisieren
- Verleugnung
- Vermeidung
- Projektion
- Ignorieren (abschieben, von sich weisen)
- Korrektheit, Gerechtigkeit
- Fach- und Sachwissen
- Aggressionshemmung
- Berufsideologie
- Rechtfertigungsdruck
- Verallgemeinerung, Pauschalisierung und Relativierung
- Rechtfertigung durch äußere Umstände (Rahmenbedingungen, Dolmetscher, Muttersprachler usw.: »Ich verstehe den Migranten-Patienten nicht«)
- Omnipotenzphantasien
- Wertung
- Projektion
- Therapieabbruch

Hilfreiches Vorgehen

Ein hilfreiches Vorgehen, um die Zusammenarbeit des Therapeuten mit dem Migranten-Patienten erfolgreich zu gestalten, zeichnet sich durch folgende Aspekte aus:

- Flexibilität
- Neugierde
- Bereitschaft
- Offenheit
- Anerkennung Wertschätzung
- Positiver Kommunikationsstil
- Interkulturelle therapeutische Kompetenz
- Benennung der ethnisch-kulturellen und religiösen Unterschiede
- Berücksichtigung kulturspezifische Besonderheiten
- kultursensitive und aktive Interventionen
- Vermeidung von Überbewertung bzw. Unterbewertung der kulturellen, ethnischen und religiösen Differenzen
- Empathie und Einfühlungsvermögen
- Kultursensible bzw. migrationsspezifische Anamneseerhebung
- ressourcenorientiertes Vorgehen unter Berücksichtigung kohäsiver Strukturen
- Selbstreflexion bzw. Reflexionsfähigkeit
- Bereitschaft, sich auf das interethnische Setting einzulassen
- Überwindung der eigenen Fremdheitsgefühle
- Überprüfung der Therapieziele in Bezug auf ihre Tragbarkeit seitens des Patienten, der Bezugspersonen und in der Familie
- Berücksichtigung der kohäsiven Strukturen und Bearbeitung des Autonomie-Abhängigkeits-Konfliktes (z. B. vor Trennungsempfehlungen)

2.6.2 Übertragung/Gegenübertragung sowie Vorannahmen Migranten-Patient gegenüber einheimischen Therapeuten

Auch in den Interview-Aussagen der Migranten-Patienten werden in bestimmten, signifikanten Aussagen innere Einstellungen und abgewehrte Konflikte deutlich.

Innere Konflikte der Migranten-Patienten

Zu den typischen Konflikten gehören:

- Autonomie - Abhängigkeitskonflikt
- Versorgungs- und Autarkiekonflikt
- unbearbeitete Trennungserlebnisse
- Ungerechtigkeitsgefühl gegenüber der Gleichbehandlung

- Versorgungskonflikt
- Selbstwertkonflikt
- Narzisstische Kränkung

Folgende Aussagen verdeutlichen diese Konflikte:

- »Deutsche Therapeuten behandeln mich gleich, wie alle anderen, sie sehen und erkennen meine Andersartigkeit, meine Besonderheit nicht«
- »Deutsche Therapeuten verstehen mich nicht«
- »Unser Erziehung, unsere Kultur usw. ist anders«
- »Deutsche Therapeuten schicken mich zu muttersprachlichen Therapeuten (Landestherapeuten)«
- »Ich möchte von muttersprachlichen Therapeuten behandelt werden«
- »Du bist der Einzige, der mich verstehen kann und mir helfen kann«
- »Muttersprachliche Therapeuten verstehen mich besser«
- »Muttersprachliche Therapeuten haben das Gleiche durchgemacht wie ich«

Abgewehrte Affekte

Folgende abgewehrte Konflikte werden offenbart:

- Wut
- Ärger
- aggressive Impulse
- Scham
- Trauer
- Hilflosigkeit
- Enttäuschung
- Ohnmacht
- Ausgeliefertsein

Die Abwehr findet statt durch:

- Konfliktverlagerung
- Verleugnung
- Vermeidung
- Therapeutenwanderschaft (»Keiner versteht mich«)
- Therapieabbruch (»Der Therapeut versteht meine Kultur und Religion nicht«)
- Projektion von Wut und Hilflosigkeit
- Idealisierung der Herkunftskultur
- kulturelle Unterschiede als Legitimation
- positive Übertragungsbereitschaft
- Rechtfertigung eigenen Handelns
- Verständigungsprobleme (z. B. sprachlicher Art)
- Ablehnung der kulturellen Normen der Wahlheimat

- Idealisierung
- Antizipation
- Intensivierung der Affekte
- Suchen nach Gemeinsamkeiten mit türkeistämmigen Therapeuten (Schicksalsgenosse)

Hilfreiche Einstellungen

Folgende Einstellungen des Migranten-Patienten sind für eine erfolgreiche Therapie hilfreich:

- Trauerbearbeitung
- neue Beheimatung
- Verwurzelung
- Bereitschaft, sich auf das interethnische Setting einzulassen
- Bereitschaft, sich auf kulturelle Normen der Wahlheimat einzulassen
- Bereitschaft, sich auf den Therapeuten einzulassen
- Überwindung der eigenen Fremdheitsgefühle
- Aufklärungsarbeit
- Offener Kommunikationsstil
- Beachtung von kulturspezifischen Umgangsweisen (Begrüßungs- und Höflichkeitsrituale usw.)
- Klärung der Rollen- und Erwartungshaltungen
- Bearbeitung von aggressiven Impulsen
- Vermeidung von Unter- bzw. Überbewertungen der kulturellen, ethnischen und religiösen Differenzen
- Offenlegung und Bearbeitung der Konflikte
- Förderung der Reflektionsfähigkeit
- Konfrontation mit der zugrundeliegenden Problematik
- Bearbeitung von aggressiven Impulsen

Fasst man die Übertragungsbereitschaften und die Verständigungsprobleme zwischen Therapeuten und Patienten in unterschiedlichen Konstellationen zusammen, so lässt sich folgendes resümieren (Gün 2007, Erim 2009): Bei *einheimischen* Therapeuten wird der zentrale Konflikt in der Unterwerfung bzw. Kontrolle des Patienten gesehen. Bei der Übertragung des *ethnischen* Patienten auf den einheimischen Therapeuten geht es um Autonomie-Abhängigkeitskonflikte. Die Patienten erleben sich in ihrem Autonomiebedürfnis als illoyal, weil z. B. in der Herkunftskultur türkischer Migranten der Familienverbund höher bewertet wird als Getrenntsein und Individualismus. Die innere Formel würde lauten: »Ich kann mich nicht mit dem fremden (deutschen) Therapeuten verbinden und meine Familie verraten.« Die abgewehrten Affekte sind aggressive Impulse wie Wut, Schuld und Scham. Die Abwehr wird durch Verleugnung eigener aggressiver Abgrenzungswünsche geprägt und die Trennungsimpulse können auf den Therapeuten projiziert werden: »Der Therapeut will, dass ich mich von meiner Familie trenne.« Wegen den damit verbundenen großen Schuld- und Schamgefühle kann diese Übertragung so ausagiert werden, dass die Trennung statt von Partner/Familie vom Therapeuten erfolgt. Berücksichtigung finden müssen die kohäsiven familiären Strukturen und die Bearbeitung des Autonomie-Abhängigkeitskonfliktes von Trennungsempfehlungen durch den Therapeuten. Bei muttersprachlichen Behandlern besteht hingegen die Gefahr einer »kulturellen Symbiose« zwischen Therapeut und Patient mit ihren ganz eigenen Dynamiken (Machleidt und Gün 2011, S. 408).

3 Gesundheitsversorgung der Migranten in Deutschland

3.1 Datenlage zur Gesundheitssituation der Migranten

Laut Migrationsbericht des Bundesamts für Migration und Flüchtlinge (BAMF) hatten im Jahr 2014 von 80,9 Millionen Einwohnern in Deutschland etwa 16,4 Millionen (20,3 %) Personen und damit ein Fünftel der Bevölkerung einen Migrationshintergrund (im engeren Sinne). Insgesamt sind etwa 44 % (7,2 Millionen) der Bevölkerung mit Migrationshintergrund ausländische Staatsangehörige und 56 % (9,2 Millionen) Deutsche. Bei Kindern unter zehn Jahren besitzt etwa ein Drittel einen Migrationshintergrund. Zwei Drittel der Personen mit Migrationshintergrund sind selbst zugewandert (erste Generation), während knapp ein Drittel bereits in Deutschland geboren wurde (zweite oder dritte Generation). Das Statistische Bundesamt zählt zu den Personen mit Migrationshintergrund »alle Ausländer und eingebürgerte ehemalige Ausländer, alle nach 1949 als Deutsche auf das heutige Gebiet der Bundesrepublik Deutschland Zugewanderte, sowie alle in Deutschland als Deutsche Geborenen mit zumindest einem zugewanderten oder als Ausländer in Deutschland geborenen Elternteil« (BAMF 2016).

Über die gesundheitliche Situation der Migranten stehen keine verlässlichen Daten zur Verfügung. »Ein großes Problem ist, dass in vielen Datenquellen keine hinreichenden Informationen zum Migrationshintergrund zu finden sind. In der amtlichen Statistik beispielsweise wird nur die Staatsangehörigkeit berichtet, die nicht identisch mit dem Migrationshintergrund ist (so erhielten etwa Aussiedlerinnen und Aussiedler bereits kurz nach der Zuwanderung den deutschen Pass). Angaben zur Sterblichkeit sind sogar nur nach deutscher und nicht-deutscher Staatsangehörigkeit (ohne weitere Unterteilung) aufgegliedert.« (Razum 2015). Dem Autor sind lediglich drei Untersuchungsberichte bekannt, die die Daten über die gesundheitliche Lage der Migranten repräsentativ miterfassen. Erste detaillierte Angaben dazu wurden 2005 im Mikrozensus erhoben. »Gesundheitliche Informationen gibt es im Mikrozensus allerdings nur zu den Themen Rauchen und Übergewicht. Auch im Sozio-ökonomischen Panel (SOEP), einer regelmäßigen Haushaltsbefragung, gibt es zwar detaillierte Informationen zum Migrationshintergrund, jedoch kaum Angaben zur Gesundheit (u. a. selbst berichtete Angaben zur Gesundheitszufriedenheit). Im Gegensatz dazu ist der Kinder- und Jugendgesundheitssurvey als beispielhaft hervorzuheben (KiGGS), wie der Migrationshintergrund in eine medizinische Untersuchung detailliert eingebunden werden kann.« (ebd).

Deutschlands größte Kohortenstudie, die NAKO Gesundheitsstudie (Nationale Kohorte), welche seit 2014 durchgeführt wird und 200.000 Menschen zwischen 20 und 69 Jahren zu ihrer gesundheitlichen Lage und ihren Lebensumständen befragen soll, nimmt die Migranten nicht explizit in die Studie auf. Dabei werden Krankheitsbereiche (wie zum Beispiel neurologische und psychiatrische Erkrankungen, Herz-Kreislauf-Erkrankungen, Krankheiten des Bewegungsapparates, Diabetes mellitus, etc.) untersucht, wo Menschen mit Migrationshintergrund erfahrungsgemäß besonders häufig betroffen sind und es eben wichtig für die Entwicklung von angemessenen Maßnahmen zur Verbesserung der Versorgung (i. S.v. Früherkennung, Vorbeugung und Behandlung) dieser Patientengruppe wäre, wenn auch diesbezügliche Daten und Erkenntnisse vorlägen.

Ein weiteres Problem besteht darin, dass die in diesem Bereich vorhandenen wenigen Untersuchungen schon einige Jahre zurückliegen, sodass ihre Ergebnisse nicht unbedingt auf die aktuelle Situation übertragbar sind. Außerdem waren sie häufig nicht als epidemiologische Studien angelegt, sodass die Möglichkeit zur Verallgemeinerung nicht besteht. Bedingt durch »erhebliche Defizite in der Datenlage« (Fischer 2000, S. 3), können weder auf Bundes- noch auf Landesebene genauere Angaben über den Ist- und Sollzustand gemacht werden. »Die routinemäßige Einbeziehung migrationsspezifischer Fragestellungen muss in Zukunft gewährleisten, dass wir die Diskussion über eine zeitgemäße gesundheitliche Versorgung der hier lebenden Migranten auf einer weiterreichenden empirischen Grundlage führen können, als dies bisher der Fall ist« (ebd.).

Auch zum Thema gesundheitliche Lage und Gesundheitsversorgung der in Deutschland lebenden Flüchtlinge liegen derzeit nur wenige Studien vor. Razum betrachtet es als ein Manko der Gesundheitsberichterstattung, »dass nur wenige Zahlen zur gesundheitlichen Situation von Asylsuchenden vorliegen. Über den Gesundheitszustand der sogenannten »irregulären« Migranten (Menschen ohne Papiere) gibt es fast keine Informationen. Hier ist dringend Abhilfe nötig. Auch muss die gesundheitliche Versorgung beider Gruppen dringend verbessert werden. Hier sind die im 10. Bericht der Beauftragten von 2014 vorgeschlagenen Maßnahmen, insbesondere ein uneingeschränkter Zugang zur Gesundheitsversorgung für Asylsuchende, zielführend« (Razum 2015).

Im Schlussbericht eines vom Bundesministerium für Bildung und Forschung geförderten Projekts wird folgendes festgestellt: »Obwohl Migrantinnen und Migranten vor allem in Großstädten einen großen Teil der Patientinnen und Patienten ausmachen, sind sie in der Versorgungsforschung bisher nicht angemessen repräsentiert, so dass kaum Kenntnisse über ihre Patientenbedürfnisse vorliegen« (Borde et al. 2003, S. 8).

Insgesamt lässt sich nach Razum feststellen, »dass die interkulturelle Öffnung bei der Datenerhebung für die Gesundheitsberichterstattung noch nicht weit genug geht« (Razum 2015).

3.2 Erhöhte Krankheitsrisiken bei Migranten im Verhältnis zu Deutschen

Die Europäische Region der WHO zählt die Migranten zu den besonders benachteiligten Bevölkerungsgruppen. Die soziale Benachteiligung in der Aufnahmegesellschaft, die sich in den spezifischen Lebens- und Arbeitsbedingungen der Migranten zeigt, wird auch in Bezug auf die Gesundheitsversorgung deutlich. Trotz jahrzehntelanger Migrationserfahrung kann in Deutschland noch nicht von einer Chancengleichheit in der Gesundheitsversorgung gesprochen werden.

Chancengleichheit in der Gesundheitsversorgung ist nach Whitehead nur dann gegeben, wenn gleicher Zugang zu und gleiche Inanspruchnahme von verfügbarer Versorgung bei gleichem Bedarf und gleicher Qualität für Einheimische und Zugewanderte gegeben ist (vgl. Whitehead 1990, S. 11). Die Chancenungleichheit der Migranten in den jeweiligen Aufnahmegesellschaften wird zunächst dadurch erkennbar, dass sie einer Fülle von Stressoren bzw. Begleitumständen ausgesetzt sind, die sich von denen der Einheimischen in Inhalt und Intensität unterscheiden (▶ Kap. 3.2, 3.3).

Die Gesundheitsversorgung der Migranten muss im Zusammenhang mit multiplen psychosozialen Faktoren betrachtet werden. Denn die psychosoziale Situation und die Probleme der Versorgung tragen wesentlich dazu bei, dass bei Migranten größere Erkrankungs- und Sterblichkeitsrisiken bestehen als bei der deutschen Vergleichspopulation (vgl. Collatz 1995, S. 31). Umso wichtiger ist es, dass die Gesundheitsdienste sich intensiver als bisher mit der Gesundheitssituation und Gesundheitsversorgung der Migranten auseinandersetzen und sich auf die spezifischen Bedürfnisse dieser Bevölkerungsgruppe hin umstrukturieren: »Unsere Strukturen im Gesundheitswesen sind, sowohl auf der Seite der Leistungserbringer als auch auf der Seite der Krankenkassen, zu wenig auf die spezifischen Bedürfnisse von Zuwanderern ausgerichtet« (Jordan 2000, S. 22).

Als besonderes Problem stellt sich bei der Auseinandersetzung mit dieser Problematik die defizitäre Datenlage dar. Obwohl zum Thema Gesundheitssituation und Gesundheitsversorgung der Migranten mittlerweile eine Reihe von Einzeluntersuchungen vorliegen, reichen sie bei Weitem nicht aus, eine aussagekräftige und verlässliche Gesamteinschätzung zu geben. Denn sie beziehen sich auf bestimmte ethnische Gruppen; sie sind auf regional bezogene Altersgruppen, Erkrankungsbilder und kleine Fallzahlen begrenzt; sie gehen von selektiven Erfahrungsberichten aus und neigen zu Generalisierungen, und es ist problematisch, die Ergebnisse der auf frühere Phasen der Migration bezogenen Untersuchungen auf die aktuelle Situation zu übertragen (vgl. Gesundheitsberichte NRW 2000, S. 9): »Auf der Basis der tatsächlich verfügbaren Informationen und Daten kann keine umfassende Beschreibung der gesundheitlichen Lage von Zuwanderern vorgelegt werden« (a. a. O., S. 131).

Die vorhandenen Studien, die sich mit der Gesundheitsversorgung und Gesundheitssituation der Migranten befassen, verweisen darauf, dass bei Migranten deutlich höhere Morbiditäts- und Mortalitätsrisiken festzustellen sind. Die gesundheitsfördernden Maßnahmen und die Informationen darüber sind eher mittelschichtorientiert und erreichen den größten Teil der Migranten nicht. Trotz deutlicher Defizite in den stationären und ambulanten Versorgungsbereichen ist keine durchgreifende strukturelle Verbesserung der gesundheitlichen Versorgung für spezifische Zielgruppen erkennbar.

Das Robert Koch Institut weist in Zusammenarbeit mit dem Statistischen Bundesamt in einem Bericht darauf hin, dass Menschen mit Migrationshintergrund im Vergleich zur Mehrheitsbevölkerung ohne Migrationshintergrund erhöhte Gesundheitsrisiken aufweisen können. »Dabei ist es nicht die Migration als solche, die krank macht. Es sind vielmehr die Gründe und Umstände einer Migration sowie die Lebens- und Arbeitsbedingungen von Menschen mit Migrationshintergrund in Deutschland, die zu einem schlechteren Gesundheitszustand führen können. Menschen mit Migrationshintergrund haben überdurchschnittlich häufig einen niedrigen sozio-ökonomischen Status, gehen einer die Gesundheit gefährdenden beruflichen Tätigkeit nach oder sind arbeitslos, oder leben in einer ungünstigen Wohnsituation. Jeder einzelne dieser Faktoren kann eine Beeinträchtigung der Gesundheit nach sich ziehen, ganz besonders gilt dies aber für das Zusammentreffen mehrerer dieser Faktoren.« (RKI 2008, S. 129)

Nach dem genannten Bericht haben Menschen mit Migrationshintergrund erhöhte Risiken für einige Gesundheitsprobleme, die in der deutschen Bevölkerung selten geworden sind (ebd.). Diese sind u. a.:

- Todesfälle im Zusammenhang mit der Geburt und im ersten Lebensjahr,
- Tuberkulose und einige andere Infektionskrankheiten,
- einzelne (seltene) erbliche Stoffwechselerkrankungen.

Darüber hinaus sind Menschen mit Migrationshintergrund spezifischen Gesundheitsrisiken ausgesetzt, die bei Deutschen ohne Migrationshintergrund nicht oder nur in Ausnahmefällen vorkommen:

- psychosoziale Belastungen durch Trennung von der Familie,
- psychosoziale Belastungen durch Fremdenfeindlichkeit,
- politische Verfolgung oder Folter im Herkunftsland.

Eine sozialempirische Studie (vergleichende Befragung) in Hamburg »weist ein höheres Vorkommen altersbedingter Krankheiten bei 55-jährigen und älteren ausländischen Staatsangehörigen im Vergleich zur 60-jährigen und älteren deutschen Bevölkerung aus, obwohl der Altersdurchschnitt bei den befragten Deutschen höher war« (RKI, 2008, S. 100). Auf die Frage nach der Art der Erkrankung als Behandlungsgrund wurden von den ausländischen Staatsangehörigen am häufigsten Herz-Kreislauf-Erkrankungen, Rheuma Mobilitätsbeeinträchtigung, Erkrankungen der Lunge/Atemwege, Erkrankung der Verdauungsorgane und Diabetes genannt. Im Vergleich mit der deutschen Bevölkerung wurden bis auf Schwerhörigkeit und Gehbehinderung fast alle Erkrankungen häufiger angegeben (vgl. ebd.).

In der genannten Studie wurde auch nach psychischen Problemen gefragt. »Die Symptome Schlaflosigkeit, Vergesslichkeit und Gereiztheit wurden von den ausländischen Befragten wesentlich häufiger berichtet als von den Deutschen. Die ausländischen Seniorinnen und Senioren gaben außerdem häufiger Probleme bei der Bewältigung von Alltagssituationen wie Treppen steigen, Einkaufen oder Körperpflege an.« (a.a.O. S 101)

Es ist müßig erneut darauf hinzuweisen, dass es sich natürlich bei den Migranten um eine heterogene Gruppe handelt, die sich u. a. nach Migrationsmotivation, sozioökonomischem Status, Herkunftsland, Generationszugehörigkeit, Bildungshintergrund, ethnischem und kulturellem Hintergrund, Aufenthaltsstatus sowie Gesundheitsverhalten und damit Gesundheitsproblemen unterscheidet.

Auf dem Symposium »Psychisch krank durch Migration? Perspektiven der Migrationspsychiatrie in Deutschland«, das am 12. September 2012 in Berlin stattfand, stellte die Deutsche Gesellschaft für Psychiatrie, Psychotherapie und Nervenheilkunde (DGPPN) ein Positionspapier zu diesem Thema vor. Ausgehend aus bisherigen empirisch-wissenschaftlichen Erkenntnissen zur Situation von Migranten im Gesundheitssystem stellte das Positionspapier von DGPPN (Nr. 14/ 13.09.2012) zusammenfassend folgendes fest (DGPPN 2012, Pape 2012):

- Die Menschen mit Migrationshintergrund in Deutschland leiden deutlich häufiger unter psychischen Erkrankungen als der Bevölkerungsdurchschnitt.
- Migranten sind deshalb häufiger arbeitsunfähig oder in Frührente.
- Das Erkrankungsrisiko steigt bei bestimmten Risikofaktoren wie zum Beispiel Vertreibung, Isolation, Asylverfahren, Armut, Heimweh, Sprachproblemen, Arbeitslosigkeit, schlechter Bildung und Wohnverhältnissen in sozialen Brennpunkten. Auch für bestimmte Störungen, wie akute oder posttraumatische Belastungsstörungen, ist das Erkrankungsrisiko höher.
- Frauen mit Migrationshintergrund sind besonders gefährdet, eine psychische Erkrankung zu entwickeln, auch wenn bisher noch keine belastbaren Zahlen über die geschlechtsspezifischen Auswirkungen der Risikofaktoren vorliegen.
- Die Suizidrate unter jungen Türkinnen ist doppelt so hoch wie im Durchschnitt ihrer Altersgruppe.
- Ältere Türkinnen leiden deutlich häufiger unter somatisierten Beschwerden, also Magen- oder Kopfschmerzen, für die es keine körperlichen Ursachen gibt.
- Auffällig häufig bei Menschen mit Migrationshintergrund aus der ehemaligen UdSSR sind zudem Alkoholabhängigkeit und Selbsttötungen.

Dazu führte der DGPPN-Präsident Peter Falkai auf dem Symposium aus: »Es kann nicht sein, dass wir ganze Bevölkerungsgruppen von einer optimalen medizinischen Versorgung ausschließen. Der Nationale Integrationsplan der Bundesregierung betonte bereits im Jahr 2007 die Gesundheitsförderung von Menschen mit Migrationshintergrund. Diesen gilt es endlich mit Leben zu füllen. Dafür müssen wir in den Kliniken organisatorisch und personell sicherstellen, dass die Patienten angemessen betreut werden« (zit. nach Pape 2012).

Multikulturelle Teams und fachlich geschulte Dolmetscher sind nach Ansicht der DGPPN dringend nötig, da es gerade bei psychischen Erkrankungen wichtig sei, in Diagnostik und Therapie kulturelle Prägungen zu berücksichtigen. Zudem seien sowohl kultur- als auch sprachgebundene Verständigungsprobleme beim Kontakt mit Patienten mit Migrationshintergrund häufig. Denkbar seien etwa Dolmetscherdienste von bilingualem Fachpersonal in größeren Kliniken. Inakzeptabel sei dagegen der Rückgriff auf ungeschultes Personal, Bettnachbarn oder Angehörige der Patienten als Übersetzer. Erschwert werde die Situation auch dadurch, dass ausländische Ärzte noch immer große Schwierigkeiten hätten, eine außerhalb Deutschlands erworbene Berufserlaubnis anerkennen zu lassen. Die Autoren fordern eine gesetzliche Regelung der Kostenübernahme von Dolmetschern. Genauso müssten für die Bildung multikultureller Teams mehr Mitarbeiter mit Migrationshintergrund eingestellt werden. Die DGPPN fordert, in den Kliniken Integrationsbeauftragte einzusetzen. Deren Aufgabe sei u. a., die wachsende Klientel mit Migrationshintergrund anzusprechen, zu gewinnen und angemessen zu versorgen (vgl. ebd.).

»Die Akteure des ambulanten vertragsärztlichen Sektors und der Krankenhäuser in somatischen, psychiatrischen und Rehabilitations-Bereichen sind – bis auf wenige Ausnahmen – nicht auf die Versorgung von Menschen anderer Kulturen und Sprachen vorbereitet. Die Sicherung interkultureller Kompetenz muss personell und organisatorisch verbindlich in das Ablaufsystem von Versorgern eingebunden werden. Ansonsten ist in zunehmendem Maße aufgrund der älter werdenden Migranten, der Leistungsverdichtung und Personalverknappung im ambulanten wie auch im stationären Bereich mit erheblichen Störungen in der Kommunikation und in den Betriebsabläufen zu rechnen. Dies wird sich auch auf die Behandlungsergebnisse auswirken« (DGPPN 2012).

Die Autoren des Positionspapiers (Schouler-Ocak M, Callies TI, Falkai P, Maier W) stellten fest, dass das psychiatrisch-psychotherapeutische Versorgungssystem unseres Landes trotz vielfältiger Bemühungen bisher nicht ausreichend in der Lage ist, die Menschen mit Migrationshintergrund angemessen zu versorgen. »Informationsbedingte, kulturelle und kommunikative Barrieren führen zu den seit langem bekannten Problemen von Unter-, Über- und Fehlversorgung von Menschen mit Migrationshintergrund mit dadurch erhöhten Kosten für Therapie und Pflege. Eine Versorgung, die die besonderen Bedürfnisse der Menschen mit Migrationshintergrund berücksichtigen will, benötigt klare strukturelle Rahmenbedingungen.« (ebd).

Bei der Lektüre des Positionspapiers der DGPPN von 2012 wird leider deutlich, dass sich die gesundheitliche Lage der Menschen mit Migrationshintergrund im zurückliegenden Vierteljahrhundert nicht wesentlich geändert hat. Denn schon 1995 führte der Bericht der Beauftragten der Bundesregierung für Ausländerfragen nach Auswertung verschiedener Studien und statistischer Daten folgende Schwerpunkte von Erkrankungen bei Migranten auf:

- höhere Rate von Suiziden und Suizidversuchen jüngerer Frauen
- häufigere Infektionskrankheiten der Atemwege, des Magen-Darm-Trakts und der Harnwege
- hohe Rate an Tuberkuloseerkrankungen
- häufigere Infektionskrankheiten bei Migranten-Kindern

- schlechterer Impfstatus bei Migranten-Kindern
- früher und häufiger auftretende chronische Erkrankungen
- erhöhte Unfallrate (Betriebsunfälle bei Erwachsenen und Verkehrsunfälle von Kindern)

Im Gesundheitsbericht Berlin wird festgestellt, dass in den letzten Jahren chronische Erkrankungen bei Migranten deutlich häufiger auftreten. Diese reichen von Stoffwechselerkrankungen und Allergien über körperliche Behinderungen bis zu altersbedingten Verschleißerscheinungen und chronischen Schmerzzuständen (vgl. Gesundheitsbericht Berlin 1995, S. 105).

Auch psychiatrische und psychosomatische Befindlichkeitsstörungen verbunden mit Ängsten, depressiven Störungen, Abhängigkeitskrankheiten und somatoformen Störungen sind bei Migranten stark erhöht. Diese Krankheiten sind im Vergleich zu deutschen Patienten wesentlich häufiger mit Schmerz verbunden, eher ganzkörperlich empfunden und werden von den Betroffenen wesentlich schwerer bewertet (vgl. Leyer 1991, S. 64 ff.).

Für Menschen, die aus einer stärker kollektivistischen Kultur kommen, die sich stärker an familiären, sozialen und gesellschaftlich strukturierten Werten orientiert, ist es nicht einfach, sich an eine stärker individualistische Kultur, bei der die Person selbst und die individuellen Werte im Vordergrund stehen, anzupassen. Dazu kommt die Einstellung des Aufnahmelandes, welche die Migranten früher hauptsächlich als Arbeitskräfte (Industrielle Reservearmee) betrachtete und heute je nach Motivation der Migration auch vorwiegend als Kriegsflüchtlinge, Wirtschaftsflüchtlinge etc. Beiden Betrachtungsweisen gemein ist ein Mangel an Wertschätzung des Menschen als Individuum. Diese – unpersönliche – Form von Anerkennung bedeutet für sie den Verlust der eigenen Identität. In ihrer Heimat hatten sie – trotz eventuell finanziellen Notstandes – eine individuelle und soziale Identität und dementsprechende Anerkennung. Eine neue Gesellschaft stellt Aufgaben, welche die mitgebrachten kollektiven und persönlichen Werte, auf denen man seine Identität aufzubauen versucht, in Frage stellen. Diese Situation stellt für Migranten eine psychische Belastung dar und führt zu innerseelischen Konflikten. Bei fehlenden oder mangelhaften individuellen Ressourcen an Verarbeitungs-, Kompensations- und Bewältigungsmöglichkeiten können diese Belastungen und Konflikte zu psychischen und psychosomatischen Störungen führen.

Ausgehend von den Ergebnissen der Stressforschung vertritt Mengistu die Ansicht, dass sich vor allem plötzlich auftretende, überraschende, einschneidende Lebensereignisse und Verluste, sowie chronische Stressoren in Zusammenhang mit alltäglichen Ereignissen und Freuden auf die Gesundheit der Menschen auswirken: »Dass MigrantInnen gegenüber Deutschen erhöhte Erkrankungsrisiken besitzen, wurde durch mehrere Studien auf internationaler und nationaler Ebene belegt« (Mengistu 2002, S. 91):

- höhere Raten von Totgeburten, Säuglings-, Kleinkinder- und Müttersterblichkeit (Weber 1990)
- höhere Raten von Infektionskrankheiten, Störungen im Magen-Darm-Bereich (Kliever 1992)

- höhere Rate von Erkrankungen des Stütz- und Bewegungsapparates (Weber 1990)
- höhere Raten von Arbeitsunfällen, Unfällen im häuslichen Bereich sowie von Verkehrsunfällen (Schwarze 1991)
- frühzeitiger auftretende chronische Krankheiten (Kliever 1992)
- häufigeres Aufsuchen gynäkologischer Notfallambulanzen (Pette 1998)
- doppelt so häufiges Auftreten von Schmerzsymptomen bei Ausländerinnen als bei deutschen Patientinnen (Zentralinstitut für die Kassenärztliche Versorgung in Deutschland 1998)
- stärkere Betroffenheit von Arbeitslosigkeit. Bei ausländischen Arbeitslosen zeigt sich eine weit stärkere Konzentration von gesundheitlichen Belastungen als bei anderen Bevölkerungsgruppen (Elkeles 1993), ausländische Arbeiter sind bereits im Alter von 40–50 Jahren (zehn Jahre früher als ihre deutschen Kollegen) von Invalidität betroffen (Rehfeld 1991)
- In Deutschland lebende Türken haben doppelt so häufig wie der Durchschnitt der deutschen Bevölkerung Diabetes mellitus. Zudem sind die in Deutschland üblichen Therapieangebote oft wenig wirksam, weil sie unterschiedliche Essgewohnheiten und die Besonderheiten von Mentalität, Kultur und Religion nicht beachten (Kölner Stadt-Anzeiger, 25.06.2007)
- höhere Sterberisiken unter den Zuwanderern im Alter von 65 bis 84 Jahren (Kohls 2011) (Analysen auf Grundlage der Daten der gesetzlichen Rentenversicherung zeigen, dass in dieser Gruppe vermutlich überproportional viele Personen zu finden sind, die im Rahmen der Gastarbeiteranwerbung mit Zuwanderung in den 1950er bis 1970er Jahren nach Deutschland kamen und dauerhaft belastende Beschäftigungen ausübten. Deren Sterberisiken nahmen folglich längerfristig zu.)

Der Berufsverband für Kinder- und Jugendpsychiatrie, Psychosomatik und Psychotherapie (BKJPP) weist darauf hin, dass die in Deutschland lebenden Kinder und Jugendlichen mit Migrationshintergrund ein erhöhtes Risiko für eine Depression, Abhängigkeitserkrankung, posttraumatische Belastungsstörung, ein psychosomatisches Leiden oder andere psychische Störungen haben. »Die Kinder und Jugendlichen aus Migrantenfamilien wachsen häufig in einem enormen kulturellen und emotionalen Spannungsfeld auf. Die Familien vertrauen sich in der Regel viel zu spät einem Arzt an« (Deutsches Ärzteblatt, 11.11.2013, Berlin).

Die Deutsche Gesellschaft für Sozialpädiatrie und Jugendmedizin (DGSPJ) fordert eine bessere medizinische Versorgung von Migrantenkindern in Deutschland. »Jungen und Mädchen mit ausländischen Wurzeln sind im deutschen Gesundheitswesen von Chancengleichheit noch weit entfernt. Es gibt viele sprachliche, kulturelle und bürokratische Barrieren, die einer angemessenen Teilhabe an notwendigen Leistungen des Gesundheitswesens entgegenstehen. 30 % der Kinder in Deutschland haben einen Migrationshintergrund. Im Vergleich zu deutschen Kindern sind diese Kinder häufiger von Übergewicht und Anämien (Blutarmut, Blutmangel) betroffen und leiden vermehrt an psychischen Störungen. Migrantenfamilien wissen häufig nichts über Angebote der Vorsorge und Prävention. In Kliniken fehlen Dolmetscher« (Kölner Stadt-Anzeiger, 09.12.2010).

3.2 Erhöhte Krankheitsrisiken bei Migranten im Verhältnis zu Deutschen

Matthias David, Leiter der Klinik für Frauenheilkunde an der Berliner Charité berichtete auf dem 8. Kongress »Armut und Gesundheit«, welcher im Dezember 2002 in Berlin stattfand, »von einem besonders hohen Krankenstand der Migrantinnen. Mehr als die Hälfte der Erste-Hilfe-Behandlungen entfielen auf Patientinnen ausländischer Herkunft, der Bevölkerungsanteil der Migranten im Einzugsgebiet der Klinik betrage aber nur ein Drittel. Häufig sei es wegen mangelnder Sprachkenntnisse nicht möglich, die Patientinnen über Notwendigkeit und Risiken von Operationen aufzuklären« (Kölner Stadtanzeiger 7./8.12.2002).

Nach Koch und Assion sind die Migranten eine Hochrisikogruppe für Schizophrenie. »Studienergebnisse stützen die These, dass – unabhängig von den biologischen Besonderheiten bestimmter Ethnien – durch Migration bedingte Stressfaktoren zum Krankheitsausbruch der Schizophrenie beitragen.«

Auch internationale Untersuchungen bestätigen, dass die Migration einer der Indikatoren ist, die die Entstehung und Entwicklung der Krankheiten begünstigen. Eine Erste systematische Untersuchung über die Häufigkeit von Schizophrenie bei Migranten wurde von Ödegaard (1932) durchgeführt. Sie fand gegenüber der einheimischen Bevölkerung eine 2-fach höhere Rate an schizophrenen Störungen unter der aus Norwegen in die USA eingewanderten Bevölkerung (zit. nach Koch/Assion 2011).

Untersuchungen Anfang der 1940er und 1950er Jahren ergaben höhere Schizophrenieraten unter der ausländischen, weißen Bevölkerung in New York und Auswertungen von Einweisungen in psychiatrische Krankenhäuser in England und Wales Anfang der 1970er Jahre weisen bei Migranten eine höhere Erkrankungsrate schizophrener Störungen nach (Cochrane 1971, zit. nach Koch & Assion 2011).

Nach Studien aus Großbritannien (1980er Jahren) sind die Einweisungsraten in psychiatrische Krankenhäuser wegen einer Schizophrenie unter Migranten, die einen afrokaribischen Hintergrund haben, besonders hoch (Littlewood & Lipsedge 1988), »was gleichermaßen sowohl für die 1. als auch 2. Generation gilt. Migranten der 2. Generation weisen sogar ein höheres Risiko auf, was als Hinweis der Bedeutung von sozialen Faktoren für die Manifestation von schizophrenen Erkrankungen gesehen werden kann« (Koch & Assion 2011).

Koch und Assion führen aus, dass das erhöhte Risiko für Migranten, an einer Schizophrenie zu erkranken, in einigen Arbeiten mit den Inzidenzraten in den Herkunftsländern verglichen wurde und bestätigte das höhere Schizophrenierisiko für die afrokaribische Bevölkerung nach der Umsiedlung (ebd).

Cantor-Graae u. Selten (2005) werteten alle zwischen 1977 und 2003 in Englisch publizierten und Medline-gelisteten Arbeiten zur Thematik in einer Metaanalyse aus. Dabei wurden 18 Studien aus England, Dänemark, Schweden, den Niederlanden und Australien berücksichtigt. Das relative Risiko für eine Schizophrenieerkrankung war für Migranten der 1. Generation geringer als für die Migranten der 2. Generation, für Migranten aus höher entwickelten Herkunftsländern geringer als für Migranten aus weniger entwickelten Herkunftsländern und für Menschen mit weißer Hautfarbe geringer als für Menschen mit schwarzer Hautfarbe (vgl. Koch & Assion 2011).

Eine Auswertung alter – detailliert geführter – Krankenhausakten von 2477 Patienten (Provinzial-Krankenhäuser von Britisch Columbia) zeigt, dass zwischen

1902 und 1913 nach Kanada ausgewanderte europäische Migranten (u. a. Deutsche Siedler) häufiger unter Schizophrenie litten als einheimische Kanadier (vgl. Smith/Boydell/Murray et al. 2006, zit. nach ebd.).

Eine europäische Studie belegt für marokkanische Migranten in den Niederlanden eine doppelt so hohe, bei türkischen Migranten sogar eine vierfach so hohe Depressionsanfälligkeit wie bei Niederländern, deren Familien dort schon länger verwurzelt sind (Frankfurter Allgemeine Sonntagszeitung, Wissenschaft, 09.03.2008).

Obwohl die Studienergebnisse inkonsistent sind, zeigt sich dennoch, dass mehrheitlich signifikant erhöhte Prävalenzraten psychischer Störungen sowie höhere Symptomausprägungen bei Migranten im Vergleich zu Einheimischen sowie bei Migrantinnen in Relation zu Migranten zu beobachten sind (Bermejo 2010, Glaesmer 2009, zit. nach Leidinger 2015).

Nach einer Untersuchung mit iranischen und deutschen Patienten in einer psychiatrischen Praxis stellt Leidinger folgendes fest: »Als wichtigste Ergebnisse sind die erwartet höhere Ausprägung von Depressivität, körperlichen und psychischen Beschwerden sowie posttraumatischer Belastung (bei Männern) und die unerwartet bessere Resilienz (bei den Frauen) in der Gruppe der iranischen Migranten im Vergleich zur deutschen Stichprobe zu nennen« (Leidinger 2015). Die in der genannten Studie beobachtete stärkere Symptombelastung des iranischen Patientenkollektivs sei konsistent mit Befunden aus Untersuchungen zu anderen ethnischen Minoritäten in Deutschland. »Beispielsweise wurde sowohl in klinischen als auch nichtklinischen Stichproben eine signifikant höhere Ausprägung depressiver (Morava & Erim 2014, Sariaslan, Morawa, Erim 2014), somatoformer (Schouler-Ocak, Bretz, Hauth et al. 2010) und posttraumatischer Symptomatik (Erim, Morawa, Özdemir et al. 2011) wie auch psychosomatischer Beschwerden (Bermejo, Nicolaus, Kriston et al. 2012) bei Personen mit türkischem Migrationshintergrund in Relation zu deutschen Vergleichsgruppen konstatiert« (ebd.).

Auch stellte eine andere schwedische Studie fest, dass Akkulturationsstress zu einem höheren Risiko, psychisch zu erkranken, als eine vorangegangene Gewalterfahrung führe (Sundquist, Bayard-Burfield, Johansson et al. 2000). Neben dem kulturellen und dem Migrationshintergrund sind also auch Variablen wie der sozio-ökonomische Status oder die mit dem Akkulturationsprozess assoziierten Aspekte (Sprachkompetenz, Akkulturationsstress, Diskriminierungserfahrungen, Akkulturationsstile) als mögliche Moderatorvariablen der psychischen Gesundheit zu berücksichtigen (vgl. Leidinger 2015). Personen mit Diskriminierungserfahrungen verfügen nach einer Untersuchung von Igel, Brähler & Grande (2010, zit. nach DGPPN 2012) über eine signifikant schlechtere Gesundheit.

In Untersuchungen, die sich mit der Einwanderung in die USA beschäftigen, werden die bei verschiedenartigen Migrantenpopulationen gefundenen Morbiditätsziffern anhand zweier Theorien diskutiert (vgl. Böker 1975).

In der *Selektionstheorie* wird postuliert, dass Individuen mit Neigung zu psychischen Störungen bevorzugt auswandern. Demnach entschließen sich jene Menschen zur Emigration, die sich im Heimatland nicht zurechtfinden konnten. Sie bringen eine Neigung zu psychischen Störungen von vornherein mit.

Die *Migrations-Stress-Theorie* geht davon aus, dass die Migrationssituation und die Anpassungsschwierigkeiten in einem neuen Kulturkreis für die Betroffenen so belastend sind, dass diese zur Entwicklung von psychopathologischen Symptomen und einer höheren psychischen Krankheitsrate beitragen (vgl. Edinsel-Kutay 1981), sodass in den Anpassungsbelastungen der Migration selbst ein krankmachender oder zumindest krankheitsauslösender Vorgang zu sehen ist. Stress wird hier als ein bedeutender, begünstigender Faktor bei der Entwicklung der meisten psychosomatischen Störungen angesehen (vgl. Selye 1957; Franke 1981; Frese 1977).

Im Folgenden soll nun der Versuch unternommen werden, einige psychosoziale Faktoren herauszuarbeiten, die bei den Migranten krankheitsfördernd bzw. -begünstigend wirken können. Zu erwähnen ist in diesem Zusammenhang, dass es nicht alleine die Migration an sich ist, die krankmacht, sondern der Prozess, wie die Migration erlebt und gestaltet wird (z. B. Lebens- und Arbeitsbedingungen, Integration in der Mehrheitsgesellschaft, familiäre Situationen, vielfältige Belastungen etc.). Dieser Prozess gekoppelt mit Vulnerabilitätsfaktoren führt wohl dazu, dass Migranten verhältnismäßig erhöhte Krankheitsrisiken aufweisen.

3.3 Krankheitsfördernde bzw. -begünstigende Faktoren bei Migranten

Folgende psychosoziale Faktoren können bei Migranten als krankheitsfördernd bzw. -begünstigend betrachtet werden:

- Trennungs- und Entwurzelungserlebnis, das durch die Migration entstanden ist (Entwurzelung im Sinne von Trennung des Individuums von gefühlsmäßigen, sozialen, ethnischen, ideologischen und anderen Bindungen, die sein Umfeld und soziales Netzwerk bildeten; Verlassen der gewohnten Umwelt)
- Enttäuschungsgefühle in Bezug auf nichterfüllte Wunschvorstellungen
- Druck durch die Erwartungshaltung der Familien in der Heimat
- familiäre Belastungssituationen, z. B. Trennung der Familie durch Migration; Generationskonflikte aufgrund der unterschiedlichen Sozialisationen, Norm- und Wertvorstellungen
- Zerfall familiärer und sozialer Lebenszusammenhänge
- Normen- und Rollenkonflikte mit der hiesigen Gesellschaft und innerhalb der Familie, z. B. zwischen Ehepartnern und Generationen, innerfamiliäre Zerreißproben
- Identitätsprobleme, Rollenverluste, Rollendiffusion und Verlust von Selbstwertgefühl
- große Anpassungsleistung an die Aufnahmegesellschaft
- Verlust der haltgebenden kulturellen, ethnischen und religiösen Werte und Sinnorientierung

- Verlust an kommunikativen Beziehungen
- bei Frauen Mehrfachbelastung durch Arbeit, Haushalt und Kindererziehung
- Fragliche Zukunftsorientierung, Orientierungslosigkeit, Unsicherheitsgefühl bezüglich Zukunftsperspektiven in hiesigem Land und im Herkunftsland
- sprachliche und kulturelle Verständigungsprobleme
- Beziehungslosigkeit und Isolation
- narzisstische Kränkung
- höhere Arbeitsplatzgefährdung, höhere Arbeitslosigkeit und damit verbundene Existenzängste
- gesundheitsgefährdende (toxische oder gefährliche) Arbeitsbedingungen
- unterdurchschnittliches Einkommen, finanzielle Krisen, geringe Alterssicherung
- Diskriminierung, Stigmatisierung, Ausländerfeindlichkeit, Behördenwillkür und Bedrohtheitsgefühl
- Ausländerpolitik, rechtliche Unsicherheit und eingeschränktes politisches Mitbestimmungsrecht, die zu einem mangelnden Dazugehörigkeitsgefühl führen
- erzwungene Migration (Flüchtlinge), Remigration bzw. Ausweisungsbedrohung
- Rückkehrsyndrom
- Androhung oder Erfahrung von Gewalt
- schlechtere Wohnbedingungen und Wohnumgebung
- geringere Bildungsvoraussetzungen und geringere Bildungschancen

Diese Faktoren, die auch als Stressfaktoren bezeichnet werden können, lassen die »Flucht in die Krankheit« als eine psychosomatische Antwort erscheinen. Ausgehend von den für Migranten verhältnismäßig ungünstigen sozialen und gesellschaftlichen Bedingungen kann die Krankheit auch als positive Anpassungsleistung betrachtet werden. »Wenn das Individuum keine andere Möglichkeit hat, seine Schwierigkeiten mit der Gesundheit, bzw. mit den Gruppen, mit welchen es zusammenlebt, auszudrücken und auszutragen, dann wird der Körper zum sozialen Ort, wo diese Konflikte inszeniert werden« (Erdheim 1989, S. 26; zit. nach Bürgin 1993, S. 4).

Ausgehend von ihren Untersuchungen und Analysen von Arbeits- und Lebensbedingungen von Arbeitern betrachtet Volmerg somatische Symptome bzw. Somatisierung als »eine institutionalisierte Praxis der Konfliktabwehr« (Volmerg 1984, S. 115; zit. nach Leyer 1991, S. 179) im gesellschaftlichen Kontext. Danach sind Arbeiter einem hohen Ausmaß an sozialer Kontrolle, Normierung und Unterdrückung ausgesetzt und neigen dazu, ihre persönlichen Erfahrungen, Affekte, Gefühle und Wünsche gegen sich selber zu richten. Diese Form von Verarbeitung führt zu somatoformen Störungen. Nach Parin bewahrt die Anpassung an die vorgegebene soziale Rolle die persönliche Integrität, sie befriedigt den Wunsch nach Konformität und Zusammenhalt in einer sozialen Gruppe und vermittelt Anerkennung (vgl. Parin 1977, nach Volmerg 1984, S. 116–117; zit. nach ebd.). Dies geschieht aber um den Preis der »Selbstverleugnung des eigensinnigen Erlebnisanteils«, der als »das, was einen selbst ausmacht, nicht verstanden und als nicht übereinstimmend aus der Verständigung ausgeschlossen wird. Für diesen steht keine Sprache mehr zur Verfügung, es sei denn die Sprache des Körpers« (Volmerg 1984, S. 109–110; zit. nach a. a. O, S. 179–180). »In der Somatisierung der psychischen und sozialen Konflikte und ihrer Versorgung durch die zuständigen medizinischen Institutionen eröffnet sich zugleich ein Weg, den Konflikten – ohne Widerspruch zu den herrschenden Normen – Ausdruck und Entlastung zu verschaffen« (Volmerg 1984, S. 118, zit. nach a. a. O. S. 180).

Mehrere Untersuchungen kommen zu dem Ergebnis, dass die Migranten verhältnismäßig eher zur Somatisierung seelischer Konflikte (als ein Weg der Bewältigung bzw. Kompensation) neigen und wegen ihres mangelnden sprachlichen und kulturellen Ausdrucksvermögens die Sprache des Körpers benutzen. »Die so häufig bei Arbeitsemigranten festgestellten funktionellen, psychosomatischen und somatisierten depressiven Leiden drücken die offensichtliche Unmöglichkeit aus, die krankheitsauslösenden Konflikte auf eine andere Weise in den sozialen Dialog einzubringen« (Leyer 1991, S. 64).

Die oben erwähnten psychosozialen Faktoren begünstigen die Entstehung von Krankheiten und erschweren deren Heilungsprozess. Die in der Herkunftsgesellschaft erworbenen Bewältigungs- und Abwehrmechanismen stimmen mit den Anforderungen der Aufnahmegesellschaft nicht überein. »Die individuellen Abwehrmechanismen verlieren ihre Funktion in der Vermittlung zwischen individuellen Bedürfnissen und äußerer Realität« (a. a. O., S. 68). In diesem Zusammenhang ist die Krankheit zu einem großen Anteil als eine individuelle Lösungsform der Konflikte zu verstehen. »So bleiben soziale Konflikte aus dem Dialog am Arbeitsplatz, in der Familie, in der Lebenswelt ausgeschlossen und werden in somatisierter und individualisierter Form in das Gesundheitssystem getragen« (a. a. O., S. 69).

3.4 Inanspruchnahmeverhalten der Migranten und Rahmenbedingungen

Migranten nehmen bei psychischen Problemen häufig erst sehr spät fachliche Hilfe in Anspruch, da sie oftmals im Vorfeld versuchen, ihre Probleme im Familien-, Verwandten- oder Bekanntenkreis zu lösen. In der Primärversorgung werden ihre Probleme nicht bzw. sehr spät erkannt, sodass die Erkrankungen oft bereits einen chronischen Verlauf genommen haben, bevor professionelle Hilfe in Anspruch genommen wird. Ärzte werden zwar häufig wegen somatoformen Störungen aufgesucht, psychische und psychosomatische Probleme bleiben dennoch meist unerkannt oder werden einfach nicht mitgeteilt. Nach dem Motto »Wenn der eine nicht helfen konnte, kann es der andere vielleicht« werden häufig die Behandler gewechselt. So entstehen jahrelange Odysseen durch die medizinisch-therapeutischen Versorgungseinrichtungen. Die interviewten Therapeuten, die im stationären Bereich tätig sind, nannten unterschiedliche Gründe, weshalb es bei Migranten-Patienten zu häufigen Behandlerwechseln kommt: *»weil es schwieriger ist, eine tragfähige Arzt-Patienten-Beziehung aufzubauen. (...) Aufgrund dieser schwieriger einzustellenden Arzt-Patienten-Beziehung und des Vertrauensverhältnisses* (findet) *häufiger ein Wechsel statt«.*

Einer von ihnen klagte über seine niedergelassenen Kollegen mit den Worten: »*die überweisen die ganz schnell zu uns, weil sie sagen, ›Ihr könnt das sowieso besser‹. Ja? (...) einmal, weil sie um diese Kompetenz halt wissen, weil der Arbeitsaufwand ist einfach größer, man braucht mehr Zeit oder länger dafür, das ist alles komplizierter. Und das ist unter bürokratischen Gesichtspunkten und kaufmännischen Gesichtspunkten schlecht. Also schickt man die Patienten weg, ja*«.

Neben den Schwierigkeiten in der Arzt-Patient-Beziehung spielen anscheinend auch wirtschaftliche Aspekte eine Rolle. Hiernach sind Migranten für die niedergelassenen Therapeuten/Ärzte zeitaufwändige und teure Patienten und werden deshalb wahrscheinlich rascher in Kliniken überwiesen als andere Patienten. Erim-Frodermann et al. stellen in ihrer Untersuchung fest, dass türkische Patienten seltener eine Empfehlung für die ambulante Psychotherapie bekommen als deutsche: »Acht türkische im Vergleich zu 20 nicht-türkischen Patienten bekamen die Empfehlung für eine ambulante psychotherapeutische Behandlung« (Erim-Frodermann et al. 2000a, S. 162). In der psychosomatischen Ambulanz der FU Berlin (vgl. Köpp et al. 1993) sollen im Vergleich zu nichttürkischen Patienten die türkischen Patienten »fast doppel so oft überhaupt keine Therapieempfehlung erhalten« haben (vgl. a. a. O., S. 163).

Nach einer Pilotstudie (in zwölf psychiatrischen Krankenhäusern mit über 2211 Betten) betrug der Anteil der stationär psychiatrisch-psychotherapeutisch behandelten Migrantenpatienten insgesamt 17,4 %. Dies entspricht ihrem Bevölkerungsanteil (18,6 %, Mikrozensus 2005). Obwohl der Anteil der Kinder und jugendlichen Migranten wesentlich höher liegt, war der Anteil dieser Patienten in der Kinder- und Jugendpsychiatrie mit 11,4 % deutlich geringer gewesen. Auffällig war, dass während die Migranten in der forensischen Psychiatrie mit 27,2 % deutlich überrepräsentiert waren, sie mit nur 4,5 % in den psychotherapeutischen Abteilungen deutlich unterrepräsentiert waren (vgl. Koch et al. 2008).

Eine eigene Vorstudie, die retrospektiv die Daten von 285 deutschen und 311 nichtdeutschen Patientinnen, die von Januar bis April 1996 die Erste Hilfe der Frauenklinik des Virchow-Klinikums aufsuchten, zeigte, dass Migrantinnen die Notfallambulanz überproportional häufig (55 % aller Patientinnen) aufsuchten, ohne dass dort jedoch eine entsprechende interkulturell ausgerichtete Infrastruktur vorhanden war. Bei Migrantinnen wurde weniger schriftlich dokumentiert, was als Ausdruck für einen unterschiedlichen Umgang mit diesen Patientinnen gewertet werden muss (David et al. 1998, zitiert nach Borde et al. 2003, S. 8).

Eine von Borde et al. durchgeführte Untersuchung zeigt, dass die Migranten die Notfallambulanz häufiger als deutsche Patienten in den Abend- und Nachstunden und an den Wochenenden nutzen und die Migranten, v.a. Frauen und jüngere Menschen, klinische Notfallambulanzen im Vergleich zu anderen Patientengruppen relativ häufiger unangemessen in Anspruch nehmen. Danach werden Kommunikations- und Sprachbarrieren z. T. durch die von den nichtdeutschen Patienten mitgebrachten Angehörigen aufgefangen. Trotzdem wird die Kommunikations- und Beziehungssituation zwischen Arzt und Patient von den Ärzten als deutlich schlechter eingeschätzt als die zu deutschen Patienten. Die Untersuchungsergebnisse deuten auf eine unterschiedliche Versorgung von Migranten und deutschen Patienten in den Notfallambulanzen hin (Borde et al. 2003, S. 147).

Razum stellt fest, dass die Migrantenbevölkerung in Deutschland altert und im Zusammenhang mit schweren beruflichen Belastungen verhältnismäßig hohe Frühberentungsquoten beobachtet werden. »Dem sollten Maßnahmen der Rehabilitation eigentlich vorbeugen. Zwar gibt es eine steigende Zahl von Rehabilitanden mit Migrationshintergrund, ihr Anteil scheint aber niedriger zu liegen als es ihrem Anteil an der Gesamtbevölkerung entspricht. Dies könnte ein Hinweis auf geringere Inanspruchnahme der Rehabilitation sein – obwohl der Bedarf offensichtlich hoch ist. Zudem gibt es Hinweise auf schlechtere Ergebnisse der Rehabilitation bei Menschen mit Migrationshintergrund. (…) Wir fanden eine 40 % geringere Chance auf Inanspruchnahme von Rehabilitation bei Menschen mit Migrationshintergrund, auch nachdem statistisch Unterschiede in Alter, sozialer Lage und anderen relevanten Faktoren ausgeglichen wurden. Dies macht Zugangsbarrieren wahrscheinlich« (Razum 2015).

Zum Thema Wirksamkeit der Reha-Maßnahmen sagt Razum: »Offensichtlich bestehen neben Zugangsbarrieren also auch Barrieren hinsichtlich der Wirksamkeit der Rehabilitation. Hier sind zum einen Schwierigkeiten mit der deutschen Sprache zu nennen. Zum anderen spielen möglicherweise kulturelle Unterschiede eine Rolle, welche die Akzeptanz von Reha-Maßnahmen verringern« (Razum 2015).

Salvendys Feststellung bezüglich der Gruppenpsychotherapie scheint auf die ambulante und stationäre Behandlung übertragbar zu sein. In Anlehnung an Burke (1984) stellt Salvendy für die Inanspruchnahme der Gruppenpsychotherapie von Minderheiten in Kanada fest, »daß Patienten aus Minderheiten in der Gruppenpsychotherapie bedeutend schwächer vertreten sind und häufiger vorzeitig ausscheiden als Weiße. Dafür gibt es zahlreiche Gründe: Kulturelle Vorurteile, Verständigungsschwierigkeiten, Mangel an Kenntnis über andere Volksgruppen. Würden wir uns mehr über die Lebensweise und Gebräuche dieser potentiellen Psychotherapiepatienten informieren, um unsere Normen und Erwartungen anpassen zu können und ethnische Patienten in einer für sie ansprechbaren Weise zu begegnen, könnte die Gruppenpsychotherapie auch für diese gesellschaftlichen Gruppen eine nicht nur wirksame Behandlungsmodalität werden, sondern auch eine, die Zustrom findet und akzeptiert ist« (Salvendy 2001, S. 99).

Die hier angeführten Gründe werden von Patienten in Deutschland auch häufig angegeben. Dies betrifft sowohl die Gruppenpsychotherapie als auch das Einzel-, Paar- und Familiensetting. Die Migranten-Patienten meiden wegen sprachlicher Schwierigkeiten und insbesondere aufgrund von kulturell, religiös und ethnisch bedingten Vorerwartungen eine Behandlung bei deutschen Kollegen. So waren in der vorliegenden Studie z. B. die Schülerin Frau Kutlu[16] (16 Jahre alt) und die Architekturstudentin Frau Martelli (23 Jahre alt) von dem Verfasser nicht davon zu überzeugen, dass sie sehr wohl von einem deutschen Psychotherapeuten behandelt werden könnten, auch wenn es sich um Familienprobleme handelte, die sie mit ihren durch die Herkunftskultur geprägten Eltern hatten. Beide gaben völlig unabhängig voneinander an, sie befürchteten, dass die Therapeuten ihre Eltern verurteilen würden. Der größte Teil ihrer Probleme würde zwar mit der Familie zu tun

---

16 Die Namen sind geändert.

haben, dennoch würden sie aber ihre Familien lieben und befürchteten eine vorschnelle Verurteilung ihrer Eltern. Sie würden in deutschen Medien oft klischeehafte Vorverurteilungen der Migrantenfamilien finden. Sie waren davon überzeugt, bei einem muttersprachlichen Therapeuten, der sich mit ihrer Herkunftskultur und deren Familienstrukturen auskennt, besser aufgehoben zu sein. Anzumerken ist hier noch, dass Frau Martelli bereits Erfahrungen mit deutschen und muttersprachlichen Therapeuten hatte. Beide Ratsuchende hatten mit muttersprachlichen Therapeuten überwiegend deutsch gesprochen.

3.5 Zugangsbarrieren zum und im Sozial- und Gesundheitswesen

Es ist davon auszugehen, dass ernstzunehmende Zugangsbarrieren zu den sozialen und auf die Gesundheit bezogenen Diensten bestehen und dass es sich die Einrichtungen der Regelversorgung zur Aufgabe machen sollten, sich den Bedürfnissen der Migranten zu stellen.

Ausgehend von den Ergebnissen unterschiedlicher Untersuchungen kann zusammenfassend von folgenden Zugangsbarrieren zu den Einrichtungen der Regelversorgung gesprochen werden:

- Unkenntnis bzw. mangelnde Informationen der Migranten über das bestehende Angebots- und Versorgungssystem
- Sprach- und Verständnisbarrieren
- fehlende bilinguale Fachkräfte bzw. Fachkräfte mit Fremdsprachenqualifikation oder einer anderen Muttersprache als Deutsch
- kulturelle Hemmnisse
- Kulturalisierungen und Stereotypisierungen
- geschlechtsspezifische Hemmnisse
- migrations- oder zielgruppenspezifische Hindernisse
- mangelndes Vertrauen in interkulturelle Verständigungsmöglichkeiten
- fehlende Fachkenntnisse und Fähigkeiten der professionell Tätigen, mit spezifischen Problemlagen umzugehen
- fehlendes interkulturelles Einfühlungsvermögen und mangelhafte interkulturelle Kompetenz der Fachkräfte
- fehlende interkulturelle Kommunikationskompetenz
- Ignoranz der Politik bezüglich bestehender Probleme
- fehlende finanzielle Mittel auf Seiten der Einrichtungen
- fehlende bzw. unzureichende Vernetzung
- Misstrauen gegenüber den Repräsentanten der dominanten Mehrheitsgesellschaft auf Seiten der Migranten und somit auch Skepsis und Misstrauen gegenüber den sozialen und therapeutischen Einrichtungen (*Behördenimage*)

- Fremdheitsgefühle und das Erleben einer Hemmschwelle, die durch Begriffe wie »Therapie«, »Psychologie« und »Beratung« hervorgerufen wird
- Kulturell, religiös oder ethnisch geprägte Interpretationsmuster der Migranten
- ein nicht ganzheitlicher Problemlösungsansatz
- mangelnde Integration von beiden Seiten
- ein zu sehr auf die Mittelschicht orientierter Therapie- und Beratungsansatz
- Gleichbehandlungsmaxime (Gleichbehandlung von Ungleichen)
- Fremdheits- und Unsicherheitsgefühl auf beiden Seiten
- ethnozentristische Missverständnisse und Vorurteile
- Angst vor aufenthaltsrechtlichen bzw. ausländerrechtlichen Konsequenzen, z. B. bei Verstößen Drogenabhängiger gegen das BTM-Gesetz

Diese Zugangsbarrieren zum und im Sozial- und Gesundheitswesen haben zur Folge, dass Migranten die Angebote und Versorgungsmöglichkeiten der Regelversorgungseinrichtungen nicht, verzögert bzw. nur bedingt in Anspruch nehmen und verhältnismäßig schlechter versorgt werden. »Familien mit Migrationshintergrund haben einen deutlich eingeschränkten Zugang zu Beratungseinrichtungen, weil sie in sozial deprivierten Stadtbezirken leben und weil sie durch die Inanspruchnahmebarriere bedingt ›deutschen‹ Einrichtungen fern bleiben« (Boos-Nünning 2000, S. 105). Zudem führen kulturelle und kommunikative Barrieren zu Problemen von Unter-, Über- und Fehlversorgung von Menschen mit Migrationshintergrund mit dadurch zum Teil erheblich erhöhten Kosten für Therapie und Pflege (Brucks & Wahl 2003, zit. nach DGPPN 2012) und ein gesteigertes Leid der Patienten.

Spätestens seit den 1990er Jahren ist bekannt, dass oben genannte Zugangsbarrieren für eine qualitativ gleichwertige Versorgung von Migranten hinderlich sind (vgl. ebd.).Die Erfahrungen in unterschiedlichen Städten in Deutschland (z. B. Köln, Berlin, Essen etc.) zeigen, dass Zugangsbarrieren zu den psychosozialen Diensten eher durch die monoethnische Ausrichtung der Institutionen geschaffen werden als durch eine ablehnende Haltung der Zugewanderten selbst.

Hier soll beispielhaft die Versorgung der Migranten in den Krankenhäusern erwähnt werden. Es ist bekannt, dass die sprachbedingten Zugangsbarrieren für Menschen, die über keine oder nur über geringe Deutschkenntnisse verfügen, ein grundsätzliches Problem in der Gesundheitsversorgung darstellen (u. a. Albrecht, Borde, Durlanik 2005, Gün 2009). Die sprachlichen Hürden erschweren nicht nur den initialen Zugang, also überhaupt den Kontakt zu den Versorgungseinrichtungen, sondern sie setzen sich bei jeder Behandlungsmaßnahme oder Untersuchung fort. Insgesamt führen diese Bedingungen zu einem nicht gleichberechtigten Zugang von Migranten zu gesundheitlichen Versorgungseinrichtungen und häufig zu einer erschwerten Diagnostik und Therapie. Die Folgen sind Fehldiagnosen, Doppeluntersuchungen mit dem sogenannten Drehtüreffekt, bei dem es zu wiederkehrenden Krankenhauseinweisungen kommt, sowie die Gefahr der Chronifizierung von Erkrankungen (vgl. u. a. BMG 2001). Diese Situation führt damit einerseits zu einer schlechteren qualitativen Gesundheitsversorgung der Migranten und andererseits durch die Inanspruchnahme nicht bedarfsgerechter Leistungen zu unnötigen finanziellen Mehrbelastungen des Gesundheitssystems (vgl. Vogel 2008).

Das Wissen um die Notwendigkeit einer verbesserten gesundheitlichen Versorgung von Migranten hat in der Bundesrepublik Deutschland zur Entwicklung von zahlreichen kreativen Projekten mit unterschiedlichen methodischen und konzeptionellen Ansätzen geführt. Dennoch fehlt es an einer umfassenden und systematischen Implementierung von Angeboten im Gesundheitswesen, die den besonderen kulturellen und sprachlichen Bedürfnissen der Migranten gerecht werden. Auf diese Situation weist auch die Beauftragte der Bundesregierung für Migration, Flüchtlinge und Integration bereits in ihrem Bericht des Jahres 2005 hin. Sie verweist hierbei u. a. auf die mangelnde Sprachkompetenz in den Einrichtungen, auf die kulturell begründete unterschiedliche Auffassung von Krankheit und Gesundheit, auf den Mangel von Fachpersonal mit Migrationshintergrund sowie auf die fehlenden aufsuchenden Beratungsangebote (vgl. ebd.)

Um zu überprüfen, in welcher Weise Krankenhäuser auf die sprachlichen Probleme von Migranten vorbereitet sind, wurde im August 2005 eine anonyme telefonische Befragung in elf ausgewählten Städten der Bundesländer Nordrhein-Westfalen und Rheinland-Pfalz durchgeführt, die einen überdurchschnittlichen Bevölkerungsanteil von Menschen mit einem Migrationshintergrund aufwiesen. Die Stichprobe umfasste 35 Krankenhäuser.

Dabei wurde ein fiktiver Fall einer älteren türkischen, nicht deutschsprechenden Patientin mit einer Krankenhauseinweisung vorgestellt. Lediglich eines der 35 befragten Krankenhäuser hielt einen externen professionellen Dolmetscherdienst vor, der bei Bedarf herangezogen werden konnte. Vier der Krankenhäuser gaben an, eine Liste zu führen, in der fremdsprachige Mitarbeiter aufgeführt werden. Ein gezieltes Nachfragen ergab, dass die Listen teilweise nicht auffindbar oder bezüglich der Mitarbeiter nicht aktualisiert waren. In keinem der vier Häuser waren die zum Dolmetschen aufgeführten Personen für diese zusätzliche Aufgabe fort- oder weitergebildet. Zudem gab es in keiner der Einrichtungen einen verbindlich vorgeschriebenen Weg oder Standard, wie Patienten mit Verständigungsschwierigkeiten begleitet werden sollten. Insgesamt wollten 24 der 35 Krankenhäuser das Problem der Sprachvermittlung spontan organisieren. Dies geschieht dann zum Beispiel mit Unterstützung von Angehörigen aus der Familie des Patienten oder aber Mitarbeitern des Hauses. Oft findet diese Form der Übersetzung ungeplant und zufällig statt. Häufig waren die Antworten der befragten Krankenhausmitarbeiter: »Irgendjemand wird sich schon noch finden« oder »Wir regeln das schon. Wir machen das mit Händen und Füßen.« Neben diesen Verweisen haben sechs der Häuser deutlich gemacht, dass der Patient für die Lösung seines Verständigungsproblems allein verantwortlich ist. Vier befragte Einrichtungen haben die Lösung des Problems für sich sogar völlig ausgeschlossen »Nein – da haben wir niemanden. Da kann ich Ihnen nicht helfen« (ebd.).

Die Ergebnisse dieser Untersuchung zeigten, dass sich die angesprochenen Mitarbeiter in den Krankenhäusern der Verständigungsproblematik mit nicht deutschsprechenden Patienten zwar bewusst sind, konkrete und verbindliche Lösungsansätze in den Häusern jedoch nicht vorgehalten werden. Vielfach beschränkt sich der Lösungsvorschlag der Einrichtungen auf den Hinweis, dass sich irgendwo im Haus ad hoc ein ausländischer Mitarbeiter – zum Beispiel aus dem Reinigungsbereich – zum Dolmetschen finden werde. Sollte es hierbei zu Verständigungsproblemen kommen, werden Hände und Füße als Kommunikationsmittel eingesetzt. (vgl. ebd.).

Um die sprachlichen Kommunikationsbarrieren von Migranten in den Einrichtungen des Gesundheitswesens zu reduzieren, forderten die an dem Projekt beteiligten Verbraucherzentralen die Einrichtungen auf, klare verbindliche Strukturen zu schaffen, die eine kompetente und ausreichende Kommunikation mit ausländischen Patienten gewährleisten (Verbraucherzentrale NRW 2005).

Ohne Veränderung bzw. Verbesserung der strukturellen Rahmenbedingungen unter Berücksichtigung von spezifischen Bedürfnisse der Migranten und Erfordernissen einer multikulturellen, multiethnischen und multireligiösen Gesellschaft wird es nicht möglich zu sein, die Qualität der Versorgungsleistungen so zu erhöhen, dass auch die Menschen mit Migrationshintergrund qualitativ gleichwertig versorgt werden.

Folgendes Beispiel aus dem Drogenbereich der Stadt Köln zeigt, dass die Regelversorgungsdienste nicht migrantenspezifisch strukturiert sind (vgl. Gün 1998, S. 26):

Die im Drogenbereich tätigen Experten gehen davon aus, dass 35 % der über 7.000 Drogenabhängigen in Köln ausländischer Herkunft sind. Die tatsächlichen Zahlen liegen sogar noch höher, weil bestimmte Gruppen, wie z. B. Jugendliche aus Aussiedlerfamilien, in der Drogenszene bisher kaum in Erscheinung traten.

Keine der Drogenberatungsstellen verfügt über ein Konzept, das die spezifischen Aspekte drogenabhängiger Migranten berücksichtigt. Diese seit Jahrzehnten bestehenden Beratungsstellen sind nicht in der Lage, sich an die Entwicklung der letzten Jahre anzupassen, in denen eine überproportionale Zunahme von drogenabhängigen Migranten stattfand.

Bei den über 200 Beschäftigten gibt es nur einen einzigen Mitarbeiter, der seit 2000 in seiner Muttersprache (Türkisch) Beratungen durchführt. Das heißt, dass ein jugendlicher Drogenabhängiger, der nicht ausreichend das Deutsche beherrscht, keine Chance hat, angemessene Hilfe von den bestehenden Beratungsstellen zu bekommen, um aus der Abhängigkeit herauszukommen.

Das heißt, dass in diesem Bereich keine »erfolgreiche Arbeit« geleistet werden kann, weil man mit Sprache, Kultur, Familienstruktur, Norm- und Wertvorstellungen der Ratsuchenden nicht vertraut ist.

Die Erfahrungen von Michael Weisner von der Drogenhilfe Köln bestätigen diese Feststellung:»Beratung und Betreuung ausländischer Menschen werfen aber u. a. inhaltlich andere Fragen und Probleme auf als bei deutschen BürgerInnen. Dabei scheinen sprachliche Verständigungsschwierigkeiten weniger bedeutsam zu sein, kulturell und sozial bedingte dafür umso mehr. Die bei ausländischen KlientInnen im Unterschied zu Deutschen zumeist noch bestehende, feste Einbindung in die Familie, wirkt wesentlich in Beratung und Betreuung hinein« (Weisner 1997, S. 55).

Wird der Hintergrund des Problems, das u. a. mit der Familie zu tun hat, nicht verstanden, der »eigentliche« Auftrag an den Berater bzw. Therapeuten nicht richtig wahrgenommen, also die Familie in die Beratung und Therapie nicht miteinbezogen, gerät der Jugendliche zwischen die Fronten (zwischen die Norm- und Wertvorstellungen der Familie und dem auf Individualität hinarbeitenden Berater/ Therapeuten), hält diesen Konflikt nicht mehr aus und bricht die Therapie ab. So entstehen die sehr hohen Abbruchquoten bei drogenabhängigen Migranten. Der

Jugendliche fühlt sich nicht verstanden. Die Familie versucht dann z. B., in ihrem Herkunftsland nach Lösungen des Problems zu suchen (vgl. ebd.).

Eine private Suchtklinik in Istanbul registriert in den Monaten zwischen April und September durchschnittlich 60 Patienten aus Deutschland. Für eine 14–21tägige Verweildauer werden 2500-3500 US-Dollar bezahlt. Fast alle Ratsuchenden geben dort an, sich in Deutschland nicht verstanden zu fühlen.

Auch in diesem Bereich hat sich die Versorgungslage seit den 1990er Jahren nicht wesentlich verändert. Einige Einrichtungen haben zwar vereinzelt Mitarbeiter mit Migrationshintergrund bzw. mit interkulturelle Kompetenzen eingestellt, aber sich strukturell nicht auf die Erfordernisse eines Zuwanderungslandes ausgerichtet. Dafür muss ein Prozess der interkulturellen Öffnung in die Wege geleitet werden, welcher konsequent, unmissverständlich und bewusst betrieben und gefördert wird.

Nach Razum bestehen in anderen Bereichen des Gesundheitssystems wie beispielsweise bei der Rehabilitation Zugangsbarrieren, die zu einer geringeren Nutzung der gesundheitlichen Leistungen führen. »Zudem sind die erzielten Ergebnisse der Behandlung oftmals schlechter. Hier fehlt es an Maßnahmen zur interkulturellen Öffnung der Einrichtungen. Es besteht Forschungsbedarf um zu ermitteln, welche solcher Maßnahmen erfolgreich sind« (Razum 2015). Danach könne man die Unterschiede bezüglich geringer Inanspruchnahme nicht allein durch soziodemografische und gesundheitliche Faktoren erklären. »Offenbar gibt es Wirksamkeitsbarrieren in den Reha-Kliniken. Neben kulturspezifischen gehören dazu auch systembedingte Faktoren – es gibt deutliche Hinweise auf eine noch zu geringe interkulturelle Öffnung der Rehabilitationseinrichtungen (Razum 2015).

Laut einer vom Robert Koch-Institut durchgeführte MiTestStudie in Bezug auf die HIV- und STI-Testpraxis bei Menschen mit Migrationsgeschichte, hatten viele Migranten im Vergleich zur mehrheitsdeutschen Bevölkerung noch immer keinen gleichberechtigten Zugang zu Testangeboten. Von eingeschränkten Behandlungsmöglichkeiten bei positivem HIV-Status über einschränkende Faktoren wie einen ungeregelten Aufenthaltsstatus, fehlende Krankenversicherung, Sprachbarrieren, finanzielle Limitationen, Stigmatisierung und Rassismuserfahrung oder andere, durch den Migrationsprozess bedingte Aspekte, bis hin zu fehlenden Basisangeboten wie Sprach- und Kulturmittlung, waren Zugangsbarrieren in der Praxis präsent. Die Barrieren lassen sich den Ebenen politische und gesetzliche Rahmenbedingungen, Angebote und Nutzung zuordnen. Entsprechend beziehen sich auch die Lösungsvorschläge auf alle drei Ebenen.

Auf der Ebene der politischen und gesetzlichen Rahmenbedingungen, müssten aus Sicht der Studienteilnehmenden die Problematik präsent, die HIV-Versorgung gesichert und finanzielle Mittel für die Optimierung von Angeboten bereitgestellt werden. Auf der Ebene der Angebote spielt die Anerkennung von Diversity eine wichtige Rolle. Angebote müssten noch besser an den Bedarf angepasst und kultursensibel ausgerichtet werden. Auf Ebene der Nutzung waren zentrale Lösungsansätze die Teilhabe von Migranten durch Partizipation in Forschung und Praxis, die Vermittlung von Wissen zu HIV und STI sowie Integration. Ziel sollte sein, dass Migranten »wie alle anderen zu uns kommen« (Die MiTest-Studie 2016).

Die in der MiTest-Studie diskutierten Praxiserfahrungen zeigen einen hohen Handlungsbedarf hinsichtlich der Optimierung des Zugangs zu HIV- und STI-

3.5 Zugangsbarrieren zum und im Sozial- und Gesundheitswesen

Testung für Migranten. Bestehende Barrieren müssen effektiv und langfristig erkannt und abgebaut werden, sodass alle Menschen, unabhängig ihres Herkunftslandes und ihrer Lebenssituation, den gleichen Zugang zu Gesundheit haben. Partizipative Forschungsmethoden und Anerkennung von Diversity stellen eine Chance für die zukünftige Forschung und Praxis dar, um Angebote noch effektiver an die Lebenswelten der Zielgruppen anzupassen. Dabei ist eine enge Kooperation zwischen Praxis und Forschung, sowie die kontinuierliche und aktive Thematisierung der Problematik auf politischer Bühne von zentraler Bedeutung (vgl. ebd.).

Eine Studie von Bozorgmehr & Razum belegt, dass die Gesundheitsausgaben bei Regelversorgung niedriger wären, wenn die Asylsuchende ohne Leistungseinschränkung Zugang zu den medizinischen Versorgungen erhalten würden. Die Auswertung der repräsentativen Daten des statistischen Bundesamtes der Jahre 1994 bis 2013 ergibt folgendes: »Dürfen Asylsuchende ohne bürokratische Hürden und ohne Leistungseinschränkungen Regelversorger wie Allgemein-, Haus- und Kinderärzte aufsuchen, sind die Gesundheitsausgaben niedriger. Unter den Bedingungen eines gleichen Zugangs für alle Asylsuchenden hätten die Gesamtausgaben für die medizinische Versorgung der vergangenen 20 Jahre um circa 22 % gesenkt werden können« (Bozorgmehr & Razum 2015).

Die von der Fakultät für Gesundheitswissenschaften der Universität Bielefeld und der Abteilung Allgemeinmedizin und Versorgungsforschung am Universitätsklinikum Heidelberg durchgeführte Studie kommt zu dem Ergebnis, dass die durch das Asylbewerberleistungsgesetz eingeschränkte Zugang zu den Gesundheitsleistungen würde auch wirtschaftlich keinen Sinn machen. »Die jährlichen Pro-Kopf Ausgaben für medizinische Versorgung bei Asylsuchenden mit nur eingeschränktem Zugang zur medizinischen Versorgung waren in den vergangenen 20 Jahren (1994–2013) um circa 40 % und damit 376 Euro höher als bei Asylsuchenden, die bereits Anspruch auf die Leistungen der gesetzlichen Krankenversicherung haben. Nur wenn Asylsuchende unter akuten Gesundheitsproblemen leiden, sie Schmerzen haben oder eine Behandlung unaufschiebbar ist, werden sie medizinisch behandelt. Erst nach längerem Aufenthalt in Deutschland – derzeit 15 Monate – können sie die Leistungen der gesetzlichen Krankenversicherung in vollem Umfang beanspruchen« (vgl., ebd.).

In Bremen und Hamburg (inzwischen auch im Bundesland NRW) erhalten Asylsuchende ohne Wartezeit eine Gesundheitskarte und damit besseren Zugang zur Gesundheitsversorgung. »Unsere Studie belegt, dass eine bundesweite Umsetzung des Bremer Modells – bei dem seit 2005 bürokratische Hürden abgebaut wurden – nicht zwingend mit Mehrkosten verbunden sein muss« (Razum, ebd.). Bozorgmehr sagt: »Es ist wichtig, so früh wie möglich eine Anbindung an die Regelversorgung und somit eine umfassende Versorgung mit primärmedizinischen Maßnahmen sicherzustellen«.

Nach Bozorgmehr sei dies nicht nur ethisch geboten, sondern würde auch gesundheitswissenschaftliche Erkenntnisse berücksichtigen, die mittlerweile international unumstritten seien. »Qualitativ gute, bedarfsgerechte und kostengünstige Versorgung ist vor allem durch integrierte, primärmedizinisch orientierte Systeme zu erreichen. Parallelsysteme hingegen sind teuer und ineffizient, vor allem, wenn sie Teile der Bevölkerung von der Versorgung ausschließen« (Bozorgmehr, ebd.).

3.6 Interkulturelle Öffnung der Gesundheitsdienste[17] - Eine Herausforderung für die gesamte Gesellschaft und eine zeitgerechte Notwendigkeit

Unter »Interkultureller Öffnung« wird hier die Anpassung der Institutionen der Regeldienste an die Erfordernisse einer multikulturellen, multiethnischen und multireligiösen Gesellschaft verstanden. Dies setzt einen als Gesamtstrategie angelegten mittel- und langfristigen Prozess der Organisations- und Personalentwicklung voraus. Dabei geht es nicht darum, zum Abbau der einzelnen Zugangsbarrieren pragmatische, sachbezogene Lösungen zu finden, sondern die Entwicklung und Umsetzung eines generellen Veränderungsprozesses in die Wege zu leiten. Interkulturelle Öffnung muss zu einem unverzichtbaren Bestandteil der Organisationskultur werden und einen umfassenden strategischen Ansatz beinhalten.

Bellaart versteht die Interkulturelle Öffnung als einen Prozess, bei dem die Institution sich zum Ziel setzt, sich zu einer multikulturellen Institution zu verändern, in der es erstens selbstverständlich ist, auf ethnisch-kulturelle Verschiedenartigkeit Rücksicht zu nehmen und in der zweitens dieses Vorgehen alle Schichten und Facetten der Organisation mit einbezieht (vgl. Bellaart 2002, S. 69).

Interkulturelle Öffnung kann als ein bewusst gestalteter Prozess definiert werden, der den Menschen aus unterschiedlichen Kulturen, Ethnien und Religionen einen gleichberechtigten Zugang zu den von den Regeldiensten bereitgestellten Versorgungsleistungen ermöglicht und für eine gleichwertige Qualität in Behandlung, Beratung und Betreuung sorgt. »In einem Land mit gesetzlich geregelter Zuwanderung wie der Bundesrepublik Deutschland geht es nicht um die einseitige Anpassung der MigrantInnenpopulation an das Gesundheitssystem, sondern um die Öffnung und Qualifizierung des Systems in allen seinen Bereichen, wie z. B. im Bereich der psychiatrisch-psychotherapeutischen Versorgung, für die Bedürfnisse und psychohygienischen Erfordernisse der MigrantInnenpopulation. Es geht dabei um einen wechselseitigen Prozess des Kompetenzzuwachses und der Vertrauensbildung mit dem Ziel, MigrantInnen mit denselben hohen Qualitätsstandards und Heilerfolgen zu behandeln wie Einheimische« (Machleidt 2002).

Die Auseinandersetzung mit dem Thema Gesundheitsversorgung von Menschen mit Migrationshintergrund in den Institutionen der Regeldienste ist nicht neu. Es gibt zahlreiche Veröffentlichungen dazu. In Fachkreisen herrscht Einigkeit darüber, dass in Deutschland von einer erfolgreichen Integration der Migranten in die regulären Gesundheitsdienste noch nicht gesprochen werden kann. Ein Mangel an Integrationsleistungen ist festzustellen, wenn es darum geht, die Regeldienste so zu

---

17 Das Kapitel ist eine ergänzte und überarbeitete Version der Veröffentlichung: Gün AK (2009) Interkulturelle Öffnung in den Institutionen der Gesundheitsdienste. In: Yesim Erim 2009, Klinische Interkulturelle Psychotherapie, Ein Lehr- und Praxisbuch. Verlag W. Kohlhammer, Stuttgart. S.: 118–134 (mit freundlicher Genehmigung des Kohlhammer Verlags, Stuttgart)

verändern und zu strukturieren, dass sie in der Lage sind, die Menschen mit Migrationshintergrund entsprechend ihren spezifischen Bedürfnissen zu versorgen.

Die Europäische Region der WHO zählt Migranten zu den besonders benachteiligten Bevölkerungsgruppen. Die soziale Benachteiligung in der Aufnahmegesellschaft, die sich in den spezifischen Lebens- und Arbeitsbedingungen von Migranten zeigt, wird auch im Zusammenhang mit der Gesundheitsversorgung deutlich. Trotz jahrzehntelanger Migrationserfahrung kann in Deutschland nicht von einer Chancengleichheit in der Gesundheitsversorgung gesprochen werden.

In dem Positionspapier der DGPPN zum Thema Interkulturelle Öffnung heißt es: »Die interkulturelle Öffnung von Regelversorgungsangeboten zielt darauf ab, für Menschen mit Migrationshintergrund einen gleichwertigen und gleichberechtigten Zugang zum Sozial- und Gesundheitswesen und eine kultursensible Diagnostik und Therapie zu gewährleisten« (DGPPN 2012). Hier geht es nicht um eine einseitige Anpassung der Menschen mit Migrationshintergrund an das Versorgungssystem, sondern um eine interkulturelle Öffnung und Qualifizierung des Gesundheitssystems überhaupt. Dies schließt u. a. die Qualifizierung aller im Gesundheitsbereich tätigen Fachkräfte, die Implementierung eines Integrationsbeauftragten sowie die verbindlichen Aktivitäten zur interkulturellen Öffnung mit ein. »Die interkulturelle Öffnung ist eine Leitungsaufgabe und somit eine top-down-Maßnahme. Sie erfordert eine gezielte Einstellung von Mitarbeitern mit Migrationshintergrund. Dabei benötigen alle Mitarbeiter Kultursensibilität. Migrationssensible Versorgung ist nicht Aufgabe der Menschen mit Migrationshintergrund selbst und darf nicht an sie delegiert werden. Die Fort- und Weiterbildungsinstitute müssen sich auch dieses Themas annehmen« (ebd).

Um eine Änderung des Inanspruchnahmeverhaltens der Migranten zu bewirken, müssen die bestehenden Zugangsbarrieren gesenkt bzw. abgebaut werden. Ohne eine bewusste und entschlossene Ausrichtung der Regeldienste hin zu einer Interkulturellen Öffnung und eine damit einhergehende gezielte Organisations- und Personalentwicklung ist dies nicht möglich.

Es ist bekannt, dass Migranten bei psychischen Problemen häufig erst spät fachliche Hilfe in Anspruch nehmen. In der Primärversorgung werden ihre Probleme nicht bzw. sehr spät erkannt, sodass die Erkrankungen oft bereits einen chronischen Verlauf angenommen haben. Migranten suchen zwar häufig wegen somatischer Störungen Ärzte auf, psychische und psychosomatische Probleme bleiben jedoch oft unerkannt. Informationsbedingte, kulturelle und kommunikative Barrieren führen zu den seit langem bekannten Problemen von Unter-, Über- und Fehlversorgung von Migranten mit dadurch erhöhten Kosten für die stationäre Therapie und Pflege.

Es gilt festzustellen, dass die Behandlung von Migranten sowohl im ambulanten wie auch im stationären Behandlungssetting aufgrund sprachlicher und kultureller Verständigungsbarrieren oft erschwert ist. Häufig sind Behandlungseinrichtungen im kurativen und rehabilitativen Bereich (somatisch, psychosomatisch, psychiatrisch-psychotherapeutisch) nicht ausreichend auf die Versorgung von Menschen anderer Kulturen und Sprachen vorbereitet. Eine stationäre Versorgung, welche die besonderen Bedürfnisse der Migranten berücksichtigen will, benötigt angemessene strukturelle Rahmenbedingungen.

Ohne die strukturelle Anpassung der Institutionen des Gesundheitswesens auf die Bedürfnisse der zu versorgenden multikulturellen Vielfalt der Bevölkerung kann von einer qualitativ gleichwertigen Versorgung nicht gesprochen werden. Weil die Migranten mit ihren (oft) spezifischen Problemlagen nicht versorgt werden können, begeben sie sich nach dem Motto »Konnte der Eine nicht helfen, dann kann es vielleicht der Andere« auf eine Behandler-Wanderschaft. So entstehen jahrelange Odysseen durch die medizinisch-therapeutischen Versorgungseinrichtungen. *Bei der Anamneseerhebung stellt man immer wieder fest, dass bei der Frage, wer der Vorbehandler war, mehrere Praxen bzw. Regeldienste genannt werden.*

Fragt man den Patienten auf der einen und den Behandlern auf der anderen Seite, so werden unterschiedliche Gründe sichtbar, die zum Entstehen dieser Situation beitragen:

- Verständigungsschwierigkeiten sprachlicher, kultureller und religiöser Art
- Schwierigkeiten beim Aufbau einer tragfähigen Behandler-Patient-Beziehung
- Verhältnismäßig höherer Arbeitsaufwand für die Behandler
- Mangelnde interkulturelle Kompetenz der Behandler bzw. des Behandler-Teams
- Fehlende strukturelle Rahmenbedingungen in der Versorgung und Behandlung der Migranten-Patienten in ihren (oft) spezifischen Problemlagen.

Dies hat zur Folge, dass Migranten häufig von sich aus die Behandlung vorzeitig abbrechen bzw. aus der stationären Behandlung vergleichsweise früh entlassen werden. Im ambulanten Bereich meiden sie u. a. wegen sprachlicher Schwierigkeiten und insbesondere aufgrund von kulturell, religiös und ethnisch kontextualisierten Erwartungen eine Behandlung bei einheimischen Behandlern. Die bestehenden Zulassungsbeschränkungen für Ärzte und Psychologen sowie die Nichtberücksichtigung der sprachlichen und kulturellen Kompetenzen bei der Bedarfsplanung führen – insbesondere in Großstädten wie Köln, München, Hamburg und Berlin – zu einer drastischen Unterversorgung der Migranten-Patienten (vgl. Gün 1995b, 55f; Gün 2004; Gavranidou 2006, 6f; Kommunales Gesundheitskonzept für Menschen mit Migrationshintergrund in Köln 2008; Berliner Erklärung 2008). Der defizitäre Zustand im ambulanten Versorgungsbereich ist somit Ausdruck einer strukturellen Diskriminierung der Patienten mit Migrationshintergrund.

Die Bundeskonferenz der Ausländerbeauftragten des Bundes, der Länder und der Gemeinden erklärte zum Thema »Migration und Gesundheit«: »Jeder Mensch hat Anspruch auf bestmögliche medizinische Beratung und Versorgung, unabhängig von Herkunftssprache und -kultur. Für Migranten trifft dies oft nicht zu. Trotz inzwischen zahlreicher und verdienstvoller Initiativen und Modellversuche ist aber eine Interkulturelle Öffnung im Gesundheitswesen auch heute eher die Ausnahme. Das Gesundheitswesen der Bundesrepublik Deutschland ist in seiner Regelversorgung immer noch unzureichend auf die Bedürfnisse von Migranten eingestellt. Sowohl auf Seiten des Gesundheitswesens als auch der Migranten gibt es spezifische Probleme und Missverständnisse« (Resolution: Bundeskonferenz der Ausländerbeauftragten 2002).

Auch die Arbeitsgruppe »Armut und Gesundheit« beim Bundesministerium für Gesundheit fordert in ihrer Empfehlung an Bund, Länder, Kassenärztliche Bundesvereinigung, Krankenkassen, Bundesärztekammer, Wohlfahrtsverbände etc.: »Die vorhandenen Versorgungsstrukturen sind generell noch zu wenig patientenorientiert. Speziell stellt dies ein besonderes Problem dar, da Verständigungsschwierigkeiten sprachlicher und kultureller Art den Zugang zur Versorgung und Information stark behindern. Sprach- und Kulturbarrieren erschweren ebenfalls Anamnese, Diagnose, Therapie und Rehabilitation mit der Folge von Fehldiagnosen, Mehrfachuntersuchungen mit Drehtüreffekt und Chronifizierung von Erkrankungen« (Bundesministerium für Gesundheit 2001, zitiert nach Wesselman 2004, S. 21–22).

Obwohl besonders in den letzten Jahren eine zunehmende Sensibilisierung zu verzeichnen ist und gute Ansätze erprobt werden, bestehen immer noch ernst zu nehmende Zugangsbarrieren zu den sozialen und auf Gesundheit bezogenen Diensten. Die Erfahrungen zeigen, dass Zugangsbarrieren zu den Regeldiensten eher durch die monoethnische Ausrichtung der Institutionen geschaffen werden, als durch eine ablehnende Haltung der Zugewanderten. Die Annahme, dass es die Migranten seien, die von sich aus die Angebote der Dienste nicht in Anspruch nähmen, wurde inzwischen, z. B. durch den bleibenden Erfolg der muttersprachlichen Migrationsambulanzen, revidiert. Aufgrund der zu den Regeldiensten bestehenden Barrieren finden die Migranten keinen Zugang zu den Gesundheitsinstitutionen, da diese die kulturelle Öffnung nicht umgesetzt haben und nicht über entsprechende interkulturelle Kompetenzen verfügen, um die Menschen mit Migrationshintergrund angemessen zu behandeln (Kehrseiten des gleichen Phänomens).

Von stationären bis hin zu ambulant komplementären Einrichtungen der gesundheitlichen Versorgung der Migranten ist ein dringender Nachholbedarf vorhanden. Schepker und Toker halten im Bereich der Jugendlichen mit Zuwanderungshintergrund, deren Anteil auf über 40 % geschätzt wird, eine »Spezialversorgung« für »absurd«. »Eher muss sich jede Institution im Sinne der eingangs zitierten WHO-Maxime den Herausforderungen globaler Mobilität fachlich und strukturell stellen. Regionale Arbeitsteilungen und Absprachen im Hinsicht auf Schwerpunktbildungen im Sinne einer ›Spezialisierung innerhalb der Regelversorgung‹ sind davon unbenommen« (vgl. Schepker/Toker 2009, S. 151).

Die Strukturen der Gesundheitsdienste (defizitäre Angebotsstrukturen, mangelnde interkulturelle Ausrichtung, mangelnde interkulturelle Kompetenzen usw.) tragen dazu bei, dass Menschen mit Zuwanderungsgeschichte sowohl im stationären wie auch im ambulanten Bereich benachteiligt sind. Dies zeigt sich insbesondere im Bereich der Inanspruchnahme von Gesundheitsdiensten und in der Qualität der dort erbrachten Leistungen. Deren Verbesserung ist eine entscheidende Voraussetzung zum Abbau von Zugangsbarrieren und zur Schaffung interkultureller Öffnung.

Will man die Versorgung der Menschen mit Zuwanderungsgeschichte nachhaltig verbessern und die Strukturen der Regelversorgung an die demografische Entwicklung unserer Gesellschaft anpassen, so ist die Interkulturelle Öffnung eine zwingende Voraussetzung dafür. Wenn die Interkulturelle Öffnung im Rahmen der Gesamtstrategie des Regeldienstes als Ziel formuliert und die Strukturen dementsprechend angelegt werden, dann werden Migranten diese Regeldienste auch entsprechend ihrem Anteil an der Gesamtbevölkerung in Anspruch nehmen.

3.6.1 Qualitätskriterien zur Interkulturellen Öffnung der Gesundheitsdienste

Um die Inanspruchnahme effizient gestalten und Zugangsbarrieren zu den Regeldiensten abbauen zu können, muss die Interkulturelle Öffnung konsequent, unmissverständlich und bewusst betrieben und gefördert werden. Dies hängt davon ab, ob und inwieweit die Einrichtung in der Lage ist, interkulturelle Kompetenzen und Strukturen zu befördern und bereitzustellen.

Oft wird die interkulturelle Ausrichtung einer Institution daran gemessen, ob es unter den Mitarbeitern Beschäftigte bzw. Fachkräfte mit Migrationshintergrund gibt bzw. wie hoch deren Anteil ist. Obwohl dies ein wichtiges Indiz für eine Organisationsentwicklung in die richtige Richtung ist, reicht dieses eine Kriterium bei weitem nicht aus, um von einer Interkulturellen Öffnung sprechen zu können. Eine Institution ist nicht interkulturell ausgerichtet, nur weil sie eine oder mehrere Fachkräfte mit Migrationshintergrund beschäftigt. Interkulturelle Öffnung ist ein Prozess, an der alle Organisationsebenen beteiligt sein müssen. Es reicht nicht aus, wenn dies von der Führungsebene gewollt ist. Es bedarf einer konsequenten und kontinuierlichen Begleitung von »Oben« und einer ebenso kontinuierlichen Mitarbeit von »Unten«. »Die Forderung, interkulturelle Öffnung müsse »von oben gewollt und von unten akzeptiert« werden, genügt nicht mehr. In mehreren Projekten, beispielsweise in Stuttgart und Frankfurt am Main, versuchte die obere Managementebene von Einrichtungsträgern das Thema an niedrigere Hierarchieebenen zu delegieren – implizit mit der Überzeugung, dass „die das nötiger haben«. Die Leitung selbst meinte mit einem entsprechenden Beschluss genug getan zu haben. Ohne kontinuierliche Mitarbeit auch der Leitung ist ein Öffnungsprozess jedoch nicht durchführbar. »Auf allen Ebenen muss Überzeugungsarbeit geleistet werden und die Einbindung von relevanten Akteuren gelingen.« (Hinz-Rommel 2000, S. 155)

Interkulturelle Öffnung eines Gesundheitsdienstes zeichnet sich u. a. dadurch aus, dass die Rahmenbedingungen an ein interkulturell orientiertes Arbeitskonzept angepasst und dabei sprachliche, kulturelle, ethnische und religiöse Hintergründe der Patienten berücksichtigt werden. Dies kann durch strukturelle Maßnahmen (organisatorisch, ablauftechnisch etc.), personelle Maßnahmen (Personalauswahl, Zusammensetzung des Personals, Einstellung von Mitarbeitern mit Mutter- und Fremdsprachenkompetenzen, Einrichtung der Stelle eines Integrationsbeauftragten), Maßnahmen der Aus-, Fort- und Weiterbildung und Aneignung interkultureller Kompetenzen erreicht werden.

Wenn die Leitungsebenen der Regeldienste sich folgende Fragen (i. S. eines *Schnelltests*) stellen würden, werden sie eine Vorstellung davon bekommen, ob und inwieweit sie ihre Einrichtung als interkulturell geöffnet bezeichnen können:

- Wie hoch ist der Anteil der Menschen mit Migrationshintergrund im Einzugsgebiet?
- Wie hoch ist der Anteil der Menschen mit Migrationshintergrund in Ihrer Einrichtung?

- Wie hoch ist der Anteil der Mitarbeitenden mit Migrationshintergrund?
- Gibt es ein Zugangsproblem in Ihren Einrichtungen seitens der Migranten? Sind diese kritisch analysiert?
- Wenn »Ja«, was meinen Sie, wie können Sie diese abbauen?
- Gibt es ein Leitbild ihrer Einrichtung?
- Wenn »Ja«, ist die Interkulturelle Öffnung ein fester Bestandteil des Leitbildes?
- Besteht überhaupt Handlungsbedarf für die interkulturelle Öffnung Ihrer Einrichtung?
- Überlegen Sie drei Gründe, weshalb Sie ihre Einrichtung interkulturell öffnen möchten?
- Woran erkennen die Migranten, dass Ihre Einrichtung interkulturell geöffnet ist und Sie ein interkulturell denkendes und arbeitendes Team sind?
- Beispiele:
  - Wie sind die Räumlichkeiten gestaltet?
  - Sind sprachliche und kulturelle Kompetenzen vorhanden?
  - Gibt es in der Einrichtung ein Selbstverständnis (Leitbild) über interkulturelle Öffnung und interkulturelle Kompetenz?
  - Existiert eine Checkliste zur Überprüfung der interkulturellen Öffnung der Einrichtung?
  - Wie würden Ihre Mitarbeiter reagieren, wenn Sie sich zu einer bewussten, konkreten, konsequenten und unmissverständlichen Öffnung Ihrer Dienste entschlossen würden?

Im Folgenden soll nun versucht werden, beispielhaft einige ausgewählte Bereiche aufzuführen, anhand derer der Prozess der interkulturellen Öffnung eines Gesundheitsdienstes deutlich wird.

3.6.1.1 Leitbild

Ein wichtiges Zeichen zur interkulturellen Ausrichtung einer Einrichtung ist das Leitbild. Darin wird der Stellenwert des Themas Gesundheitsversorgung von Migranten in der Organisationsstruktur als fester Bestandteil kenntlich gemacht.

In dem Leitbild der LVR-Klinik Köln heißt es: »*Unsere Arbeit ist geprägt von einer positiven Sicht des Menschen. Jeder Mensch ist wertvoll und hat Anspruch auf bestmögliche individuelle gesundheitliche Versorgung, unabhängig von Geschlecht, Alter, sozialer Herkunft, Kultur, körperlicher und geistiger Verfassung. Wir verbessern kontinuierlich die Qualität der psychiatrischen und psychotherapeutischen Behandlung. Wir senken soziale, kommunikative und kulturelle Zugangsschwellen. Wir orientieren uns zunehmend an den Gedanken der Interkulturellen Öffnung und Sozialen Inklusion. Wir vermitteln Interkulturelle Kompetenz in Theorie und Praxis.*«

3.6.1.2 Interkulturelle Kompetenz

Der Erwerb von interkultureller Kompetenz von Seiten der Beschäftigten ist ein wichtiges Zeichen dafür, ob eine Einrichtung sich zur interkulturellen Öffnung bekennt und dafür Anstrengungen unternimmt. Dabei kommt es auf die Implementierung interkultureller Kompetenzen in die Institutionsstrukturen an.

Die Schaffung eines gleichberechtigten Zugangs kann nur dann erfolgreich sein, wenn die Einrichtungen dafür sorgen, dass ihre Mitarbeiter über eine entsprechende interkulturelle Kompetenz verfügen. Die Organisation von internen Fort- und Weiterbildungsangeboten zur Erlangung interkultureller Kompetenzen für das Fachpersonal ist daher unumgänglich.

Unter interkultureller Kompetenz wird hier die Fähigkeit und Bereitschaft zu Selbstreflexion, Empathie, Flexibilität und Anerkennung von Vielfalt verstanden (▶ Kap. 1).

Die Vermittlung von »Interkultureller Kompetenz« in Theorie und Praxis muss ein verbindlicher Bestandteil der Aus-, Fort- und Weiterbildungscurricula für das gesamte Fachpersonal sein. Interkulturelle Kompetenz bezieht sich sowohl auf das Herkunftsland als auch auf das Einwanderungsland und umfasst zusammengefasst drei Aspekte (vgl. Bolten 1999, 2000, Gün 2007):

- kognitive Kompetenzen (Kenntnisse über die kulturellen Aspekte der jeweils anderen Kultur)
- affektive Kompetenzen (Fähigkeit zur emotionalen Selbstreflexion und Selbstkontrolle)
- verhaltens- bzw. handlungsbezogene Kompetenzen (Anpassung des eigenen Verhaltens und Haltungen an die Verhaltensmuster und Haltungen der jeweiligen Kultur)

Zum Erwerb und zur Erweiterung der interkulturellen Kompetenzen ist die Entwicklung von innerbetrieblichen Curricula und die kontinuierliche Aus-, Fort- und Weiterbildung für alle Fachkräfte unverzichtbar. Die Vermittlung von interkultureller Kompetenz gehört zum Leitbild jeder Einrichtung und wird im Rahmen der innerbetrieblichen Fortbildungsprogramme umgesetzt. Ein ernstzunehmendes Defizit in Deutschland ist, dass das Thema »Interkulturelle Kompetenz« nicht zur Ausbildung der ärztlich-/therapeutischen Weiterbildung (gemäß Weiterbildungsordnung, WBO) gehört. Es ist, nicht in der Approbationsordnung verankert und somit nicht prüfungsrelevant.

Zum Thema »Interkulturelle Kompetenz« bzw. »Interkulturelle Therapeutische Kompetenz« siehe: Kapitel 1.

3.6.1.3 Aus-, Fort- und Weiterbildung

Zur Qualifizierung des Personals sollten interkulturelle Themen zu einem festen Bestandteil der internen Fort- und Weiterbildungscurricula werden. Ausgehend von der Annahme, dass Patienten mit Migrationshintergrund nicht nur von muttersprachlichem Fachpersonal behandelt werden können, muss mittel- und kurzfristig dafür gesorgt werden, dass das gesamte Fachpersonal zur Erlangung von interkulturellen Kompetenzen aus-, fort- und weitergebildet wird.

Kultursensitive Fort- und Weiterbildungscurricula sollen Kenntnisse über die sprachlichen, kulturellen, ethnischen, religiösen, soziokulturellen und psychosozialen Aspekte vermitteln. Dazu gehören nicht nur die Bezugssysteme des Herkunftslandes, sondern auch die Bezugssysteme und Lebenssituation der Migranten im Einwanderungsland.

3.6.1.4 Einstellung von Mitarbeitern mit Mutter- und Fremdsprachenkompetenzen

Das Vorhandensein von interkultureller Kompetenz sollte ein Einstellungskriterium bei allen Personalauswahlverfahren sein. Bei der Personalauswahl sollten – bei gleicher Qualifikation – Bilingualität und fremdsprachliche Kompetenzen als ein zusätzliches Auswahlkriterium berücksichtigt werden. Es ist wichtig, dass die Zusammensetzung des Personals die multikulturelle, multiethnische und multireligiöse Vielfalt der Gesellschaft im Sinne einer gelebten positiven und chancenreichen Selbstverständlichkeit widerspiegelt. Die Höhe des Anteils des Fachpersonals mit einer anderen Muttersprache als Deutsch und mit Fremdsprachenqualifikation, insbesondere der bilingualen Therapeuten, ist ein wichtiges Indiz zur Interkulturellen Öffnung der Einrichtung.

Selbstverständlich verfügt jede Einrichtung über individuell unterschiedliche Stellenausschreibungsformate. Aber als Beispiel könnte es sinnvoll sein, wenn bei Stellenausschreibungen z. B. in dem Abschnitt »Ihr Profil« der Punkt »Interkulturelle Kompetenz« genannt wird und in dem Abschnitt »Haben Sie noch Fragen?« mit dem Satz »Wir freuen uns über die Bewerbungen von Menschen mit Migrationshintergrund« noch einmal auf die Bedeutung der interkulturellen Ausrichtung der Einrichtung hingewiesen wird.

Die Neueinstellungen der Mitarbeiter sollen anhand eines entsprechenden Kriterienkatalog zur Prüfung der interkulturellen Kompetenz erfolgen.

Folgende Kriterienkatalog (ohne Anspruch auf Vollständigkeit) zur Prüfung von interkultureller Kompetenz in den Vorstellungsgesprächen könnte als Beispiel dienen:

- Fort- und Weiterbildungen im Bereich der interkulturellen Kompetenz (Nachweise)
- Bereitschaft, interkulturelle Kompetenz zu erwerben
- Aufenthalt im Ausland, insbesondere in den Ländern, deren Sprache der Bewerber nicht beherrschte (länger als sechs Monate)
- Eigener Migrationshintergrund
- Neugierde und Interesse an Patienten aus anderen Kulturkreisen bzw. Lebensräumen
- Reflexionsfähigkeit (eigene Grenzen erkennen)
- Fremdsprachenkenntnisse
- Beispiele zur Prüfung der kultursensiblen Grundhaltung:
  – Was machen Sie, wenn Sie einen Patienten haben, der keine Deutschkenntnisse hat?

- Vorbereitete, kurze Falldarstellung: Kommentierung/Bewertung durch Bewerber.
- Was meinen Sie, was ein/e Patient/in aus z. B. Bangladesch sich wünschen würde, wenn er/sie in unserer Klinik als Patient/in behandelt werden würde?
- Was würden Sie sich wünschen, wenn Sie in z. B. Ghana als Patient/in ins Krankenhaus kämen?
- Ein Migrant gibt dem weiblichen Fachpersonal keine Hand. Oder eine Migrantin gibt dem männlichen Fachpersonal keine Hand. Wie gehen Sie damit um?
- Was würden Sie sich unter »Kultursensibler Grundhaltung« vorstellen? (Eventuell ein Beispiel)
- Was würden Sie unter »Interkultureller Kompetenz« verstehen?
- Waren Sie in einer Situation mit einem Patienten, mit dem Sie sich nicht verständigen konnten – z. B. sprachlich? Wie sind Sie damit umgegangen?
- Haben Sie mit einem Dolmetscher gearbeitet? Wie ist es Ihnen damit ergangen? Was waren Ihre Erfahrungen/Eindrücke dazu? Welche Schlüsse haben Sie daraus gezogen?

Zusätzliches Kriterium:

- Gibt es im Bewerbungsschreiben Hinweise auf interkulturelle Kompetenz (schreibt er/sie in der Bewerbung von sich aus über die interkulturelle Kompetenz, gibt er/sie z. B. Migrationshintergrund bzw. Fremdsprachenkenntnisse an etc.).

3.6.1.5 Einrichtung der Stelle eines Integrationsbeauftragten[18]

Angesichts der strukturellen Schwächen unseres Versorgungssystems und der defizitären Qualität der Versorgungsleistungen, wird deutlich, dass die Einrichtung von Integrationsbeauftragtenstellen im Gesundheitssektor zu Veränderungen der Institutionen auf dem Weg zu einer Interkulturellen Öffnung unverzichtbar ist. Das Amt des Integrationsbeauftragten sollte auf der Ebene der Geschäftsführung bzw. der Betriebsleitung angesiedelt werden. Zu seinen Aufgaben gehört es, gezielte Maßnahmen zur interkultureller Öffnung und zur Verbesserung der Versorgung von Menschen mit Migrationshintergrund zu entwickeln, zu etablieren und diese anhand einer Checkliste zur Überprüfung der Interkulturalität kontinuierlich zu überwachen und zu evaluieren. Die Integrationsbeauftragten haben damit den Auftrag, innerhalb der Institution dazu beizutragen, eine strukturelle Integration zu schaffen und die Qualität der Leistungen für Zuwanderer zu erhöhen.

---

18 Zur Erörterung der Frage der Notwendigkeit einer Einrichtung von Integrationsbeauftragtenstellen sei an dieser Stelle auf einen Artikel von Verfasser verwiesen: Gün, A. K. (2009): »Erfordernis und Aufgaben von Integrationsbeauftragten in der stationären Versorgung«. In: Christiane Falge/Gudrun Zimmermann (Hrsg.). Interkulturelle Öffnung des Gesundheitssystems. Schriftenreihe des »Zentrum für europäische Rechtspolitik« an der Universität Bremen (ZERP). Band 51, Nomos Verlagsgesellschaft

Oft besteht gerade in der Politik und in Fachkreisen die Meinung, ein migrantengerechter und migrantenspezifischer Behandlungsansatz wäre schon gegeben, wenn sprachliche Kompetenzen (z. B. Dolmetscher) dem Fachpersonal zur Seite gestellt oder sogar fremdsprachiges Personal in der Einrichtung tätig sei. Eine strukturelle Verbesserung der stationären Versorgung verlangt jedoch eine Reihe weitergehender Veränderungen, die nur durch die Einrichtung einer Stelle einer/eines institutionell fest verankerten Integrationsbeauftragten gewährleistet werden können (vgl. Gün 2003). Die Benennung und Implementierung eines Integrationsbeauftragten mit entsprechender Freistellung und die Definition der Aufgabenbereiche sind der entscheidende personelle Schritt zur Umsetzung eines migrantengerechten Behandlungsansatzes im Dienste der Patienten- und Mitarbeiterorientierung.

Der Integrationsbeauftragte ist Ansprechpartner in allen Fragen, die die Versorgung von Patienten mit Migrationshintergrund betreffen. Die Frage, welche Aufgabenbereiche Intergrationsbeauftragte haben sollen, kann nur ausgehend von der spezifischen Situation der jeweiligen Einrichtung bzw. der Versorgungsinstitution, der Patientenstruktur und dem Versorgungsschwerpunkt beantwortet werden. Die Erfüllung dieser Aufgaben ist nur dann möglich, wenn die dafür notwendigen Rahmenbedingungen (z. B. Stabstelle mit entsprechender Schreibkraft) geschaffen werden und die Integrationsbeauftragten mit eindeutigen Kompetenzen autorisiert werden. Es darf nicht außer Acht gelassen werden, dass die Tätigkeit von Integrationsbeauftragten eine Querschnittaufgabe ist und der Erfolg u. a. auch davon abhängt, ob dieser von der Leitungsebene beabsichtigt und von den Mitarbeitern (mit-)getragen wird. Das heißt, dass auf der einen Seite das Vorhandensein von Problembewusstsein und die Bereitschaft zur Verbesserung der Strukturen auf der Leitungsebene und auf der anderen Seite die Überzeugung von der Vorteilhaftigkeit der Maßnahmen seitens des Fachpersonals gegeben sein müssen. Diese Verbindung ist wesentlich für die Frage, ob Integrationsbeauftragte ihre Tätigkeit sinnvoll umsetzen können. Einige Verbände (z. B. Landschaftsverband Rheinland-LVR, Vitos Konzern, Landschaftsverband Westfalen Lippe-LWL) und Kliniken (z. B. die LVR-Klinik Köln, das Krankenhaus München Schwabing, die Psychiatrische Klinik Bad Hersfeld) haben gute Erfahrungen mit der Einstellung bzw. Ernennung von Integrationsbeauftragten gemacht. Diese Erfahrungen können – mit unterschiedlichen Schwerpunkten – auf andere Institutionen übertragen werden. Als erste psychiatrische Klinik in der Bundesrepublik Deutschland ernannte die LVR-Klinik Köln einen Integrationsbeauftragten im Umfang von 20 Wochenstunden (vgl. Gün 2015, S. 28–29).

3.6.1.6 Aufbau eines Dolmetschernetzes

Um sprachliche Zugangsbarrieren zu senken, sollte ein professionelles Dolmetschernetz aufgebaut und vermehrt externe Dolmetscher bzw. Sprach- und Integrationsmittler (SIM) eingesetzt werden. Zur praktischen Umsetzung sollten regionale Listen mit interkulturell geschulten Dolmetschern erstellt werden und gegebenenfalls Telefon- bzw. Videodolmetschen in Anspruch genommen werden.

Zum Thema Dolmetschereinsatz bzw. Sprach- und Integrationsmittlern siehe: Kapitel 2.3.

3.6.1.7 Interne Fremdsprachenliste

Die Einrichtung einer internen Fremdsprachenliste, die die vorhandenen Fremdsprachenkenntnisse der Mitarbeitenden erfasst, ist sinnvoll. Insbesondere wenn die Nutzung professioneller Dolmetscherdienste nicht sofort möglich ist (Notsituationen). Wichtig ist, dass diese Fremdsprachenliste systematisch geführt und regelmäßig aktualisiert wird.

3.6.1.8 Muttersprachliches Informationsmaterial und Übersetzung relevanter Formulare

Da in der Praxis Dolmetscher nur in besonderen Situationen eingesetzt werden, ist es hilfreich, mehrsprachiges Informationsmaterial für Patienten und deren Angehörige, wie häufig genutzte Formulare, Merkblätter und Aufklärungsmaterialien, die für die Behandlung und Betreuung der Patienten von Bedeutung sind, zur Verfügung zu stellen. Diese Informationen sollten gegebenenfalls in die Muttersprache der Patienten übersetzt werden.

3.6.1.9 Datenerhebung

Ohne gesicherte Daten über die Patienten mit Migrationshintergrund können weder Zugangsbarrieren nachgewiesen werden, noch die bestehenden Versorgungskonzepte den speziellen Bedürfnissen von Migranten angepasst werden. Daher sollte ein internes Datenerhebungsverfahren, dass Auskünfte über diese Patientengruppen gibt, über die Patienten mit Migrationshintergrund eingeführt und vor allem über die Zeit weiter gepflegt werden.

Die zu erfassenden Daten werden je nach Art und Schwerpunkt der Einrichtung variieren. Generell sollten jedoch nach Möglichkeit folgende Daten erfasst werden: Geschlecht, Alter, Staatsangehörigkeit, Religionszugehörigkeit/Konfession, Geburtsland, Geburtsland der Eltern, Muttersprache, Muttersprache der Eltern, Dauer des Aufenthalts in Deutschland, Deutschkenntnis/Einschätzung des Grads der Deutschkenntnisse etc. Ein systematisches Datenerhebungsverfahren ist unabdingbar, um Veränderungen festzustellen und die Bedürfnisse der Migranten zu erfahren und erfassen (vgl. Herbig 2011).

3.6.1.10 Qualitätszirkel Integration (QZI)

Der Aufbau eines internen multiprofessionellen Arbeitskreises »Qualitätszirkel Integration« ist ein weiterer wichtiger Baustein in der Realisierung von Interkultureller Öffnung. Ein QZI setzt sich aus möglichst allen in der Einrichtung vertretenen Berufsgruppen aller Abteilungen zusammen. Er arbeitet nach einer z. B.

vom Klinikvorstand genehmigten Geschäftsordnung, erarbeitet Maßnahmen zur Verbesserung der Behandlung von Patienten mit Migrationshintergrund und entwickelt realisierbare Vorschläge zu (strukturellen) Veränderungen. Der Qualitätszirkel sollte u. a. an der Erstellung eines Konzeptes zur interkulturellen Öffnung mitwirken, dessen Realisierbarkeit überprüfen, sich mit den Bedingungen und Möglichkeiten bezüglich ihrer Umsetzung auseinandersetzen und schließlich den Umsetzungsprozess begleiten.

3.6.1.11 Qualitätsmanagementbeauftragte (QMB)

Die Verbesserung und Optimierung der Behandlungsprozesse in einem Regeldienst beinhaltet auch die Verbesserung der Versorgung von strukturell benachteiligten Patientenkreisen, wozu u. a. die Migranten zählen. Es ist davon auszugehen, dass die Erhöhung der Qualität der Versorgungsleistungen für die Migranten zu einer allgemeinen Verbesserung der Behandlungsqualität insgesamt beitragen wird. Daher müssen die Konzepte der Einrichtungen zur Verbesserung der Versorgung von Migranten auf eine strategische und strukturelle Anpassung an die Bedürfnisse von Patienten und Mitarbeitern zielen.

Eine der Besonderheiten z. B. der LVR-Klinik Köln ist die enge Zusammenarbeit zwischen der Qualitätsmanagementbeauftragten und dem Integrationsbeauftragten. Die QMB ist ein aktives Mitglied des Qualitätszirkels Integration und betrachtet die Verbesserung der Versorgung von Migranten als eine ihrer vordringlichen Aufgaben.

Auch die Zertifizierungsgesellschaft KTQ GmbH (Kooperation für Transparenz und Qualität im Gesundheitswesen) fokussiert die Themen Interkulturelle Öffnung und Interkulturelle Kompetenz in ihrem Kriterium 5.1.3 »Ethische, kulturelle und religiöse Verantwortung« unter anderen mit dem Unterpunkt 7: »Berücksichtigung ethischer, kultureller und religiöser Themen, z. B. Veranstaltungen, innerbetriebliche Fortbildung«.

3.6.1.12 Interkultureller Konsildienst und Interkulturelle Supervision

Bei Schwierigkeiten in der Behandlung von Migranten bietet sich die Hinzuziehung von Kollegen an, die interkulturell kompetent sind und sich mit den sprachlichen, kulturellen, ethnischen und religiösen Besonderheiten der zu behandelnden bzw. betreuenden Patienten auskennen. Dies stellt eine gute Möglichkeit dar, die Qualität der Versorgung zu verbessern. Zudem bereichert und fördert der kollegiale Austausch die fachlichen Kompetenzen der Mitarbeiter und des gesamten Teams.

Auch die feste Verankerung von interkulturellen Supervisionen für Mitarbeiter, in denen Themen behandelt werden, welche die Behandlung von Patienten mit Migrationshintergrund betreffen, ist von großer Bedeutung. Dies kann in Form einer team-, bzw. fallbezogenen Supervision angeboten werden und dazu dienen, kulturspezifische Besonderheiten der Patienten aus unterschiedlichen Kulturen, Ethnien und Religionen besser zu verstehen und zu behandeln.

3.6.1.13 Nutzung von vorhandenen Ressourcen

In vielen Institutionen des Regeldienstes sind inzwischen Mitarbeiter aus verschiedenen Herkunftsländern beschäftigt. Deren sprachliche, kulturelle und religiöse Kompetenzen können für die Erfüllung der Kriterien eines »migrantenfreundlichen« Regeldienstes fruchtbar gemacht werden. Wenn die Einrichtung die Kompetenzen ihrer Mitarbeiter systematisch erfasst und gezielt einsetzt, können vorhandene Ressourcen erschlossen werden, ohne dass zusätzliche Kosten entstehen. Für diese zusätzlichen Tätigkeiten sind jedoch die Bereitschaft der jeweiligen Mitarbeiter und gegebenenfalls ein zeitlicher Ausgleich für den Einsatz als Sprach- und Kulturvermittler notwendig. Aus vielen Gründen (z. B. Reaktivierung eigener traumatischer Erfahrungen im Herkunftsland) sollte eine möglicherweise distanzierte Haltung des Mitarbeiters in diesem Zusammenhang respektiert werden.

3.6.1.14 Interne Gremien

Die interkulturelle Öffnung ist eine Querschnittsaufgabe und gehört daher in alle internen Gremien und Arbeitskreise, in denen Pläne und Konzepte zur Zukunft der Einrichtung behandelt und thematisiert werden. Dazu gehören z. B. Leitungskonferenz (LeiKo), Qualitätsmanagementkonferenz (QMK), Strategiekonferenz bzw. Zukunftswerkstatt, Fort- und Weiterbildungs-Curriculum, Strukturen des Krankenhaus-Informationssystems (KIS) etc. Dadurch kann erreicht werden, dass die Einrichtung mittel- und langfristig gemäß der demografischen Patientenstruktur organisiert wird. Dies erstreckt sich auf alle Bereiche, von Behandlungskonzepten bis hin zur Beschilderung und Verköstigung.

3.6.1.15 Intranetportal

Jede Einrichtung im Gesundheitsdienst, die über die Möglichkeit eines Intranets verfügt, sollte ein Portal aufbauen und pflegen, das den Beschäftigten möglichst alle migrantenrelevanten Informationen zugänglich macht. In einem internen Intranetportal werden den Beschäftigten der Einrichtung alle relevanten Informationen, wie z. B. Dolmetscherlisten, eine Liste mit Sprachkenntnissen des Personals, eine Liste der ambulanten/komplementären Dienste, Berufsbetreuerlisten, wenn vorhanden ein kommunaler Gesundheitswegweiser, Arbeitshilfen zu migrantenspezifischen Hintergrundinformationen wie etwa zu Essgewohnheiten und Religion, nützliche Links, interne Informationsmaterialien, Fragebögen, interne Fort- und Weiterbildungsangebote zu interkulturellen Themen, übersetzte Formulare und Aufklärungsbögen, Listen von kultursensitiven ambulanten und stationären Angeboten, fremdsprachigen Patienteninformationen über unterschiedliche Erkrankungen und deren Behandlungen usw. bereitgestellt. Dadurch können die Mitarbeiter der Einrichtung in der Behandlung, Beratung und Betreuung des Migrantenklientels unterstützt, entlastet und auf dem Laufenden gehalten werden.

3.6.1.16 Öffentlichkeitsarbeit

Als Grundhaltung der Einrichtung hinsichtlich der interkulturellen Öffnung und interkulturellen Kompetenz sollten transparente Kommunikationsstrukturen etabliert werden. Dabei sollte die Interkulturalität der Einrichtung in der Öffentlichkeit bewusst betont werden. Als Beispiel sei hier die Selbstdarstellung der LVR-Klinik Köln genannt. Die LVR-Klinik Köln hat das Ziel, »soziale und kulturelle Zugangsschwellen zur psychiatrischen und psychotherapeutischen Versorgung zu senken, insbesondere für Menschen mit Migrationshintergrund und psychischer Erkrankung. Wir legen Wert auf die Kultursensibilität und Kompetenz unserer Therapeuten« (Kliniken in Köln, Verzeichnis / Wegweiser 2008, S. 68). Auch im Internetauftritt der LVR-Klinik Köln wird die kultursensible Ausrichtung sichtbar. Direkt auf der Startseite (»Über uns«) werden die migrationsspezifischen Angebote der Klinik beschrieben und der Integrationsbeauftragte mit Name, Foto und Telefonnummer sichtbar gemacht. Die im Leitbild fest verankerte »interkulturelle Ausrichtung« der Klinik wird auf der Website öffentlich kommuniziert.

3.6.1.17 Qualitätskriterien und Checkliste zur Überprüfung der Interkulturalität

Jede Institution des Gesundheitsdienstes sollte Qualitätskriterien erarbeiten, anhand derer eine effiziente Gesundheitsversorgung von Migranten gewährleistet und im Handlungskonzept der Einrichtung dauerhaft, konkret und messbar verankert werden kann.

Zur Überprüfung der Interkulturalität einer Einrichtung lassen sich Checklisten einsetzen, die eine fortgesetzte Zielprüfung ermöglichen. Als ein Audit-Instrument sollte diese zur Einschätzung dienen, ob die Einrichtung als interkulturell geöffnet betrachtet werden und interkulturelle Kompetenzen vorweisen kann.

Inzwischen sind einige Checklisten auch im Bereich der Gesundheitsversorgung entwickelt worden. Anhand dieser können sich Institutionen bezüglich ihrer organisatorischen Entwicklungsaufgaben zur Interkulturalität einschätzen. Als Beispiel sei die von Filtzinger entwickelte »Checkliste zur Überprüfung der Interkulturalität« (Filtzinger 1995) und eine vom Verfasser entwickelte Checkliste »Leitkriterien für eine interkulturell geöffnete bzw. ausgerichtete Institution des Gesundheitsdienstes« (Gün 2009, S. 129 ff) genannt.

3.6.2 Zusammenfassung

Zusammengefasst kann interkulturelle Öffnung als ein bewusst gestalteter Prozess definiert werden, der den Menschen aus unterschiedlichen Kulturen, Ethnien und Religionen einen gleichberechtigten Zugang zu den von den Regeldiensten bereitgestellten Versorgungsleistungen ermöglicht und für eine gleichwertige Qualität in Behandlung, Beratung und Betreuung sorgt. Dies setzt einen Organisations-, Personal- und Qualitätsentwicklungsprozess voraus.

Es ist davon auszugehen, dass die mangelnde interkulturelle Öffnung der Regeldienste mit einem allgemeinen Mangel an institutionellen Integrationsleistungen einhergeht. Um eine Änderung des Inanspruchnahmeverhaltens der Migranten zu bewirken, müssen die bestehenden Zugangsbarrieren gesenkt bzw. abgebaut werden. Ohne eine bewusste und entschlossene Ausrichtung der Regeldienste hin zu einer interkulturellen Öffnung und eine damit einhergehende gezielte Organisations- und Personalentwicklung (i.S.v. Sicherung interkultureller Kompetenzen) ist dies jedoch nicht möglich. Zur Gewährleistung eines gleichberechtigten Zugangs und zur Verringerung von Zugangsbarrieren für Migranten und Migrantinnen sind vielmehr weitreichende strukturelle Veränderungen vonnöten, die anhand einiger ausgewählter Beispiele hier beschrieben wurden. Migrantenspezifische Behandlung kann nicht erfolgreich durchgeführt werden, wenn sie nicht mit erster Priorität organisiert wird. Ohne eine interkulturelle Öffnung der Gesundheitsdienste ist es weder möglich, die Zugangsbarrieren zu diesen Diensten zu senken, noch die interkulturelle Kompetenz des Fachpersonals zu verbessern.

Die Erfahrungen zeigen, dass die interkulturelle Öffnung eine Top-Down-Maßnahme ist und nur dann gelingen kann, wenn diese Aufgabe (als Querschnittaufgabe in der gesamten Betriebsorganisation) auf der Leitungsebene angesiedelt und von den Beschäftigten mit voller Überzeugung angenommen wird.

Dabei geht es um eine strategische und strukturelle Anpassung der Dienste an die Bedürfnisse der Menschen mit Migrationshintergrund und an den demografischen Wandel unserer Gesellschaft im Zeitalter der Globalisierung. Dies setzt zunächst auf allen Ebenen eine Bewusstseinsbildung voraus. Wenn die Leitungen der Institutionen der Gesundheitsdienste den Willen und die Bereitschaft zeigen, ihre Institution interkulturell zu öffnen, ihre Mitarbeiter interkulturell kompetent aus-, fort- und weiterzubilden und interkulturelle Ausrichtung dauerhaft, konkret und messbar zu verankern, dann wird dies auf Dauer nicht nur zu einer deutlichen Verbesserung der Versorgung von Migrantenpatienten führen, sondern wesentlich auch zu einer Verbesserung der generellen Qualität beitragen.

An dieser Stelle muss angemerkt werden, dass die bisherigen Ausführungen sicherlich nicht alle Aspekte beinhalten, die zur Verbesserung der Versorgung von Migranten beitragen. Es handelt sich eher um Ansätze zur strategischen Ausrichtung eines Regeldienstes, welche im Laufe der Zeit mit langsamen Schritten prozesshaft entwickelt und umgesetzt werden können.

Im Folgenden findet sich die überarbeitete und zur praktischen Anwendung in einer psychiatrischen Klinik operationalisierte Checkliste vom Verfasser.

Dabei wurde eine Skalierung hinzugefügt und Kriterien zur Erhöhung der Eindeutigkeit und Trennschärfe wurden aufgesplittert. Die Checkliste enthält 45 Leitkriterien. Damit werden verschiedene interkulturelle Instrumente und Maßnahmen aus den unterschiedlichen Themen und Berufsfeldern einer psychiatrischen Klinik abgedeckt.

3.7 Leitkriterien für eine interkulturell geöffnete bzw. ausgerichtete Institution des Gesundheitsdienstes (Checkliste)

Bei der Selbstbewertung Interkulturalität wird zu jeder Aussage eine 6er-Skala mit den Polen (rechts: trifft zu 100 % zu; links: trifft gar nicht zu) angeboten.
Die Fragen sind in folgende Bereiche geclustert:

1. Patientenorientierung
2. Mitarbeiterorientierung
3. Organisation und Führung
4. Qualitätsmanagement

Die Reihenfolge der Fragen sowie der Clusterung erfolgte in Anlehnung an das Zertifizierungs-Manual 2015 der KTQ-GmbH

1) Patientenorientierung

1. Der Anteil der Patienten mit Migrationshintergrund entspricht etwa dem Bevölkerungsanteil der Menschen mit Migrationshintergrund im Einzugsgebiet der Einrichtung.
2. Die Behandlungskonzepte der Institution berücksichtigen die Bedürfnisse der Migrantenpatienten. (Bsp. Klinik- und Stationskonzepte)
3. Im Bereich der Psychiatrie und Psychotherapie werden die vom Referat für Transkulturelle Psychiatrie der Deutschen Gesellschaft für Psychiatrie, Psychotherapie und Nervenheilkunde (DGPPN) anerkannten »Sonnenberger Leitlinien« umgesetzt.
4. Es wird nach einem ganzheitlichen Behandlungs-, Beratungs- und Betreuungsansatz gearbeitet. (Bsp. Systemische Ansätze unter Einbeziehung der Angehörigen, Berücksichtigung der kultursensiblen Ansätze bei der Behandlung etc.)
5. Mehrsprachige Informationsmaterialien für Patienten und deren Angehörige, häufig genutzte Formulare, Merkblätter und Aufklärungsmaterialien, die für die Behandlung und Betreuung der Patienten von Bedeutung sind, stehen zur Verfügung.
6. Behandlungs-, Beratungs- und Betreuungsangebote werden überwiegend von interkulturell geschulten Fachkräften angeboten.
7. Die Einrichtung verfügt über eine interne Fremdsprachenliste, in denen mutter- und fremdsprachige Mitarbeiter aufgeführt sind.

2) Mitarbeiterorientierung

8. Bei der Personalauswahl werden bei gleicher Qualifikation Menschen mit Migrationshintergrund, Fremdsprachenkenntnissen und interkultureller Kompetenz bevorzugt.
9. Bei Stellenausschreibungen wird hierauf ausdrücklich hingewiesen.

10. Handelt es sich um eine kirchliche Institution, so sind bei der Personaleinstellung die konfessionsgebundenen Einschränkungen eindeutig aufgehoben.
11. Dies gilt auch für Aufstiegsmöglichkeiten in Leitungspositionen.
12. Der Anteil der Mitarbeiter mit Migrationshintergrund, insbesondere derjenigen mit einer anderen Muttersprache als Deutsch entspricht etwa dem Bevölkerungsanteil der Menschen mit Migrationshintergrund im Einzugsgebiet der Einrichtung.
13. Der Anteil der bilingualen Therapeuten entspricht etwa der Anzahl der Menschen mit Migrationshintergrund im Einzugsgebiet der Einrichtung.
14. Die interkulturelle Ausrichtung der Institution wird von Mitarbeitern erkennbar angenommen.
15. Interkulturelle Themen sind ein fester Bestandteil der internen Fort- und Weiterbildungscurricula.
16. Es ist ein inhaltlich umfassendes Curriculum zum Erwerb interkultureller Kompetenz entwickelt worden.
17. Es werden Maßnahmen getroffen, um zu verhindern, dass die mutter- und fremdsprachigen Mitarbeiter mit der Zeit resignieren. (Bsp. aufgrund von »Mädchen für alles«-Einsätzen)
18. Es besteht die Möglichkeit eines interkulturellen Konsildienstes und interkultureller Supervision.

3) Organisation und Führung

19. Chancengleichheit und der Abbau der Zugangsbarrieren sind als Ziele definiert.
20. Die Mitarbeiter werden hinsichtlich der interkulturellen Ausrichtung der Institution kontinuierlich sensibilisiert.
21. Die Mitarbeiter werden aktiv von den Führungskräften motiviert, das Curriculum in Anspruch zu nehmen.
22. Die Institution bezeichnet sich öffentlich als eindeutig interkulturell ausgerichtet.
23. Die interkulturelle Orientierung der Einrichtung wird in der Öffentlichkeit bewusst betont.
24. Teams sind mehrsprachig und multikulturell zusammengesetzt.
25. Die Mitarbeiter mit Migrationshintergrund bekleiden entsprechend ihrer fachlichen Qualifikation auch Leitungspositionen bzw. sind mit übergeordneten Aufgaben betraut.
26. Interkulturelle Öffnung ist als strukturelle und konzeptionelle Gesamtstrategie im Handlungskonzept der Einrichtung dauerhaft, konkret und messbar verankert. (Bsp. Klinikkonzept, Bedarfsorientierte Verteilung des fremdsprachigen Personals, kultursensible Konsildienste etc.)
27. Die Einrichtung ist mit ambulant komplementären Diensten, insbesondere mit Migrantenselbstorganisationen und politischen Gremien gut vernetzt.
28. Die Einrichtung ist von außen deutlich als eine interkulturell geöffnete Institution erkennbar. (Bsp. Homepage, Wegeleitsystem, Thematisierung bei öffentlichen Auftritten etc.)

29. Es sind personelle und strukturelle Rahmenbedingungen geschaffen worden, die einen gleichberechtigten Zugang zu allen Bereichen bzw. Angeboten der Einrichtung ermöglichen.
30. Auf der Ebene der Geschäftsführung bzw. Vorstands ist das Amt eines Integrationsbeauftragten mit entsprechenden zeitlichen Ressourcen implementiert.
31. Es ist ein gut funktionierendes Dolmetschernetz aufgebaut worden, das kontinuierlich gepflegt wird.
32. Es gibt genügend kompetente Fachkräfte, insbesondere muttersprachliche und bilinguale Therapeuten, an die sich die Mitarbeiter bei migranten-spezifischen Fragestellungen wenden können.
33. Die Leitung der Einrichtung fördert konkrete Maßnahmen zur interkulturellen Öffnung in der Einrichtung und setzt sie um.

4) Qualitätsmanagement

34. Interkulturelle Orientierung ist ein selbstverständlicher Bestandteil des Qualitätsmanagements und im Leitbild der Einrichtung verankert.
35. Es sind mit fachlichen und organisatorischen Kompetenzen ausgestattete Querschnittstellen geschaffen bzw. sensibilisiert worden. (Bsp. Integrationsbeauftragte, Qualitätsmanagement)
36. Die Einrichtung hat Qualitätskriterien für die Behandlung des Migrantenklientels erarbeitet.
37. Die Einrichtung verfügt (im Sinne einer Selbstüberprüfung) über eine Checkliste zur kontinuierlichen Überprüfung der Interkulturalität.
38. Strukturelle Diskriminierung (Bsp. Ablehnung der Behandlung bei Patienten ohne oder mangelnde Deutschkenntnisse) wird durch (selbst-) reflexive Lern- und Veränderungsprozesse in der Einrichtung ermittelt und aufgearbeitet. (
39. Bei Qualitätssicherungsmaßnahmen werden die Bedürfnisse der Migrantenpatienten angemessen berücksichtigt.
40. Die Patienten mit Migrationshintergrund fühlen sich in der Einrichtung gut aufgehoben, behandelt, beraten und betreut.
41. Es wird die Patienten- bzw. Kundenzufriedenheit von Menschen mit Migrationshintergrund gezielt erfasst.
42. Alle patientenbezogenen Befragungen zur Erfassung der Patientenzufriedenheit enthalten migrantensensible Fragen.
43. Die Befragungen werden in relevanten Sprachen der Migrantenpatienten durchgeführt.
44. Die Nutzung vorhandener Ressourcen wird bewusst wahrgenommen und gemessen. (Bsp. interne Fremdsprachenliste, Einsatz von Sprach- und Integrationsmittlern, Informations- und Aufklärungsmaterialien etc.)
45. Zur Erfassung der Patientenstruktur wird ein internes Datenerhebungsverfahren eingeführt. Die Ergebnisse werden in die strukturellen und strategischen Überlegungen einbezogen.

4 Familienstruktur der Türkeistämmigen

4.1 Zur Struktur der aus dem türkisch-islamischen Kulturkreis stammenden Familien

In Deutschland lebende Migranten sind in vielerlei Hinsicht eine heterogene Gruppe. Die türkeistämmigen Migranten machen mit die größte Gruppe der Migranten aus. In meiner professionellen Tätigkeit arbeite ich schwerpunktmäßig mit dieser Gruppe und bin der Überzeugung, dass man nicht kulturelle, religiöse und ethnische Hintergründe aller in Deutschland lebenden Migrantengruppen kennen muss, um mit ihnen interkulturell kompetent zu arbeiten. Daher unternehme ich den Versuch, am Beispiel dieses Kulturkreises die Bedeutung der familiären Bindung (insbesondere bei den kollektiven Kulturen) in der therapeutischen Tätigkeit herauszuarbeiten und auf mögliche therapeutische Haltungen Bezug zu nehmen. Die Relevanz des Themas wird auch im Rahmen der in eigener Untersuchung durchgeführten Interviews deutlich (▶ Kap. 2).

In den Interviews wird deutlich, wie sehr die türkeistämmigen Patienten sich auf ihre herkunftsspezifischen Norm- und Wertvorstellungen sowie auf ihre familiären Bindungen beziehen. Die interviewten Therapeuten weisen ebenfalls auf die Einflüsse der Familien und auf die Einstellungen und Verhaltensweisen der türkeistämmigen Patienten hin. Die Familie wird als normierende und verhaltenssteuernde Kraft erlebt, die die traditionellen und religiösen Vorstellungen intergenerational weitergibt.

Im Folgenden sollen Strukturen einer traditionellen türkischen Familie als Grundmuster angesetzt werden, um darauf aufbauend die Besonderheiten der türkeistämmigen Familien in der Migration, die Erfordernisse der interkulturellen Kompetenz sowie notwendige therapeutische Haltungen abzuleiten. Es ist allerdings selbstredend, dass nicht von einer einheitlichen türkischen Familienstruktur ausgegangen werden kann. »Es ist relativ schwierig, von ›der türkischen Familie‹ zu reden, genauso wenig wie man von ›der deutschen Familie‹ reden kann« (Atabay 2001, S. 10). Die Strukturen der türkeistämmigen Familien unterscheiden sich stark nach der Herkunftsregion, den Normen, Traditionen und religiösen Orientierungen, der Bildung und Schichtzugehörigkeit sowie Verstädterung und den Migrationserfahrungen.

4.2 Traditionelle Wertorientierung der Familien in der türkischen Gesellschaft

Die Familie nimmt in der türkischen Gesellschaft einen hohen Stellenwert ein. Die Bindung des Individuums an die Familie ist stärker als die von Menschen in den Industriegesellschaften, wo dem individuellen Freiraum (Individualität) ein höherer Wert zugemessen wird. Trotz vieler Veränderungen hat sich das Grundmuster der traditionellen Familienstruktur bis heute erhalten. Die traditionelle und religiöse Wertorientierung ist im Vergleich zu westlichen Industriegesellschaften stärker, wobei der Ausprägungsgrad der Normorientierung u. a. von der Generationszugehörigkeit, der religiösen Geprägtheit, der Herkunftsregion (Ost–West; Stadt–Land), der Bildung und der Schichtzugehörigkeit abhängt.

Archaische (nicht im Sinne von »primitiv« bzw. »unterentwickelt«) Gesellschaftsstrukturen sind in der Regel hierarchisch/patriarchalisch bzw. geschlechts- und generationsspezifisch gegliedert. »Archaische Gesellschaften folgen bei ihrer Organisation einigen Prinzipien, die von einer grundsätzlichen Ungleichheit der Menschen als oberstem Prinzip ausgehen« (Kizilhan 2012, S. 29). Auch die traditionelle türkische Familie ist hierarchisch und patriarchalisch gegliedert. Dementsprechend werden die innerfamiliären Beziehungsstrukturen von einer grundsätzlichen Ungleichheit der Familienmitglieder geprägt. Diese Ungleichheit reicht von Ehefrauen von älteren und jüngeren Brüdern der innerfamiliäre (innerfamiliäre Sozialstatus der Ehefrau des jüngeren Bruders ist niedriger als der Sozialstatus der Ehefrau des älteren Bruders) bis hin zu Stammesstrukturen. »Die höchste Stellung in der Hierarchie hat der Stammesführer. Dieser ist der politische Vertreter aller Gruppen. Jede Sippe hat in der Regel einen Vertreter, der dem Stammesführer untersteht. Die Großfamilie wird von mehreren Familien gebildet, die in einer engen Blutsverwandtschaft stehen. Die Kleinfamilie wird in der Regel vom Vater vertreten« (a.a.O., S. 31)

Im innerfamiliären Beziehungsmuster gilt, dass demjenigen Familienangehörigen, der jeweils höher steht, Respekt, Achtung und Gehorsam gezeigt/gezollt werden muss. Die Beziehungsstrukturen sind »von großer interpersoneller Verbundenheit und Kollektivismus geprägt« (Erim 2009, S. 35). Die Hierarchie ist geschlechts- und generationsabhängig, und diese »ermöglicht in der Familie eine große Kohäsion, wobei Männer gegenüber Frauen und Ältere gegenüber Jüngeren dominant sind« (ebd.).

Der *Vater* nimmt den obersten Rang ein und hat höchste Autorität in der Familie. Die Machtposition des Vaters regelt das familiäre Zusammenleben in allen Bereichen. Was z. B. die Partnerwahl der Kinder, Erbangelegenheiten, Produktionsentscheidungen etc. anbetrifft, ist es der Vater, der die Entscheidungen trifft. Diese Position trägt auch zu seinem Ansehen nach außen hin bei. Dabei spielt die *Mutter* in einem »heimlichen Matriarchat« eine wichtige Rolle, da sie über eine verdeckte Macht verfügt, besonders bei innerfamiliären Angelegenheiten. Der *älteste verheiratete Sohn* steht an zweiter Stelle dieser Rangordnung. Wenn er nicht da ist, nimmt die *Großmutter* bzw. *Ehefrau des Familienoberhauptes* diese Rolle ein.

Dann kommen die *anderen Söhne* in der Reihenfolge ihres Alters, ihres Personenstandes usw. Die *unverheirateten Töchter* sind in der Familienhierarchie an unterster Stelle. Besonders die Großeltern – väterlicherseits – genießen großen Respekt. In traditionell geprägten Familien spielen die *Großeltern* bei den Entscheidungen eine wichtige Rolle, wenn nicht sogar die wichtigste.

Schwierig ist die Position der *jungverheirateten Frau* als Schwiegertochter *(Gelin)*. Sie muss sich an die Familie anpassen und Kinder – möglichst Söhne – in die Welt setzen, damit die patrilineare Nachkommenschaft gesichert ist. Ihre Rangordnung ist eher davon abhängig. Bis zur Geburt der Kinder wird sie »*Gelin*« (die, die kommt) genannt, danach wird sie »*Hanım*« (Dame) genannt. Dies bedeutet den Aufstieg in der familiären Rangordnung.

Auch die Verwandtschaftsverhältnisse haben im Familienleben einen wichtigen Stellenwert. Die Lineage *(sülale)* der Familie kann mehrere bzw. mehrere Dutzend Familien enthalten. Als nächste Verwandte spielen die Onkel und Tanten eine bedeutende Rolle. Unterschieden wird dabei (auch sprachlich) zwischen dem Onkel väterlicherseits *(amca)* und mütterlicherseits *(dayı)* sowie dem angeheirateten Onkel *(enişte)*. Diese Unterscheidung gilt auch für Tanten väterlicherseits *(hala)* und mütterlicherseits *(teyze)* sowie angeheirateten Tanten *(yenge)*. Die Onkel und Tanten (insbesondere väterlicherseits) werden als Respektpersonen behandelt, und sie übernehmen in der Abwesenheit des Vaters bzw. der Mutter die Rolle von Ersatzeltern.

4.3 Rollendifferenzierung und Kulturstandards

In der traditionellen türkischen Familie

- sind die Rollenbeziehungen klar strukturiert und hierarchisch und autoritär
- besitzt der Mann bzw. der Vater die Autorität
- hat die Frau dagegen nur eine untergeordnete Rolle bzw. Status
- werden die einzelnen Familienmitglieder nach ihrer Generations- Alters- und Geschlechtszugehörigkeit und der entsprechenden Rollenausprägungen unterschieden
- hierarchische Strukturen beziehen sich auf Status, Macht sowie Respekt und Achtung
- es beruhen die zwischenmenschlichen Beziehungen auf Gegenseitigkeit, Bezogenheit, Abhängigkeit und Kulturstandards
- im Außenbereich hat die Verwandtschafts- und Nachbarschaftsbeziehung große Bedeutung für die Familie
- die Bezugspersonen übertragen ihre Autorität u. a. auch auf ältere Geschwister, die den jüngeren als Vorbild dienen sollen
- die Selbständigkeit und Unabhängigkeit der Kinder wird wenig gefördert
- jedes Familienmitglied ist eng in das familiäre Beziehungsgeflecht eingebunden und trägt Verantwortung für die anderen Mitglieder (Positiv daran ist, dass man

füreinander da ist und besonders für schwächere Familienmitglieder sorgt. Der Nachteil liegt darin, dass sich Verwandte, ja sogar Nachbarn, in die Angelegenheiten anderer einmischen und deren Verhalten nach eigenem Ermessen »bestrafen« oder »belohnen« können.)

Etwa diese und ähnliche Vorstellungen bestimmen die Handlungs- und Erziehungspraktiken der türkischen Familien mit patriarchalisch-hierarchischer Prägung.

Die Rolleneinteilung bzw. Rollendifferenzierung fängt in der traditionell ausgerichteten Familie ziemlich früh, nämlich mit der Erziehung der Kinder, an. Die Mädchen und Jungen werden von Anfang an auf ihre späteren Rollen vorbereitet. Die Unterscheidung zwischen Jungen und Mädchen fängt mit der Einteilung des Spielzeugs an. Mädchen spielen mit anderen Spielsachen (z. B. Puppen) als Jungen (z. B. Autos). Ein Junge darf nicht mit als weiblich angesehenem Spielzeug spielen. Wenn ein Junge weint, wird »*erkek çocuk ağlamaz*« gesagt, übersetzt heißt das: »Ein Junge weint nicht«. Ungern werden ihnen häusliche Arbeiten aufgetragen, die für die Frauen vorgesehen sind. Mädchen werden strenger und autoritärer erzogen und strenger kontrolliert als Jungen. Sie dürfen nur Freundinnen haben und nicht mit Jungen in engen Kontakt kommen. In den streng traditionell bzw. religiös orientierten Familien dürfen sie nicht einmal andere Familien besuchen. Wobei hier angemerkt werden muss, dass auch die Erziehungsvorstellungen von der Familiensozialisation, der religiösen Orientierung, der Herkunftsregion und den bildungs- und schichtspezifischen Faktoren abhängig sind.

Im Allgemeinen entspricht die Erziehung in den traditionell orientierten türkischen Familien der patriarchalischen Struktur und den zugrundeliegenden islamischen Wertvorstellungen. Im Gegensatz zu westlichen Erziehungszielen (wie z. B. individuelle Entwicklung und Unabhängigkeit, Autonomie) wird eine lebenslange Bindung des Kindes an die Familie angestrebt. Man verlangt von den Kindern bedingungslosen Gehorsam und stellt hohe Erwartungen in Bezug auf Schulbildung und beruflichen Erfolg. Die Schulbildung bei den Jungen wird als wichtiger betrachtet als bei den Mädchen. Besonders islamisch geprägte konservative Familien halten die schulische Bildung des Mädchens für nicht wichtig. Mädchen sollen zu guten Ehefrauen und Müttern erzogen werden.

Die Kulturstandards dienen im Familien- und Gesellschaftsleben dazu, die hierarchischen Strukturen zu regeln und aufrechtzuerhalten. Es gibt viele Begriffe, die im Sinne der Kulturstandards normierende Funktionen erfüllen. Hier sollen nur einige gängige und verbreitete Beispiele kurz erläutert werden.

Die zwischenmenschlichen, insbesondere intergenerationalen und geschlechtsspezifischen Beziehungen werden über Liebe bzw. Zuneigung (*sevgi*) und Respekt bzw. Achtung (*saygı*) ausgedrückt. Von den Jüngeren wird erwartet, dass sie den älteren Personen gegenüber Respekt und Achtung erweisen. Das Gleiche gilt für Mitarbeiter den ranghöheren Vorgesetzten gegenüber und für Ehefrauen den Ehemännern gegenüber. Verhaltensweisen, die nicht diese Erwartungshaltung erfüllen, werden als Respektlosigkeit (*saygısızlık*) bzw. Ungezogenheit (*terbiyesizlik*) bezeichnet. Im Gegenzug gilt die gleiche Hierarchie von oben nach unten, insofern Ältere den Jüngeren Liebe und Zuneigung *(sevgi)* entgegenbringen. Sowohl auf den symmetrischen wie asymmetrischen Beziehungsebenen wird insbesondere von ranghöheren Personen Großzügigkeit und Wohlwollen *(hoşgörü)* erwartet. Unabhängig von Alter, Geschlecht und Hierarchie gelten für alle Personen Umgangsweisen, welche als Höflichkeitsformen *(nezaket kuralları)* bezeichnet werden. Dem Gesprächspartner durch positive Adjektive Komplimente zu machen, großzügig und bescheiden zu sein, im Beisein der Älteren nicht zu rauchen, aufzustehen, wenn Ältere (insbesondere der Vater oder der Großvater) oder der ranghöhere Vorgesetzte (in der Schule der Lehrer) den Raum betreten, sind einige Beispiele für Höflichkeitsformen. Dazu gehört auch die Mitteilung und der Austausch von Gefühlen, Gedanken und Wünschen auf den entsprechenden Generations- und Hierarchieebenen.

Auch die Anredeformen mit Verwandschaftsbezeichnungen, denen manchmal der Eigenname vorangestellt wird, sind in der Gesellschaft fest verankerte Höflichkeitsformen. Dazu zählt z. B., dass die Jüngeren die älteren Männer mit »Onkel« *(amca, dayı)* bzw. »großer Bruder« *(abi)* und ältere Frauen mit »Tante« *(teyze, hala, yenge)* bzw. »große Schwester« *(abla)* ansprechen. Die (rang-)höheren Vorgesetzten werden mit »mein Chef« *(şef, patron)* und im akademischen Bereich mit »mein Lehrer« *(hocam)*, angesprochen.

Ehre und Würde

Eine zentrale Rolle spielen die Werte Ehre *(namus)* und Würde *(şeref)*. Mit dem Begriff »Ehre« sind Einstellungen, Haltungen und Gefühle eines Menschen den moralischen Regeln gegenüber gemeint, und er bedeutet so viel wie »Würde«, »Achtung«, »Selbstachtung«, »Ehrenhaftigkeit«, »Ehrgefühl«, »Unbescholtenheit«, »Ruhm«, »Stolz« und »guter Ruf«. »Dem Wert der Ehre *(namus)* unterliegt die Vorstellung einer klaren Grenze, die das ›Innen‹, den Bereich der Familie, vom ›Außen‹, der – männlichen – Öffentlichkeit des Dorfes oder der Stadt, scheidet. Die Ehre eines Mannes ist beschmutzt, wenn diese Grenze überschritten wird, wenn jemand von Außen einen Angehörigen der Familie, womöglich eine der Frauen, belästigt oder angreift. Als ›ehrlos‹ *(namussuz)* gilt der Mann, der dann nicht bedingungslos und entschieden den Angehörigen verteidigt« (Schiffauer 1983, S. 65). Im türkischen Sprachgebrauch wird der Begriff »Ehre« in drei Hauptbereiche aufgeteilt. Diese sind: »namus«, »şeref« und »onur«. Die Ehre wird hauptsächlich auf den sexuellen Bereich bezogen und für die beiden Geschlechter unterschiedlich ausgelegt.

Die Ehre der Frau beinhaltet »Keuschheit« (d. h. sexuelle Enthaltsamkeit und Jungfräulichkeit vor der Ehe und Treue während der Ehe) und »Schamhaftigkeit« (d. h. Bedeckung des Körpers, Bedeckung der Haare und Verbergen der körperlichen Funktionen allgemein). Entsprechend ihrer Einhaltung dieser Verhaltensnormen wird sie als ehrenhaft *(namuslu)* oder unehrenhaft bzw. ehrlos *(namussuz)* bezeichnet. Gerät die Frau in sexuell kompromittierende Situationen, verletzt sie ihre Ehre und die Ehre ihres Mannes (bei nicht verheirateten die Ehre des Vaters, der Brüder bzw. der Familie), und diese gilt es zu verteidigen. Die Ehrbarkeit des Mannes bzw. der Familie ist von der Ehrbarkeit der Frau abhängig. Je nach Region,

Schichtzugehörigkeit, Bildung und traditioneller und religiöser Normorientierung kann dies für die Frau verheerende Folgen (wie Ehrenmord/Traditionsmord/Blutrache) haben.[19]

Die Ehre des Mannes wird vor allem über die Ehre der Frau definiert, hat absoluten Wert (man hat sie oder hat sie nicht) und wird an der Entschiedenheit beim Schutz der Frau gemessen.

Die Würde bzw. das Ansehen *(şeref, haysiyet)* gilt nur für Männer. Diese hängt davon ab, ob er in der Lage ist, die Ehre seiner Frau, seiner Töchter, seiner Mutter und seiner Schwester zu schützen. Denn die Würde hat mit sozialem Ansehen und Prestige zu tun, hat einen graduellen Wert und wird erst erworben. Dazu tragen Werte wie Fleiß und Anständigkeit, gesellschaftlicher Status und sozialer Einfluss, Gastfreundschaft, Versorgung der Familie und Beachtung der Ehrvorschriften bei. Jemand, der keine Ehre und Würde genießt, verdient auch keine Achtung und keinen Respekt *(saygı)*.

Eheschließung

Obwohl die Tendenz immer mehr in Richtung freier bzw. selbstständiger Partnerwahl geht, nehmen in vielen türkischen Familien traditionelle Formen der Eheschließung weiterhin einen wichtigen Stellenwert ein. Die von den Eltern, Verwandten und Bekannten betriebene Partnerfindung (kız arama) führt zu vermittelten (görücü usulü evlilik) sowie Verwandtschaftsehen (akraba evliligi), z. B. zwischen Cousin und Cousine. Nicht selten kommen im traditionell orientierten Teil der türkischen Gesellschaft auch Eheversprechen kurz nach der Geburt bzw. im Kindesalter (beşik kertmesi) vor, Mädchenaustausch unter zwei Familien (berdel), Entführung (und Vergewaltigung) zwecks Nötigung zur Ehe (kız kaçırmak) und Verheiratung durch die Eltern gegen den expliziten Willen der jungen Männer oder insbesondere der Mädchen. »Die traditionellen Formen der Familiengründung schließen die Phasen des Kennenlernens und der Verliebtheit aus, vielmehr wird erwartet, dass die Ehepartner einander lieben lernen, nachdem sie füreinander ausgewählt wurden« (Erim 2009, S. 38).

Ähnlich wie im christlichen Europa sind auch in der Türkei neben der standesamtlichen Eheschließung religiöse Heiratsriten (besonders, wenn mindestens einer der Ehepartner noch minderjährig ist) weit verbreitet. Wenn Gründe vorliegen, die einer standesamtlichen Eheschließung entgegenstehen (Alter der Brautleute oder sich hinschleppende Scheidungsverfahren), kann auch allein eine Heirat nach islamischer Rechtsprechung das Zusammenkommen von Mann und Frau gesellschaftlich legitimieren. Seltener kommen dabei auch Ehen im polygamen Sinne

---

19 Das Thema »Ehrenmord/Traditionsmord/Blutrache« verdient zwar ein eigenes Kapitel, würde aber hier den Rahmen sprengen. Das Phänomen ist zwar in überwiegend muslimisch geprägten Ländern verbreitet, hat aber starke traditionelle und soziale Wurzeln und kann nicht nur auf die islamische Religionszugehörigkeit beschränkt betrachtet werden. Auch in vielen christlich- bzw. andersgläubigen Ländern und Regionen werden Frauen im Namen der Ehre umgebracht und Blutrache ausgeübt.

zustande, indem durch religiöse Eheschließung eine zweite Frau in den Haushalt des Mannes eingeführt wird (kuma).

Das durchschnittliche *Heiratsalter* in der Türkei lag 1993 bei 26,3 Jahren für Männer und 22,2 Jahren für Frauen, während es (für Frauen) 1975 noch bei 20,4 Jahren lag (vgl. DIE 2004). Nach den Daten des Türkische Amts für Statistik im Jahre 2011 ist das Durchschnittsalter für die erste Eheschließung bei den Männern 26,6 und bei den Frauen 23,3. Die Differenz beträgt 3,3 Jahre. Regional ist das höchste Durchschnittsalter für die erste Eheschließung mit 27,5 bei den Männern und 24,5 bei den Frauen in Istanbul; die niedrigste hingegen mit 25,5 bei den Männern und 22 bei den Frauen in Mittelanatolien (vgl. Tuik 2011). Diese Entwicklung mag, verursacht durch den enormen Verstädterungsprozess, mit einer zunehmenden Anpassung an westliche Normen (im Sinne von Individualisierung, Autonomiebestreben usw.) sowie mit wirtschaftlichen Engpässen zusammenhängen.

Scheidungen sind in der islamischen Kultur nicht tabuisiert wie in der christlichen. Dennoch spielen sie in der Türkei (bisher noch!) eine eher untergeordnete Rolle. Die Zahl der Scheidungen betrug im Jahr 2000 34.862 (vgl. DIE 2004). 2011 erhöhte sich die Zahl der Scheidungen um 1,3 % im Vergleich zu dem Vorjahr und erreichte 120.117, bei knapp 600.000 Eheschließungen im selben Jahr.

Die rohe Scheidungsrate (die »rohe Scheidungsrate« gibt analog zur Heiratsrate die Zahl der Ehescheidungen pro 1000 Einwohner an) war für das Jahr 1,62/1000. Die verhältnismäßig höchste rohe Scheidungsrate bestand in der Ägäischen Region (2,29/1000). Es folgte mit 2,03/1000 Westanatolien. Die niedrigste rohe Scheidungsrate ist war mit 0,51/1000 in Mittelostanatolien zu finden (vgl. Tuik 2011). Nichtamtliche Quellen schätzen die rohe Scheidungsrate wesentlich höher ein. Yüksel geht von einer Rate von 2–3 % aus (Yüksel 2003). Dazu muss angemerkt werden, dass die statistische Erfassung soziologischer Daten in der Türkei vielfach unzureichend ist und von einer wesentlich höheren Dunkelziffer ausgegangen werden muss. Nichtsdestotrotz kann aber angenommen werden, dass die Scheidungsrate in der Türkei wesentlich niedriger liegt als in Deutschland.

In unterschiedlichen Regionen der Türkei bleibt die Sitte des *Brautpreises*[20] in unterschiedlichem Maße erhalten. Während sie in den Metropolen der Westtürkei fast verschwunden ist, ist sie in Zentral- und Ostanatolien weiterhin noch verbreitet.

Sexuelle Aufklärung

In traditionellen türkischen Familien gibt es so gut wie gar keine sexuelle Aufklärung. Voreheliche Sexualität ist tabuisiert und unterliegt – je nach der Region und Familienstruktur – starken Repressalien. Auch die Nacktheit ist stark tabuisiert. Das kann so weit gehen, dass die Frauen nicht zum Arzt gehen, insbesondere, wenn dieser männlich ist.

---

20 Brautpreis: Damit ist die Sitte gemeint, dass die Familie des Bräutigams einen gewissen »Preis« (Geld, ein Grundstück, Gold usw.) an die Familie der Braut zahlt.

Homosexualität und Masturbation werden möglichst unterbunden. Sexualität darf also nur im Rahmen der Ehe und des institutionalisierten Konkubinats (Bordells) stattfinden.

Beschneidung[21]

Eine der wichtigsten Bräuche der türkeistämmigen Familien ist das Beschneidungsfest, das in der Regel zwischen dem 2. und 12. Lebensjahr des Knaben stattfindet. Obwohl die Entfernung der Vorhaut im Koran nicht erwähnt wird, wird sie als eine religiöse Pflicht betrachtet. Dieses Ritual ist vom Judentum in den Islam übernommen worden. Während im Judentum die Beschneidung am 8. Tag nach der Geburt als Aufnahme in die Religionsgemeinschaft angesehen wird, ist sie im Islam ein Initiationsritual.

In einigen islamischen Ländern werden auch »weibliche Beschneidungen« durchgeführt. Eine derartige Praxis ist in der Türkei nicht bekannt. Auch im Koran gibt es keine Hinweise darauf. Diese Praxis scheint nichts mit dem Islam, sondern mit traditionellen Vorstellungen in den jeweiligen Ländern bzw. Regionen zu tun zu haben.

Zwangsehen

Nach den Ergebnissen einer Untersuchung im Osten und Südosten der Türkei sind 45,7 % der Frauen bei der Wahl des Ehepartners nicht gefragt worden. 50,8 % der befragten Frauen wurden ohne ihre Zustimmung verheiratet (vgl. Tageszeitung Özgür Politika 2003, zitiert nach Kizilhan 2012, S. 35).

Obwohl in der Türkei das Heiratsalter per Gesetz 18 Jahre ist, darf unter »besonderen Umständen« auch die Heirat mit 16 Jahren beantragt werden. Oftmals werden gar viel jüngere Mädchen von ihren Eltern verheiratet (die sogenannten »Kinderbräute«, zu türk. »Çocuk gelinler«). Die Eheschließung von Minderjährigen ist ein weit verbreitetes Phänomen. Diese Ehen werden in der Regel nicht standesamtlich, sondern nach religiöse Heiratsriten geschlossen.

Die Untersuchungen zeigen, dass der Anteil nicht volljähriger Bräute höher liegt als gedacht. Als »besondere Umstände« könnte gelten, wenn beispielsweise damit ein drohender »Ehrenmord« verhindert werden könnte. Danach schützt man angeblich die betreffenden Mädchen, indem diese an jenen Mann verheiratet werden, der »ihre Ehre in Verruf gebracht hat«, etwa wenn ein Mädchen schwanger ist oder vergewaltigt wurde. Nach einem Bericht in der Tageszeitung »Milliyet« beantragten im Jahr 2011 18.354 Familien diese gerichtliche Erlaubnis, um ihre 16-jährigen Töchter zu verheiraten. (vgl. Kálnoky 2014). Zudem kommt es fast nie zu

---

21 Bereits um das Jahr 2600 v. Chr. waren die Ägypter in der Lage, erste chirurgische Messer aus Kupfer herzustellen, die zu kleineren Operationen wie Beschneidungen verwendet werden konnten. Diese zu der Zeit übliche Praxis ist vermutlich von den Juden oder Arabern übernommen worden. (vgl. Wikipedia, Februar 2017). https://de.wikipedia.org/wiki/Medizin_des_Altertums (25.02.2017)

einer offiziellen standesamtlichen Heirat bzw. Hochzeit, weil die meisten dieser Ehen am Staat vorbei arrangiert werden.

In einer Studie der Frauenrechtler-Organisation KAMER, die 58.000 Frauen im Südosten des Landes zu ihrer Lebenssituation befragt hatte, gaben 4711 Frauen an, in den letzten zehn Jahren im Alter von 16 oder 17 Jahren verheiratet worden zu sein. 2217 hatten in demselben Zeitraum im Alter von 13, 14 oder 15 »geheiratet« – was aber seit mehr als zehn Jahren verboten ist. 54 Mädchen waren im Alter von »zwölf Jahren oder weniger« von ihren Eltern verheiratet worden. Während die KAMER-Schätzung sich auf den Südosten der Türkei beschränkt, zitiert die Zeitung »Milliyet« nun eine Studie der Universität Hacettepe, wonach in der gesamten Türkei 28 % alle Ehen mit minderjährigen Mädchen geschlossen werden (vgl. ebd.).

Es scheint zwar kein direkter Zusammenhang zwischen dem Phänomen Zwangsehen und Religion bzw. religiöse Vorstellungen zu bestehen, aber die Einflüsse der religiösen und traditionellen Vorstellungen vermischen sich hier sehr stark miteinander.

Zwangsehe bzw. Zwangsverheiratung in Deutschland

Nach der Definition des Bundesministeriums für Familie, Senioren, Frauen und Jugend liegt Zwangsverheiratung dann vor, »wenn mindestens einer der Eheleute durch die Ausübung von Gewalt oder durch die Drohung mit einem empfindlichen Übel zum Eingehen einer formellen oder informellen (also durch eine religiöse oder soziale Zeremonie geschlossenen) Ehe gezwungen wird und mit seiner Weigerung kein Gehör findet oder es nicht wagt, sich zu widersetzen« (Zwangsverheiratung in Deutschland 2011, S. 18).

Im Rahmen einer vom Bundesfamilienministerium in Auftrag gegebenen Studie (nicht repräsentative Befragung), haben Bundesweit 830 Beratungseinrichtungen im Jahr 2008 insgesamt 3443 Fälle von angedrohten oder bereits erfolgten Zwangsverheiratungen dokumentiert. Aus der 160 Seiten umfassenden Studie geht hervor, dass junge Frauen und Männer – in der Regel aus streng religiösen, muslimischen Familien –, oft unter Androhung von Gewalt zur Ehe gezwungen werden. Viele dieser Ehen werden in den Herkunftsländern der Betroffenen geschlossen. Von Zwangsverheiratung betroffen sind in erster Linie Mädchen und Frauen aus religiösen Migrantenfamilien.

Danach ist fast jede dritte Braut unter 18 Jahre alt. Die meisten von ihnen stammen aus der Türkei (43,8 %), gefolgt von Familien aus Serbien, Kosovo und Montenegro (9,7 %) sowie Irak (7,1 %). 30 % der Opfer, die sich an die Beratungsstellen wandten, waren noch minderjährig. Die Mehrzahl der Betroffenen (40 %) war zwischen 18 und 21 Jahre alt. 44 % der Betroffenen besitzen die deutsche Staatsangehörigkeit. (vgl. Tichomirowa & Tutt 2011). Was die Anzahl der Zwangsverheiratungen angeht, muss man sowohl in Herkunftsländern der Betroffenen wie auch in Deutschland von einer hohen Dunkelziffer ausgehen.

Die damalige Familienministerin Kristina Schröder (von 2009–2013 Bundesministerin für Familie, Senioren, Frauen und Jugend) appellierte an die »muslimischen Autoritäten« in Deutschland, die Zwangsheirat deutlich zu verurteilen.

»Die Ehe darf nur auf Grund der freien und vollen Willenserklärung der zukünftigen Ehegatten geschlossen werden« (Artikel 16(2) der Allgemeinen Erklärung der Menschenrechte 1948).

Nach Kizilhan werden zwangsverheiratete Frauen signifikant häufiger psychisch krank und unternehmen im Durchschnitt mindestens viermal häufiger einen Suizidversuch im Vergleich zu den nicht zwangsverheirateten Personen. Die zwangsverheirateten Frauen leiden lebenslang an den Folgen dieser Handlung und brauchen besondere psychosoziale Beratung und medizinisch-therapeutische Behandlung unter Berücksichtigung kultur- und migrationsspezifischer Aspekte (vgl. Kizilhan 2015, S. 18).

Von Zwangsverheiratung sind zwar in überwiegender Anzahl Frauen betroffen, aber unter den Opfern der Zwangsverheirateten befinden sich auch viele männliche Personen.

4.4 Gesellschafts- und Familienstruktur im Wandel

Die Entwicklungen und Veränderungen der wirtschaftlichen und sozialpolitischen Verhältnisse bewirken Veränderungen der Norm- und Wertvorstellungen sowie strukturelle Veränderungen. Die türkische Gesellschaft löst sich immer mehr von den landwirtschaftlichen Verhältnissen ab und entwickelt sich zu einer Industriegesellschaft. Dörfliche und städtische Lebensformen vermischen sich. Die Zunahme der Bildungsangebote, die Verbreitung von Massenmedien, Telekommunikation und Straßenbau sowie die zunehmende Modernisierung der Landwirtschaft bringen einen Wertewandel mit sich. Traditionelle Strukturen bleiben von dieser Wandlung nicht verschont. Auch die Familie verliert ihre Funktion als häusliche Produktionsgemeinschaft. Dies bewirkt wiederum Veränderungen bezüglich der Rollendefinitionen der Familienmitglieder, zum Beispiel in Bezug auf die Rolle der Frau.

Noch stärker und vielgestaltiger sind die Veränderungen im Falle der Migration in westliche Industrieländer. Sowohl im Herkunftsland als auch im Aufnahmeland sind die Wertvorstellungen, Normen und Sitten zwangsläufig einem Wandel unterworfen. Die Migranten bekommen die Entwicklung in ihrem Herkunftsland nicht mit, leben also noch mit den Vorstellungen jener Zeit, wo sie ausgewandert sind. Andererseits bekommen sie wegen Mangel an Integrations- und Anpassungsleistungen im Aufnahmeland die hiesige Entwicklung nicht mit. Ein Phänomen, welches als Stagnation bezeichnet werden kann. Im Aufnahmeland Deutschland sind sie die Fremden *(yabancı)*, die Ausländer, die Gastarbeiter, und im Herkunftsland sind sie Deutsche *(almancı)*. Beiden Gesellschaften sind sie auf unterschiedliche Weise irgendwie fremd geworden. Je nach Generationszugehörigkeit müssen sie in beiden Gesellschaften entsprechende Integrationsleistungen erbringen und um Anerkennung und Akzeptanz kämpfen.

4.5 Die Familie in der Migration

Die Migration ist ein dynamischer Prozess, der mit einer diesbezüglichen Entscheidung beginnt, sich über mehrere Generationen hin fortsetzt und eine Eigendynamik aufweist. Bedingt durch die wirtschaftlichen Bedingungen im Heimatland und einer Beziehungsethik von Bezogenheit, gegenseitiger Abhängigkeit und Familienkohäsion der türkischen Familien hat die Wanderung eines Familienmitgliedes ins Ausland auch den Nachzug anderer Familienmitglieder, Verwandten und sogar Dorfgemeinschaften zur Folge gehabt. Die Arbeitsmigranten waren auf die Anforderungen, die das Aufnahmeland an sie stellte, nicht vorbereitet. In allen Bereichen der kulturellen Überschneidungssituationen tauchten auch bald Konflikte auf, auf die die Aufnahmegesellschaft nicht vorbereitet war.

Die Familie in der Migration weist auch eigenständige Züge auf. Hier entsteht ein dritter Familientypus, der Züge der Herkunftsfamilie sowie Züge der deutschen Familie innehat. Es vermischen sich die Wertvorstellungen von Orient und Okzident miteinander und bilden eine »Arabesk-Kultur«[22], welche durch Widersprüchlichkeit, Hoffnungslosigkeit und Trauer gekennzeichnet ist. »Wir haben es also, wenn wir uns mit den psychokulturellen Problemen der Arbeitsmigranten beschäftigen, mit der arabesken Welt der Widersprüche zu tun, geprägt durch den Verlust von Liebesobjekten, marginalem Dasein in allen Gesellschaftsformen, dem heißen Wunsch dazuzugehören, aber dem bitteren Bewußtsein, es niemals zu schaffen, dazuzugehören, weder hier noch in der alten Heimat« (vgl. Akgün 1991, S. 23).

Die Migranten versuchen ständig und ohne Erfolg, die schwer zu vereinbarenden Lebensweisen miteinander in Einklang zu bringen, was zu pathologischen Formen führen kann. Die Psychodynamik dieser Familien wird dadurch geprägt, dass sie sich ständig in einem Auseinandersetzungsprozess zwischen den mitgebrachten Normen und Werten und denen der hiesigen Gesellschaft befinden.

Je nachdem, ob die Familie direkt aus einem anatolischen Dorf hierhergekommen ist oder eine Binnenmigration im Herkunftsland (z. B. vom Dorf in die Stadt) hinter sich hat, macht sie entsprechend ihrem Bildungshintergrund, ihrer Schichtzugehörigkeit und traditionsbewussten Lebenseinstellung unterschiedliche Integrations- und Anpassungserfahrungen. Die hierarchisch und patriarchalisch gegliederten traditionellen Familienstrukturen in ihren ursprünglichen Formen erfahren durch die Migration Veränderungen.

Die Dominanz der väterlichen Autorität wird tendenziell in Frage gestellt. Je länger der Vater von der Familie getrennt war und durch »Ersatzautoritäten« vertreten wurde, umso mehr verliert er seine väterliche Dominanz. So versucht der

---

22 *Arabesk* ist eine Musikart, die mit griechischer Rembetiko (Musik der Griechen, die aus Anatolien geflüchtet sind) vergleichbar ist, und durch Trauer, Hoffnungslosigkeit und Widersprüchlichkeit gekennzeichnet ist. Die Lebensphilosophie dieser Menschen kann am besten durch den Satz Kafkas »Der Mensch ist ein Geworfener« verdeutlicht werden. Ein Liedtitel dieser Musikrichtung heißt z. B. »Ich war tot, bevor ich geboren wurde« – »Ben dogmadan ölmüşüm«).

Vater, seine ursprüngliche Rolle wiederherzustellen. Dies verschärft die innerfamiliären Konflikte, insbesondere Generationenkonflikte. Der Vater versucht seine Familie gegen den Einfluss der »fremden Welt« zu schützen, indem er stärker an den traditionellen Normen und Verhaltensweisen festhält. Auch die religiösen Normen und Werte bekommen in diesem Zusammenhang einen anderen Stellenwert als im Herkunftsland. Das Festhalten an der Religion dient zur Unterstützung, um die eigene Identität aufrechtzuerhalten. So werden religiöse Vorschriften wie Moscheebesuch, Fasten, Speise- und Bekleidungsvorschriften oder Erziehung der Kinder in Koranschulen mehr betont und beachtet. »Eine starke Orientierung an traditionellen Werten kann auch ein Zeichen fehlender sozialer und psychischer Ressourcen sein. Fehlt der Kontakt zum einheimischen Kulturfeld und zu einheimischen, in diesem Falle deutschen Personen, wird oft eine stärkere Hinwendung zu ethnischen Werten deutlich. In diesem Zusammenhang ist eine stärkere religiöse Orientierung zu verstehen. Gebets- und Korankreise und -schulen können ein unterstützendes, befriedigendes soziales Forum bieten und den wahrgenommenen Selbstwert steigern« (Erim 2009, S. 35).

Das teilweise stärkere Festhalten an den hergebrachten traditionellen Normen und Werten beruht darauf, dass die Ehre der Familie (z. B. durch die Tochter) hier als gefährdeter angesehen wird, dass die Sexualmoral der Aufnahmegesellschaft auf die Tochter verunsichernd wirkt und dass die im Herkunftsland an die Verwandtschaft, Dorfgemeinschaft bzw. Nachbarschaft delegierte soziale Kontrolle hier fehlt. »Die unterstützende, helfend eingreifende, kontrollierende und miterziehende Dorfgemeinschaft, die die familiären Regeln widerspiegelt, fällt hier aus« (Güç 1991, S. 8). Die zunehmenden Integrations- und Anpassungsanforderungen bringen besonders für die jüngeren Generationen Schwierigkeiten mit sich. Verhalten sie sich entsprechend der Norm- und Wertvorstellungen der Eltern, geraten sie mit der Aufnahmegesellschaft in Konflikt; Verhaltensweisen gemäß hiesiger Gesellschaftsnormen vergrößern die ohnehin bestehende Kluft zwischen ihnen und ihren Eltern und führen zu Konflikten. Generations- und Identifikationskonflikte treten in starkem Ausmaß ans Tageslicht. Je nachdem, ob die Kinder in Deutschland geboren, später nachgewandert, oder hier aufgewachsen sind, sind diese Konflikte stärker oder weniger stark spürbar. Die Kinder sind hier oft den Eltern überlegen, weil sie die Sprache beherrschen und alleine dadurch handlungsfähiger sind (»Statuszuwachs«). Sie weichen mehr und mehr von den hergebrachten Normen, Wertvorstellungen, Sitten und Gebräuchen der Eltern ab.

Die jüngere Generation hat inzwischen ihre eigene Selbstkultur entwickelt, welche weder mit dem Wertvorstellungen und Rollenerwartungen der Herkunftskultur der Eltern noch mit der Kultur des Aufnahmelandes konform zu sein scheint und oft auf beiden Seiten auf Ablehnung stößt. Einerseits stellt der anhaltende Annäherungs-Vermeidungs-Konflikt zwischen den Wertvorstellungen der Eltern und der Mehrheitsgesellschaft im Aufnahmeland eine hohe psychosoziale Belastungen der jüngeren Generation dar, die den Erfolg in Schule und Beruf und damit die Integration beeinflusst (vgl. Kizilhan 2015, S. 14) und zum Identitätskonflikt führt, andererseits lässt sich die kulturell in Gang gesetzte Verflüssigung von Identität und Ich-Struktur als Chance begreifen, zum einen um unerledigte frühere

Konflikte zu lösen, zum anderen um sich subjektives Neuland zu erschließen. »Die Lösung aus alten familiären Bindungen, die Neuordnung der familiären Beziehungsmuster und Kräfteverhältnisse schafft größere Freiheitsgrade insbesondere für die Söhne und Töchter, auch die Mütter, weniger hingegen für die Väter« (Machleid & Gün 2011, S. 402).

Die jüngere Generation, insbesondere die Mädchen, fühlt sich zwischen den traditionellen Wertvorstellungen und Rollenerwartungen der Eltern bzw. der älteren Generation und dem modernen/emanzipatorischen Frauenbild der deutschen Mehrheitsgesellschaft hin- und hergerissen. Die Jungen geraten in Konfliktsituationen, die mit patriarchalischen Rollenerwartungen der traditionell orientierten Familie und Gesellschaft zusammenhängen.

Alle Familienmitglieder sind in unterschiedlicher Art und Weise und in unterschiedlicher Intensität durch die Veränderungen in der Migration beeinflusst.

Nach Schiffauer bedeutet die Migration nach Deutschland für die Familien aus Dörfern eine zweifache Veränderung. Sie ist nicht mehr Produktions- und Konsumtionseinheit und ist jetzt eingebettet in komplexe und funktionale Zusammenhänge. Auch die Norm- und Wertvorstellungen wie z. B. der Wert der Ehre, »mit den ihm implizierten Unterscheidungen von Frau und Mann, Innen und Außen, kann in der neuen Welt nicht ohne weiteres funktionieren« (Schiffauer 1983, S. 102). Die Familie tritt in einen völlig unstrukturierten Raum, in dem nichts mehr selbstverständlich ist. »Dafür gibt es die Redewendung: *Burası Almanya*, ›hier ist Deutschland‹, eine Formel, die immer dann gebraucht wird, wenn man sich anders verhält als in der Türkei, nicht fastet, die Frau zur Arbeit schickt oder als Mann im Haushalt mitarbeitet« (ebd.). In der neuen Welt sind die bisherige Selbstverständlichkeiten der Familie in Frage gestellt und aus traditioneller Weltsicht schwer verständlich. »In dieser Situation, in der es plötzlich zu begründen gilt, was früher selbstverständlich war, muß sich das dörfliche Weltbild umstrukturieren« (ebd.).

In der Migration werden die traditionellen Wertvorstellungen durch verschiedene Sozialisationsinstanzen wie Koranschulen, Kulturprogramme, Filme und Medien (Zeitungen, Zeitschriften, Radio- und Fernsehsendungen) aufrechterhalten und unterstützt. So ergab die Prüfung einer Anzahl von in der BRD gezeigten türkischen Filmen, dass in 90,5 % dieser Filme die traditionellen Männer- und Frauen-Rollen dargestellt wurden. Die Frauen in diesen Filmen ordnen sich den Männern unter und werden als Hausfrauen oder in nicht sehr schmeichelhaften Berufen gezeigt, z. B. als Prostituierte oder Bauchtänzerinnen. Die Entscheidungen liegen auf jeder Ebene in den Händen der Männer (vgl. Abadan-Unat 1985, S. 225–233).

Die zahlreichen Koranschulen, die meistens von fundamentalistischen Gruppierungen organisiert werden, prägen die Lebensart und Einstellungen einer beträchtlichen Anzahl von Migrantenfamilien. Neben Koranschulen gibt es viele Frauenkurse, die von den Moscheen organisiert werden. Was dies bedeutet, formuliert Harun Resit Tüylüoglu (ehemaliger Hauptimam der islamischen Kulturzentren) in der Zeitung »Anadolu« (6.6.1977) wie folgt: »Wir sind eine edle und adelige Nation, die die Fahnen des Islam tausend Jahre getragen hat. Wir sind Gott sei Dank Mohammedaner. Deshalb werden wir uns nicht wie damals die Polen in

Deutschland assimilieren. Wir haben den Glauben und die Absicht, nicht unter den Deutschen zu verschwinden, sondern ihnen das Licht des Islam zu zeigen und ein Beispiel zu geben ...«

Die meisten fundamentalistisch-religiösen Gruppen verfolgen zielstrebig die Absicht, die Muslime in der Migration nach den islamischen Normen und Wertvorstellungen im Sinne der Scharia[23] zu erziehen.

Trotz großer Einflussnahme durch religiöse Strömungen sowie dem Weiterbestehen einer traditionellen Wertorientierung in den Familien (▶ Kap. 1.2), insbesondere dem Festhalten der ersten Generation an den herkunftsspezifischen Normen und Wertvorstellungen, sind die Strukturen der türkeistämmigen Familien in Deutschland – wie die Sinus-Studie zeigt – Wandlungen unterworfen.

Erstmals wurden im Zeitraum von 2006 bis 2008 die Lebenswelten und Lebensstile von Menschen mit unterschiedlichem Migrationshintergrund mit dem gesellschaftswissenschaftlichen Ansatz der Sinus-Milieus© untersucht. Untersuchungsgegenstand war ein unverfälschtes Kennenlernen und Verstehen der Alltagswelt von Migranten, ihrer Wertorientierungen, Lebensziele, Wünsche und Zukunftserwartungen. Sinus-Milieus gehen von der Lebenswelt und dem Lebensstil der Menschen aus – und nicht von formalen demografischen Kriterien wie Schulbildung, Beruf oder Einkommen. Grundlegende Wertorientierungen gehen dabei ebenso in die Analyse ein wie Alltagseinstellungen (zur Arbeit, zur Familie, zur Freizeit, zum Konsum). Die Sinus-Milieus fassen also Menschen zusammen, die sich in der Lebensauffassung und der Lebensweise ähneln.

Im Rahmen der Studie konnten insgesamt acht Migranten-Milieus mit jeweils ganz unterschiedlichen Lebensauffassungen und Lebensweisen identifiziert, beschrieben und quantitativ bestätigt werden. Danach sind Migranten in Deutschland keine soziokulturell homogene Gruppe. Ähnlich wie die Bevölkerung ohne Migrationshintergrund zeigen die Migranten eine vielfältige und differenzierte Milieulandschaft. Die Migranten-Milieus unterscheiden sich weniger nach ethnischer Herkunft und sozialer Lage als nach ihren Wertvorstellungen, Lebensstilen und ästhetischen Vorlieben. Dabei finden sich gemeinsame lebensweltliche Muster bei Migranten aus unterschiedlichen Herkunftskulturen. Mit anderen Worten: Menschen des gleichen Milieus mit unterschiedlichem Migrationshintergrund verbindet mehr miteinander als mit dem Rest ihrer Landsleute aus anderen Milieus. Man kann also nicht von der Herkunftskultur auf das Milieu schließen. Und man kann auch nicht vom Milieu auf die Herkunftskultur schließen (vgl. Sinus-Sociovision 2008).

Faktoren wie ethnische Zugehörigkeit, Religion und Zuwanderungsgeschichte beeinflussen zwar die Alltagskultur, sind aber nicht milieuprägend und auf Dauer nicht identitätsstiftend. Der Einfluss religiöser Traditionen wird oft überschätzt. Drei Viertel der Befragten zeigen eine starke Aversion gegenüber fundamentalistischen Einstellungen und Gruppierungen jeder Couleur. 84 % sind der Meinung, Religion sei reine Privatsache.

---

23 Scharia: islamische Rechtsordnung; das islamische Recht, wie es sich aus dem Koran und der Hadith ergibt

Hier muss aber unterstrichen werden, dass insgesamt 56 % der Befragten sich als Angehörige einer der großen christlichen Konfessionen bezeichnen und 22 % als Muslime. Die befragten Muslime sind in der Minderzahl. Nur in einem der acht Milieus spielt zwar die Religion eine alltagsbestimmende Rolle – im Rahmen eines rural-traditionellen, von autoritärem Familismus geprägten Wertesystems –, aber es darf angenommen werden, dass unter Muslimen der Einfluss religiöser Tradition verhältnismäßig höher liegt. Im religiös verwurzelten Milieu sind Muslime und entsprechend auch Menschen mit türkischem Migrationshintergrund deutlich überrepräsentiert.

Die Ergebnisse der ersten Sinus Migrantenmilieustudie können wie folgt zusammengefasst werden (vgl. ebd.):

Integrationsdefizite finden sich am ehesten in den unterschichtigen Milieus, nicht anders als in der autochthonen deutschen Bevölkerung. Die Barrieren gegenüber kultureller Anpassung sind am größten im religiös-verwurzelten Milieu. Die meisten Migranten verstehen sich aber als Angehörige der multiethnischen deutschen Gesellschaft und wollen sich aktiv einfügen – ohne ihre kulturellen Wurzeln zu vergessen. Mehr als die Hälfte der Befragten zeigt einen uneingeschränkten Integrationswillen. 87 % sagen: Alles in allem war es richtig, dass ich bzw. meine Familie nach Deutschland gekommen bin bzw. ist.

Viele, insbesondere in den soziokulturell modernen Milieus, haben ein bikulturelles Selbstbewusstsein und eine postintegrative Perspektive. D. h., sie sind längst in dieser Gesellschaft angekommen, Integration ist für sie kein Thema mehr. Und viele sehen Migrationshintergrund und Mehrsprachigkeit als Bereicherung – für sich selbst und für die Gesellschaft. 61 % der Befragten sagen von sich, sie hätten einen bunt gemischten internationalen Freundeskreis. In den gehobenen Milieus liegt dieser Anteil deutlich über 70 %.

Etwa ein Viertel der befragten Menschen mit Migrationshintergrund fühlt sich isoliert und ausgegrenzt – insbesondere Angehörige der unterschichtigen Milieus.

Erfolgreiche Etablierung in der Aufnahmegesellschaft ist bildungsabhängig. Grundsätzlich gilt: je höher das Bildungsniveau und je urbaner die Herkunftsregion, desto leichter und besser gelingt dies. Der großen Mehrheit der Einwanderer ist dieser Zusammenhang bewusst. Die meisten haben entsprechend einen ausgeprägten Bildungsoptimismus – der allerdings aufgrund von strukturellen Hürden, Informationsdefiziten und Fehleinschätzungen nicht immer in adäquate Abschlüsse und Berufspositionen mündet.

Ein wichtiger Integrationsfaktor ist die Beherrschung der deutschen Sprache – so sehen es auch die allermeisten Migranten (85 %). 68 % der Befragten schätzen ihre deutschen Sprachkenntnisse als sehr gut oder gut ein. Weitere 26 % haben mittlere oder zumindest Grundkenntnisse. 65 % unterhalten sich im engeren familiären Umfeld überwiegend oder auch auf Deutsch, für 82 % ist Deutsch die Verkehrssprache im Freundes- und Bekanntenkreis. Die geringsten Deutsch-Kenntnisse finden sich im Segment der traditionsverwurzelten Migranten-Milieus.

Die Bereitschaft zur Leistung und der Wille zum gesellschaftlichen Aufstieg sind in der Migrantenpopulation deutlich stärker ausgeprägt als in der autochthonen deutschen Bevölkerung. Mehr als zwei Drittel zeigen ein modernes, individualisiertes Leistungsethos. 69 % sind der Meinung: Jeder der sich anstrengt, kann sich hocharbeiten. (In der Gesamtbevölkerung stimmen dieser Aussage nur 57 % zu.)

Das Spektrum der Grundorientierungen bei den Migranten ist breiter, d. h. heterogener als bei den Bürgern ohne Zuwanderungsgeschichte. Es reicht vom verhaftet sein in vormodernen, bäuerlich geprägten Traditionen über das Streben nach materieller Sicherheit und Konsumteilhabe, über das Streben nach Erfolg und gesellschaftlichen Aufstieg, über das Streben nach individueller Selbstverwirklichung und Emanzipation bis hin zu Entwurzelung und Unangepasstheit. Es gibt also in der Migrantenpopulation sowohl traditionellere als auch soziokulturell modernere Segmente als bei den Deutschen ohne Migrationshintergrund.

Insgesamt zeigen die Ergebnisse dieser Untersuchung, dass es sich bei den in Deutschland lebenden Menschen mit Migrationshintergrund nicht um ein besonderes, und schon gar nicht um ein einheitliches Segment in der Gesellschaft handelt. Die den verbreiteten Negativ-Klischees entsprechenden Teilgruppen gibt es zwar, und sie sind im vorliegenden Migranten-Milieumodell auch lokalisierbar. Aber es sind sowohl soziodemografisch als auch soziokulturell marginale Randgruppen.

In der zweiten, aktuell noch nicht ganz abgeschlossenen Migrantenmilieustudie (Laufzeit 2016–2018) werden erstmals auch Geflüchtete erfasst. Damit beabsichtigt man auch die Veränderungen im Vergleich mit der ersten Studie (2008) zu analysieren. In der neuen Studie wurde eine bundesweite Repräsentativbefragung mit mindestens 2.000 Fällen in Auftrag gegeben, bei der ermittelt wird, wie groß die verschiedenen Milieus sind und welche Ansichten sie im statistischen Vergleich zu Fragen der Integration, des Zusammenlebens oder sonstiger Bedürfnisse, wie z. B. im Wohnbereich, haben. Nach ersten Ergebnisse sind laut Zwischenbericht drei zentrale Erkenntnisse der neuen Studie besonders wichtig (vgl. Hallenberg, 2016):

1. Die jüngeren modernen Migrantenmilieus und die bürgerliche Mittelschicht mit Migrationshintergrund sind insgesamt deutlich besser integriert als 2008. In vielen Fällen gibt es keinerlei Unterschied mehr zur deutschstämmigen Bevölkerung; schon die Frage nach einem »Migrationshintergrund« irritiert manche der Befragten.
2. Deutschland wird weitgehend als weltoffen, liberal und gut »funktionierend« wahrgenommen. Doch wird dies je nach Milieu unterschiedlich empfunden: In den meisten Milieus wird es positiv wahrgenommen und selbst gelebt.
3. In einem der zehn Milieus – bei den Traditionell-Verwurzelten – kann man Segregationstendenzen beobachten. Hier trifft man auf Menschen, die nicht nur begrenzte Distanziertheit sondern echte Abwendung zeigen. Man fühlt sich der Herkunftskultur deutlich stärker zugehörig. Man hält an den heimatlichen Traditionen fest. Die deutsche Kultur ist ihnen – weiterhin – fremd. Es finden sich Menschen, die für Deutschland prägende Werte, Institutionen und Lebenspraktiken ablehnen, traditionelle bzw. vormoderne Lebensweisen praktizieren und sich auf nichtwestliche Identitätsangebote orientieren. Diese Menschen sind eine Minderheit im großen Feld der Bevölkerung mit Zuwanderungsgeschichte.

»Wir vermuten, dass sich der Anteil der Traditionell-Verwurzelten inzwischen etwas erhöht haben wird. Diejenigen Zuwanderer, die häufig im Mittelpunkt medialer Aufmerksamkeit stehen – also Teile der eher konservativen, manchmal religiös geprägten und eher verschlossenen – Gruppen, bleiben jedoch nach wie vor klar in der Minderheit. Was die Milieustudien – ebenso wie viele andere Migrationsstudien – seit Jahren in aller Deutlichkeit zeigen, ist die Tatsache, dass ein überwältigend großer Anteil der Zuwandernden offen und integrationsbereit ist« (ebd.).

Neben dieser soziologischen Typologie hat eine Forschungsgruppe um Schepker Ende der 1990er Jahre in einer umfangreichen Feldstudie festgestellt, dass Dysfunktionalität, definiert über psychische Auffälligkeiten, bei den adoleszenten Kindern nicht per se mit Migration einhergeht. Die Studie konnte weitgehend funktionale Familien bestimmen, die sie als »hinübergerettet monokulturell selbstbewusst«, erfolgreich in der Migrantensubkultur, intellektuell weitsichtig, rein bikulturell städtisch, selbstbewusst alleinerziehend, familienzentriert kohäsiv und weltanschaulich (religiös, politisch) stabilisiert beschrieben.

Dem entgegenstellt wurden monokulturell erstarrte, überfordert alleinerziehende, neu zusammengesetzt versorgende, co-abhängig/um Probleme organisierte und vater- und/oder wurzellose Familien. »Der Unterschied zwischen den erfolgreichen und den nicht erfolgreichen Familien war im Wesentlichen, dass Letztere kulturtypische Ressourcen – wie die hohe Familienkohäsion, das Nutzen traditioneller Familienstrukturen mit vorfindlichen Entwicklungsnischen, die Netzwerkorientierung – in der Migration nicht nutzten, nicht nutzen konnten oder zu Abwehrzwecken missbrauchten. (…) Für die Familientypologie als zentral hat sich die Stellung und Rollenerfüllung des Vaters dargestellt. Väter, die ihr Migrationsziel nicht erreicht hatten, fanden sich in der Gruppe der nicht erfolgreichen Familien stark überrepräsentiert« (Schepker u. Toker 2009, S. 173).

4.6 Interkulturelle therapeutische Haltungen (Interkulturelle therapeutische Kompetenz bei der Arbeit mit Migrantenfamilien)

In der traditionellen türkischen Familie sind die Rollen der einzelnen Familienmitglieder nach hierarchischen, patriarchalischen und geschlechtsspezifischen Gesichtspunkten klar geordnet und definiert. Da diese Rolleneinteilung innerhalb des Systems nicht in Frage gestellt und darüber nicht diskutiert wird, besteht entsprechend kaum Bedarf an Kommunikation zur Klärung der Beziehungsstrukturen innerhalb der Familie. Diejenigen Therapeuten, denen diese Strukturen nicht vertraut sind, stoßen in der Therapie mit Migranten dieses Kulturkreises deswegen schnell an ihre Grenzen und reagieren mit Unverständnis oder Resignation.

Geht es um Psychotherapie mit Menschen aus dem türkisch-islamischen Kulturkreis, ist es erforderlich, zu Beginn der Therapie eine möglichst gründliche und ausführliche biografische und Familienanamnese zu erheben, aus denen Herkunftsregion, Einfluss der traditionellen Norm- und Wertvorstellungen, religiöse Orientierung, Rolle und Status des Indexpatienten in der Familie und die innerfamiliären Beziehungsmuster deutlich hervorgeht (▶ Kap. 1.1.2). Diese beleuchten nicht nur die Hintergründe der Familie bzw. des Familienmitglieds, sondern ermöglichen auch die Nutzung der vorhandenen Ressourcen und geben über die möglichen Vorgehensweisen und therapeutischen Interventionen Auskunft.

Ohne hohe Erwartungen und Ansprüche an Veränderungen (»Lösungsneutralität«) sollte zunächst versucht werden, einen vertrauensfördernden Therapiekontext (ebenfalls Voraussetzung einer gründlichen Anamnese) zu schaffen, in dem es auch möglich ist, familieninterne Probleme zu thematisieren und die Auseinandersetzungsfähigkeit des Patienten zu fördern und zu unterstützen. Dabei ist es wichtig zu unterscheiden, ob die kulturspezifischen Besonderheiten einer »Abwehrhaltung« oder einer »Kulturimmanenz« zuzuordnen sind.

Als therapeutische Strategie empfehlen Fişek und Schepker ein aktiv interventionistisches Vorgehen: »Ein aktives Sicheinlassen ist mit traditionellen Migrantenfamilien ein Muß, eine ›ansteckende Neugier‹ im interkulturellen Kontakt für beide Seiten. Wenn die Familie einmal so weit gekommen ist, dieses Kooperationsangebot anzunehmen und sich damit zu identifizieren, ist sie auf ihrem Weg zu adaptiver Veränderung« (Fişek & Schepker 1997, S. 412).

Ohne Berücksichtigung der individuellen Strukturen der Familie ist die Therapie zum Scheitern verurteilt. Gestaltung des Therapiesettings, Interaktions- und Kommunikationsweisen, Umgang mit Hierarchieebenen, Parteinahme, Verstrickungen und Verwicklungen sind wichtige Aspekte, die zum Therapieerfolg bzw. zum Therapieabbruch führen können. Es scheint wichtig zu sein, im Sinne von Minuchin das »Joining«, den Anschluss an die Familie, zu schaffen. »Wenn es sich um eine Drei-Generationen-Familie mit klaren Strukturen handelt, sollte es weniger darum gehen, zwischen den Generationen Trennungslinien zu ziehen, sondern eher um ›eine Differenzierung der Funktionen‹ des bestehenden kooperativen Systems« (Minuchin 1983, S. 80, zit. nach Güç 1991, S. 21).

Fallbeispiel: »Begegnung eines Oberarztes mit einem Vater«

Ein in der Psychiatrie tätiger türkischsprachiger Psychologe wurde von einem Oberarzt (OA) um Hilfe gebeten, weil ein türkischer Vater unter Gewaltandrohung die Entlassung seiner 23-jährigen Tochter aus der Klinik forderte. Da aber die Tochter wegen eines ernstzunehmenden Suizidversuchs in stationärer Behandlung war und die dazu führende Konfliktsituation noch nicht geklärt worden war, war nach Meinung der ärztlichen Kollegen ein weiterer stationärer Aufenthalt erforderlich. Die Stationsärztin und der OA versuchten über eine Stunde lang vergeblich, mit dem Vater eine Einigung zu finden.

Während des Telefonats mit dem Psychologen bat ihn der OA, mit dem Vater zu reden, damit er seine Tochter in Ruhe lasse. Hier gelte deutsches und nicht anatolisches Recht. Er sei nicht in Anatolien, sondern in Deutschland, also solle er sich auch entsprechend verhalten. Der Vater habe nämlich versucht, die Tochter gegen ihren Willen nach Hause mitzunehmen. Der OA teilte dem Psychologen am Telefon auch mit, dass er nicht verstehen könne, dass die Tochter sich gegen den Vater nicht durchsetzen wolle bzw. könne. Sie nehme keine eindeutige Position ein, sie sei wohlgemerkt 23 Jahre alt.

Als der Psychologe den Raum betrat, wo das Gespräch stattfinden sollte, beobachtete er folgende Situation: Im Zimmer der Stationsärztin befanden sich fünf Personen: Vater und Mutter saßen an einem (Gesprächs-)Tisch, die Patientin (Tochter) saß an demselben Tisch ihnen gegenüber. Die Ärztin saß hinter ihrem Schreibtisch, mit dem Gesicht Richtung Familie, und der OA stand mit dem Rücken zur Ärztin, angelehnt an ihren Schreibtisch, bzw. ging im Zimmer hin und her. Im Zimmer herrschte eine gespannte Atmosphäre. Es drohte fast eine gewalttätige Eskalation.

Der Psychologe wandte sich beim Eintreffen direkt dem Vater zu und schüttelte ihm die Hand. Dann begrüßte er die Mutter und danach die Patientin mit Händedruck. Auf die Eingangsfrage des Psychologen, wie es ihm gehe, antwortete der Vater mit einem knappen Satz: »Gott sei Dank, mir geht´s gut, aber ich habe mit diesem Mann Probleme.« Sein unmittelbar darauffolgender Satz lautete: »Aus welcher Stadt der Türkei kommen Sie?« Auf die Antwort des Psychologen zeigte er eine Gestik der Zufriedenheit. Innerhalb des 10–15-minütigen Gesprächs war der Konflikt zur Zufriedenheit aller Beteiligten gelöst, die Patientin konnte mit dem Einverständnis des Vaters in der Klinik weiter behandelt werden.

Was war hier geschehen?

- Die Ärzte betrachteten die Patientin als Zentralfigur und richteten ihre Aufmerksamkeit auf sie. Sie gingen von der Annahme aus, dass die Patientin volljährig sei und selber entscheiden könne. Dabei wurde aber übersehen, dass die Familie, hier der Vater, eine zentrale Rolle spielte; ohne ihn zu erreichen, konnte hier nichts bewegt werden.
- Die Bedeutung der Familie für die Patientin wurde nicht erkannt. Auch dann nicht, als sich die Patientin im gemeinsamen Gespräch dem Vater nicht widersetzen konnte bzw. wollte. Sie hatte den Selbstmordversuch unternommen, weil die Familie mit ihrer Heiratsentscheidung nicht einverstanden war und sie sich nicht anders zu helfen wusste. Sie war nicht in der Lage, sich in diesem Konflikt zu widersetzen und womöglich die Familie zu verlassen.
- Der Vater, als eine in seiner Umgebung viel respektierte alevitische Persönlichkeit, wurde mit seinen Sorgen nicht ernst genommen. Seine Betrachtungsweise ist zwar von westlichem Verständnis weit entfernt und nicht »modern«, aber seine traditionell geprägten Wertvorstellungen hätten ernst genommen werden müssen, um mit der Tochter arbeiten zu können.
- Viel wichtiger war dabei, dass der Vater sich nicht mit »Achtung« und »Respekt« behandelt fühlte. Der durchaus autoritäre Auftritt des Oberarztes wirkte auf den Vater ungewöhnlich befremdend. Er fühlte sich einfach übergangen und der Situation ausgeliefert und reagierte auf diese Situation heftiger, als er es hätte

tun sollen und wollen. Dass er durchaus kompromissbereit war, zeigte er später durch sein Einverständnis mit der stationären Weiterbehandlung.
- Bei diesem Gespräch wurden grundlegende therapeutische Haltungen nicht eingehalten. Der Vater galt in seiner Umgebung als Respektperson, also als jemand, auf dessen Wort gehört wird und der in Konfliktsituationen eingeschaltet wird. Für ihn war es schwer erträglich, dass seine eigene Tochter nicht auf ihn hörte, er auf die Hilfe der anderen angewiesen war und ein Arzt ihn zu bevormunden versuchte. Seine Rolle als angesehene Autorität geriet also ins Wanken. Diese Situation stellte für ihn eine Bedrohung dar. Der OA hatte, sicherlich bestärkt durch seine innere Ablehnung der Andersartigkeit des Vaters (»Wir sind hier in Deutschland, nicht in Anatolien«), es nicht verstanden, Zugang zu der Familie zu bekommen, wie es unter Berücksichtigung der herkunftsspezifischen Norm- und Wertvorstellungen auch der Patientin therapeutisch unabdingbar erforderlich gewesen wäre. Vielmehr griff er die Hierarchieebenen der Familie an und erhöhte somit die Widerstände der Patientin ebenso wie auch ihrer Familie. Hier liegen kulturell bedingte Missverständnisse im Umgang mit Respekt- bzw. Autoritätspersonen vor.

Bei entsprechenden Fachkenntnissen über den soziokulturellen Hintergrund der Familie und einer offenen, wertschätzenden, respektvollen und von interkulturell therapeutischer Kompetenz geprägten Grundhaltung wäre der Konflikt gar nicht derart eskaliert.

Geht es um die Begegnung mit Menschen aus anderen Kulturen im interkulturellen Überschneidungsraum, muss davon ausgegangen werden, dass hier unterschiedliche Perspektiven, unterschiedliche Werte- und Moralvorstellungen, ethische Prinzipien, unterschiedliche Ideen von Paar- und Familienleben, unterschiedliche Vorstellungen über die Entstehung und Behandlung der Krankheiten aufeinander treffen. »In interkulturellen Begegnungen rechnen wir mit solchen Unterschieden. Sie bestehen allerdings genauso, wenn Personen aus der gleichen Kultur einander begegnen. Hier werden sie nur weniger bemerkt, als weniger bedeutsam wahrgenommen und deshalb weniger hinterfragt« (Oestereich 2011, S. 420).

Oestereich führt u. a. die systemische Therapie für die Behandlung der Menschen aus familienorientierten und kollektivistischen Kulturen als effektiven Behandlungsansatz an. Demnach bedeutet kultursensible systemische Therapie im interkulturellen Kontext: Selbstverständlich von kulturellen Unterschieden auszugehen und eine fragende, von engagierter Neutralität und Neugier getragene therapeutische Haltung zu entwickeln und Menschen aus aller Welt und ihren Geschichten mit offenen Augen und Ohren empathisch zu begegnen. »Diese Haltung wiederum unterscheidet sich nicht vom wünschenswerten Umgang mit Menschen aus der hiesigen Kultur. Und das ist das Entscheidende!« (Oestereich 2011, S. 426).

Bei der Behandlung von Menschen aus kollektivistischen und familienorientierten Gesellschaften muss aus familientherapeutischer Sicht neben individuellen Krankheitserleben auf die Deutung von Konflikten und Krankheiten (religiösmagische Vorstellungen, Fixierung auf körperliche Beschwerden), die zugrundeliegenden Geschichte des sozialen Netzwerkes des Herkunftslandes (Religion, Krieg, Flucht, hinterlassene Familienangehörige etc.), die Einbeziehung der Familie in die Behandlung (generations- und geschlechtsspezifische Konflikte) sowie der Aufbau einer vertrauensvollen und tragfähigen Patient-Therapeut-Beziehung berücksichtigt werden (vgl. ebd.).

Oestereich hebt die Bedeutung von anteilnehmender Neugier und engagierter Neutralität als therapeutische Grundhaltung hervor: »Anteilnehmende Neugier und engagierte Neutralität auch gegenüber Werthaltungen zu entwickeln, die den eigenen widersprechen« (Oestereich 2011, S. 421). Therapeuten sollten neugierig auf die »Inneren Landkarten« ihrer Patienten achten, nach denen sie durch ihr Leben reisen. Dies ist umso wichtiger, wenn die Menschen aus anderen Kulturen kommen. »Aspekte der Fremdheit zu sehen und im Therapieprozess zu betonen, ist weniger wichtig als der ›Inneren Landkarte‹ des Patienten und seiner Familie mit respektvoller Neugier zu begegnen« (ebd.).

Es muss wiederholt darauf hingewiesen werden, dass die Arbeit mit Migranten-Patienten zunächst die Überwindung der eigenen Fremdheitsgefühle und Abwehrhaltungen seitens des Therapeuten/Behandlers erfordert. Wichtig ist dabei eine tragfähige Beziehung aufzubauen. Wenn das gelingt, dann spielen die kulturspezifischen Aspekte auf der Beziehungsebene eher eine untergeordnete Rolle. Grundsätzlich gilt, dass in diesem Bereich Tätige in der Lage sein müssen, in einer Atmosphäre der *Offenheit*, *Achtung*, *Anerkennung*, *Wertschätzung* und *Neugierde*, eine zufriedenstellende und *tragfähige Beziehung* und *Kommunikation* herzustellen.

5 Religiöse Krankheits- und Heilvorstellungen am Beispiel des Islam

Eigene Erfahrungen und Untersuchungen zeigen, dass Migranten, die aus dem türkisch-islamischen Kulturkreis stammen – trotz langjährigen Aufenthalts in Deutschland – weiterhin unter dem Einfluss herkunftsspezifisch geprägter traditionell-islamischer Wertvorstellungen leben. Die religiösen und magischen Krankheits- und Heilvorstellungen sind bei vielen türkeistämmigen Patienten von großer Bedeutung. Die Inanspruchnahme der traditionellen Heiler (z. B. Hodschas) ist nur ein Beispiel dafür. Traditionelle Erklärungsmuster für die Krankheiten und deren Behandlung existieren neben den modernen Behandlungsmethoden und beeinflussen Krankheits- und Heilungsverhalten der Patienten aus diesem Kulturkreis.

Dass nicht nur in der Türkei, sondern auch bei Türken in Deutschland noch immer Formen der traditionellen Medizin ihre Anwendung finden, oftmals parallel zum Einsatz westlicher Medizin, liegt an diesem mystischen Medizinverständnis: Demnach kommt es wegen Tabuverletzungen und falschen Handlungen zur Strafe Gottes. Durch böse Wünsche anderer, über ihren bösen Blick[24], können alle Arten von Krankheiten, Unfällen und Behinderungen entstehen, die man durch eine magische Gegenhandlung, einen Zauber, ein Amulett zu entkräften sucht. Oftmals ist auch hier noch der Hodscha, als Seelsorger, Lehrer und Priester erster Ansprechpartner bei Krankheiten, mehr noch aber bei seelischen Spannungen oder neurologischen und psychiatrischen Erkrankungen. Die Anwendung von Ritualen und Gebeten oder die Verwendung von Amuletten und außerirdischen Kräften ist an sich sowohl im Islam als auch in der Türkei gesetzlich verboten, wird aber noch immer ausgeübt (vgl. Yildirim Feldbusch 2003).

Welchen Einfluss die religiösen Krankheits- und Heilvorstellungen auf die Personen, die daran glauben, haben kann und wie diese auf die Therapieprozesse wirken können, zeigt folgendes Fallbeispiel.

---

24 *Böser Blick* ist die Vorstellung, dass durch den Blick eines Menschen, der magische Kräfte besitzt, ein anderer Mensch Unheil erleiden, zu Tode kommen oder dessen Besitz geschädigt werden kann. Dieser Volksglaube an eine Form des Schadenzaubers war in Mesopotamien und im Alten Ägypten bekannt, er ist im Orient, in westlichen Ländern, von Afrika über Indien bis China und bei den nordamerikanischen Indianern sowie in Südamerika verbreitet. https://de.wikipedia.org/wiki/B%C3%B6ser_Blick (02.03.2017)

Fallbeispiel: »Ein Gläubiger kann nicht depressiv werden«

Die 47-jährige Patientin (hier Frau Güven genannt) ist verheiratet und hat vier Kinder im Alter von 16, 20, 24 und 26 Jahren. Sie wurde mit der Diagnose »schwere depressive Episode« in die psychiatrische Klinik aufgenommen.

Nach eigenen Angaben leidet sie nach einem Arbeitsunfall unter starken Schmerzen in den Beinen. Sie sei seit Monaten nicht rausgegangen, weil sie unerträgliche Schmerzen habe, kaum gehen könne und sei hierüber zunehmend depressiv geworden. Sie wohne zudem im 4. Stock eines Hauses ohne Aufzug. Sie betrachte die ganze Entwicklung als einen Schicksalsschlag.

Unter Tränen berichtet die Patienten, dass sie wegen ihrer Schmerzen nicht mehr in der Lage sei, zu beten. Dies sei eine Prüfung Gottes. Gott lehne eine Begegnung mit ihr ab, indem er ihr die Schmerzen auferlegt habe und sie dadurch hindere, zu beten.

Sie sagt: »Der Gott lässt mich nicht in seine Nähe. Ich habe eine Zeit lang auf einem Stuhl sitzend gebetet. Aber schon das hat er mir nicht gegönnt, weil mir die rituelle Waschung sehr schwer fiel. Seit eineinhalb bis zwei Jahren kann ich das Gebet nicht mehr verrichten. Heilig sei sein Befehl. Ich sagte, er stellt uns mit allem auf die Probe. Wir waren in Mekka; ich habe versucht, so gut wie es geht, alle seine Gebote auszuführen. Ich wollte mich nicht gegen diese stellen; aber ich musste das Beten ganz aufgeben. Ich habe unerträgliche Schmerzen. Ich kann meine Arme zum Gebet nicht heben. Der Unfall ist mein Schicksal. Heilig sei das Schicksal, das er mir bestimmt hat. Aber Gott erlaubt mir nicht, dass meine Stirn während des Gebets den Boden berührt. Doch der Moment, an dem ich früher den größten Frieden spürte, war, als meine Stirn den Boden berührte.

Die Patientin ist seit Jahren dem inneren Konflikt ausgesetzt, dass sie nach ihrem Glauben nicht depressiv sein dürfe. Ohne zu wissen und es zu beabsichtigen, müsse sie eine Sünde begangen haben, sodass Gott eine Begegnung mit ihr ablehne.

In mehreren Gesprächen wurde das Thema »Krankheit und Gesundheit« u. a. auch aus islamischer Sicht thematisiert. In Anlehnung an den Koran und die Hadithe[25] wurde das Thema ausführlich behandelt. Es wurde Ich-Stärkend und ressourcenorientiert gearbeitet. Frau Güven machte gute Fortschritte. Auch die Themen wie »Schuld und Sünde«, traditionell-religiöse bzw. volksheilkundliche Erklärungsmuster (Einfluss von Dschins und Dämonen, Böser Blick etc.) und traditionelle Heilpraktiken versus westlicher Erklärungsmodelle und psychiatrisch/psychotherapeutische Behandlungsansätze wurden bearbeitet und Frau Güven konnte ihre Krankheit annehmen, ohne sich schuldig zu fühlen, weil sie nicht beten konnte.

---

25 Der Begriff Hadith bzw. Hadīth (arabisch حديث, DMG ḥadīt ›Erzählung, Bericht, Mitteilung, Überlieferung‹) bezeichnet im Islam die Überlieferungen der Aussprüche und Handlungen des Propheten Mohammed sowie der Aussprüche und Handlungen Dritter, die er stillschweigend gebilligt hat. https://de.wikipedia.org/wiki/Hadith, (28.09.2016, 13:42 Uhr)

Eines Tages kam die Patientin in einer sehr schlechten psychischen Verfassung zum Gespräch. Ihr Mann habe ihr vorgeworfen, keine wahre Gläubige zu sein. Denn ein gläubiger Muslim könne und dürfe nicht depressiv sein. Diese Aussage habe ihre Schuldgefühle wieder verstärkt und deswegen sei sie sehr niedergeschlagen.

Sie sagte: »Mein Mann hat mich vor drei Tagen geschockt, beleidigt und zutiefst traurig gemacht. Er sagte mir: ›Ein Mohammedaner kriegt keine Depressionen. Alles ist eine Prüfung Gottes. Wir müssen dankbar sein. Du lehnst Dich gegen ihn auf (ich gelobe, es nicht zu tun). Du hast dein Glauben verloren; Dein Glaube *(Iman)* ist weniger geworden. Ein Mohammedaner kriegt keine Depression. Diese Medikamente betäuben dich. Wer weiß, was alles drin ist (Produkte vom Schwein sind gemeint, Verf.). Komm zu Dir!‹ Ich bin damals eineinhalb Jahre nicht zum Arzt gegangen, anstatt dessen habe ich mehrere Hodschas konsultiert. Ich bemühe mich, dass ich keine Depression bekomme; aber ich schaffe es nicht. Mein Gott soll mir vergeben.«

Wenn ihre Verwandten und Bekannten sie nach ihrem Befinden fragten, sage sie: »Es geht mir gut, Gott sei gepriesen! Aber eigentlich geht es mir gar nicht gut. Gott soll es mir nicht als Sünde anrechnen. Ich lade kaum Gäste mehr zu mir ein. Ich weiß nicht, was es auf der anderen Seite (im Jenseits, Verf.) gibt. Aber Gott ist mein Zeuge, ich kriege wirklich nicht meine Arme hoch. Wenn ich eine Scheibe Brot besitze, heißt das, dass er (Gott) mir nicht noch mehr gegönnt hat. Ich wehre mich nicht dagegen. Wie kann das mein Mann nicht wissen? Mein Ehemann ist doch ein Baum, in dessen Schatten ich stehe. Mit Ihnen zu reden, gibt mir Frieden. Ich vergesse – wenn auch für kurze Zeit – meine Schmerzen.«

Im gemeinsamen Gespräch relativiert der Ehemann seine religiös geprägten Aussagen, welche die Patientin als einen schweren Rückschlag in der Beziehung und im Vertrauensverhältnis wahrgenommen bzw. interpretiert und sie in ihrer gesundheitlichen Entwicklung zurückgeworfen hatte. Er habe diese Aussagen (eine Gläubige kann nicht depressiv werden etc.) gemacht, um ihr Mut zu machen und sie positiv aufzubauen. Die Patientin nimmt zwar diese Erklärung zur Kenntnis, aber glaubt nicht daran, dass ihr Ehemann sie damit aufbauen wollte. Sie ist der Ansicht, dass man aus religiöser Sicht durchaus so argumentieren könnte. Sowohl der Imam (islamischer Geistliche, Hodscha) der Moschee-Gemeinde, wie auch mehrere islamische traditionelle Heiler hätten ihr ähnliches gesagt. Deswegen sei sie fast eineinhalb Jahren nicht zum Arzt gegangen, sondern dem Rat der Hodschas gefolgt und versucht, alles umzusetzen, was sie ihr geraten hätten. Sie habe geglaubt, dass die Schmerzen bzw. die Erkrankung eine Prüfung Gottes sei und sie diese aushalten/ertragen müsse. Gott würde ihr irgendwann wieder vergeben und sie davon befreien.

In den nächsten Therapiesitzungen wurden das Thema »Schuld und Sünde« sowie die Krankheits- und Heilungsvorstellungen im Islam intensiver behandelt. Die Patientin kam immer wieder mit diesen Themen. Mit der Zeit wurden ihre Symptome vor allem Schmerzen an den Armen und Beinen weniger bzw. erträglicher. Sie konnte in einem relativ guten Zustand entlassen werden.

Der Patienten bzw. dem Ehepaar wurde geraten, eine ambulante Paartherapie in Anspruch zu nehmen und die psychiatrische und psychotherapeutische Behandlung ambulant fortzusetzen.

Die Existenz von traditionell-religiös-magischen Krankheits- und Heilvorstellungen haben – theologisch betrachtet – mit dem Islam nichts zu tun. Ein Einblick in die Entwicklung der Medizin durch die Menschheitsgeschichte zeigt, dass die Wurzeln der magischen Krankheits- und Heilvorstellungen (z. B. die Krankheit als Besessenheit von Dämonen und bösen Geistern) seit der Zeit der Sumerer bekannt und bis in die heutige Zeit in vielen Kulturen verbreitet ist.

5.1 Kurzer Rückblick zur Entwicklung der Medizin im Altertum

Die frühe Geschichte der Medizin kann je nach Kulturkreis in die ägyptische Medizin, Medizin des Zweistromlandes, die Medizin des Judentums, und die Medizin im antiken Griechenland und im Römischen Reich in Untergruppen aufgeteilt werden. Die medizinischen Schriften der Antike wurden ab dem 8. Jh. n. Chr. ins Arabische übersetzt und bildeten die Grundlage der islamischen Medizin. (vgl. »Medizin des Altertums«, Wikipedia, Februar 2017).

Die ersten erhaltenen Zeugnisse der Medizin aus der Zeit der Sumerer handeln von Beschwörungen gegen Tierbisse sowie gegen Krankheiten bei Mensch und Tier, und stammen aus der Zeit ca. 2700 v. Chr. Es ist bekannt, dass um 1800 v. Chr. Behandlungen von Ärzten und Beschwörern gemeinsam vollzogen wurden. Krankheit wurde oft als Besessenheit von Dämonen und bösen Geistern interpretiert, die Epilepsie galt als Wirken eines Dämons namens Utukku (vgl. Alû). Die Kindersterblichkeit und das Kindbettfieber führte man auf Lamaštu zurück. Aus allen Epochen der Keilschriftkultur sind zahlreiche Tafeln mit Beschwörungen und exorzistischen Ritualen überliefert (vgl. Maul & Westendorf, »Medizin des Altertums«, »Medizin des Zweistromlandes«, zitiert nach Wikipedia, Februar 2017).

In der Medizin des alten Ägypten sind zwei verschiedene Richtungen zu erkennen: eine magisch-religiöse (Heilung durch Zaubersprüche und Beschwörungsformeln der Priester und Magier) und eine empirisch-rationale, die sich auf Erfahrungen und Beobachtungen stützte (vgl. Medizinische Praxis, Februar 2017). »Dazu kam ein Hang zur Magie, zu Amuletten und Zaubersprüchen, der über die Jahrtausende hinweg sprichwörtlich blieb. (…) Kaum ein in Altägypten spielender Trivialroman, indem nicht das Arztmotiv vorkommt, in dem nicht Zaubereien eine tragende Rolle spielen, in dem nicht Mumien beschworen werden« (Künzl 2002, S. 9).

Magische Rituale waren auch bei den Römern eine gängige Praxis. »Ferner ist auffallend, dass unter den römischen Gräbern mit Amulettbeigraben die Ärzte relativ häufig vorzukommen scheinen. Die Amulette sollten den Toten ins Jenseits begleiten. Magischer Schutz war in den gefährlichen Zeiten um und nach 250 n. Chr., in denen der Arzt von Saint-Privat d´Allier lebte, sehr angebracht.« (a.a.O., S. 29-40).

Besonders aus dem ersten vorchristlichen Jahrtausend sind sehr viele medikamentöse Therapien überliefert, die zur Zeit der Aufzeichnung zum Teil bereits tausend Jahre alt waren. Die meisten stammen aus der assyrischen Hauptstadt Aššur und aus der Bibliothek von König Aššur-bāni-apli in Ninive. Erhalten sind tausende Rezepte, die oft auch Symptome, den Namen der Krankheit und die Heilanzeige sowie Angaben zur Herstellung der Arzneien und die Art der Anwendung enthalten (vgl. ebd.).

Vor der Zeit der griechischen Medizin (etwa im 6. Jahrhundert v. Chr.) gab es in den einzelnen Kulturkreisen bereits verschiedene medizinische Systeme, die vorwiegend auf Magie[26], Hausmittel und einfache chirurgische Verfahren basierten. Zum Beispiel waren in Mesopotamien zahlreiche Heilmittel in Gebrauch, darunter über 500 Arzneien, von denen manchen mineralischen Ursprungs waren. Die von den Priestern gemurmelten Beschwörungsformeln erwiesen sich oft als wirksame Form der Psychotherapie. Auch die Medizin der Juden bezog viele Einflüsse aus dem Kontakt mit Mesopotamien, als Juden in assyrischer und babylonischer Gefangenschaft gewesen waren. Krankheiten galten als Zeichen der Strafe Gottes (vgl. Medizinische Praxis, Februar 2017).

Im alten Griechenland beruhte die Medizin anfangs auf Magie und Zauberei[27] (ebd.), aber die griechische Medizin entfernte sich mit der Zeit von der Vorstellung, Krankheit sei eine göttliche Strafe (Wikipedia, Februar 2017). Erst die griechische Philosophie lieferte eine wichtige Basis für die damalige Medizin. Man glaubte an eine allmächtige Naturmacht. Außerdem wurde großer Wert auf Harmonie gelegt, was Ähnlichkeiten zur orientalischen Medizin aufweist (vgl. ebd.).

Heiler waren weitgereiste, hoch angesehene Männer, die großen Wert auf Reinlichkeit legten. Sie wussten bereits, dass psychische Faktoren großen Einfluss auf Verlauf und Heilung von Krankheiten haben können. Dem Gott Asklepios geweihte Gesundheitszentren, sog. Asklepieon, dienten als Sanatorien, die eine wichtige Rolle in der Heilung vor allem psychosomatischer Krankheiten spielten. In ihnen konnten die Patienten die Nacht verbringen und in ihren Träumen die Hei-

---

26 *Magie*: (Lat. magia »Lehre der Zauberer«, »Zauberei«). Der Begriff Magie wird abgeleitet von dem altgriechischen Wort Magoi (Μάγοι) und bedeutet »Weiser«. Zusammenfassende Bezeichnung für Praktiken, durch die der Mensch seinen eigenen Willen in einer Weise auf die Umwelt übertragen und das Tun, Wollen und Schicksal anderer Menschen bestimmen will, die nach naturwissenschaftlicher Betrachtungsweise irrational erscheint. Das der Magie zugrundeliegende magische Denken vertraut auf eine den magischen Handlungen, Worten und Dingen innewohnende, automatisch wirkende Kraft. Misserfolge werden aus Nichtbeachtung des richtigen magischen Rituals oder aus Gegenzauber erklärt. Hinsichtlich der Zielsetzung ihrer Anwendung wird unterschieden zwischen der schwarzen Magie, die eine Schädigung, und der weißen Magie, die einen Nutzen für Einzelne oder Gruppen erzielen will. (vgl. Das Lexikon, Stichwort »Magie«, 2005)

27 Mit *Zauberei* ist die Zerstörung der Gesundheit eines Menschen durch Ausführung magischer Handlungen gemeint. »Dies geschieht mit Zaubersprüchen, Gebeten oder Flüchen, durch scheinbares Einführen eines fremden Gegenstandes in den Körper, durch magische Ansteckung, magische Bräuche oder Riten mit einem Haar, Fingernagel, etc. des zu schädigenden Opfers, durch die vermutliche Gabe einer schädigenden Substanz, eines Giftes mit imaginativer Wirkung, durch Aussenden eines Geistes oder Dämons oder durch das Einnehmen der Seele des zu schädigenden Menschen.« (Assion 2004, S. 22)

lung durch Asklepios erwarten. Aus den Asklepiadenschulen, deren berühmteste in Kos und Knidos waren, gingen Persönlichkeiten wie Hippokrates von Kos hervor, die den Übergang von abergläubischen und magischen Vorstellungen zur wissenschaftlichen Medizin erkennen ließen. Die medizinischen Methoden, die sich mit Hippokrates und Galen verbinden, waren teilweise noch bis ins 19. Jahrhundert gebräuchlich (vgl. ebd.).

Auch das Alte Testament enthält Gesundheitsvorschriften, die zwischen dem 8. und dem 3. Jh. v. Chr. niedergeschrieben wurden. Krankheit wird im Alten Testament als Strafe Gottes betrachtet oder als Ermahnung, dass einem klar wird, wie gut es einem eigentlich geht und wie zufrieden man sein sollte. Die Gesundheitsvorschriften sind niedergeschrieben im 3. Buch Mose, dem Leviticus. Orthodoxe Juden befolgen diese Vorschriften bis heute (vgl. ebd.).

Nach Hermann Unterstöger fußt der Glaube an die Dämonenaustreibung auf alter biblischer Tradition. Der Fall einer ermordeten Frau bei einer Teufelsaustreibung in Frankfurt[28] lenkte die Aufmerksamkeit auf ein vergessen geglaubtes Ritual im Christentum. Bei der in den Evangelien überlieferten Geschichte (Markus 5, Lukas 8) handelt es sich um einem Besessenen, den Jesus aus den Banden des Teufels befreit. Dabei verwendet er die auch heute noch üblichen Exorzismusregeln, als er den bösen Geist nach seinem Namen fragt. Der Teufel antwortet, seine Name sei »Legion«. In der Luthers Übertragung heißt es: »Da furen die Teufel aus von den Menschen / vnd furen in die Sew / vnd die Herde stürtzet sich mit einem sturm in den See / vnd ersoffen.« (Unterstöger 2015). In früheren Zeiten habe man die Besessenheit als Tatsache angenommen. »Religionsgeschichtlich ist jedenfalls zu konstatieren, dass man immer schon an Dämonen geglaubt und sie sich als tierisch-menschliche Mischwesen beiderlei Geschlechts ausgemalt hat, denen die Aufgabe zugewiesen wurde, der guten Götterwelt als böse, auf Vernichtung erpichte Geisterwelt gegenüberzustehen. Dem entsprechen die ausgefeilten Rituale zur Bannung der aus dieser Gegenwelt hereinwirkenden Kräfte« (ebd.).

5.2   Traditionelle Heilpraktiken und Islam

Es ist bekannt, dass traditionelle Krankheits- und Heilvorstellungen bis heute weltweit verbreitet sind. Auch die Wurzeln der magischen Behandlungstechniken,

---

28 Bei einer »Teufelsaustreibung« ist Anfang Dezember 2015 eine 41 Jahre alte Frau getötet worden. Ihre Leiche wurde in einem Frankfurter Businesshotel gefunden, sie wies Spuren schwerer Misshandlungen auf. Fünf Verwandte der Frau, die sich in dem Zimmer aufhielten und wie das Opfer aus Südkorea stammen, wurden festgenommen. Unter ihnen befand sich auch der 15-jährige Sohn der Toten. Sie sollen die Frau über Stunden hinweg an ein Bett gefesselt und gemeinsam auf sie eingeprügelt haben. Die Spuren führen zu christlich-fundamentalen Sekten, von denen es in Südkorea viele gibt und in denen der Glaube an Dämonen zur religiösen Grundausstattung gehört. (vgl. Unterstöger 2015)

die in islamisch geprägten Gesellschaften zur Anwendung kommen, liegen in der vorislamischen Zeit. Die in der vorislamischen Zeit existierenden traditionellen Behandlungstechniken haben sich unter dem Einfluss des Islam mit der sogenannten »Islamischen Medizin« bzw. »Prophetenmedizin« vermischt und prägen die heutigen traditionell-magisch-religiösen Krankheits- und Heilungsvorstellungen. Die in Anatolien lebenden früheren Kulturen (wie z. B. Hethiter) verfügten ebenfalls über traditionell-magische Behandlungstechniken. Es wird davon ausgegangen, dass diese Behandlungstechniken durch persische bzw. arabische Kulturen aufgenommen und weiterentwickelt wurden. Auch die aus Mittelasien im Zuge der Völkerwanderung nach Anatolien eingewanderten Turkstämme, die Urreligionen wie den Naturalismus, Animismus und insbesondere aber den Schamanimus praktizierten, brachten Behandlungstechniken mit, in denen Feuer und Rauch eine wichtige Bedeutung hatten. Obwohl die Turkstämme im Laufe der Zeit Religionen wie Buddhismus, Taoismus, Christentum und zuletzt Islam angenommen haben, gingen »die Elemente des Schamanismus und der Glaube an die Urkräfte der Natur und Umwelt nicht verloren, sondern schlummern im Untergrund bis in die heutige Zeit hinein, wurden sogar da, wo es möglich war, in den Islam integriert und damit verkleidet (Tanyol 1960). Wir begegnen diesen Elementen heutzutage nicht nur in der Musik und im Tanz (Cremers 1972), sondern auch in der Medizin« (Koen-Emge 1988, S. 35).

Unter dem Einfluss des Islam erfuhren besonders traditionell-magische Behandlungstechniken einige Veränderungen. Der orthodoxe Islam verbot diese und führte die sogenannte »Prophetenmedizin« ein, die u. a. gesundheitsfördernde und -erhaltende Aspekte beinhalteten. Dazu können z. B. Fasten und Beten, rituelle Reinheit und Nahrungsgebote und -verbote gezählt werden. Bedingt durch die Kluft zwischen orthodoxem Islam und Volksislam setzt sich die Anwendung magischer Praktiken fort. Obwohl sämtliche traditionelle Heilertätigkeiten, volksmedizinische Praktiken, religiöse und traditionelle Formen der Medizin wie z. B. die Tätigkeit nicht examinierter Dorfhebammen, Herbalisten *(Kocakarı)* und Knochenheiler *(Kırıkçı)* und andere magisch-religiöse Praktiken wie Gräberkult und Wallfahrten, das Besprechen von Gegenständen *(tasa, ipe okumak)* und Tragen von Schutzamuletten nach der Gründung der Republik Türkei gesetzlich verboten wurden, sind sie im heutigen türkisch-islamischen Kulturraum und auch unter den in Deutschland lebenden türkeistämmigen Migranten verbreitet. Hughes schreibt dazu: »Der Glaube an irgendeine Art von Magie wird von fast allen Mohammedanern geteilt, und es gibt eine große Zahl von Personen, die sich dem Studium dieses Bereiches widmen« (Hughes 1995, zitiert nach Assion 2004, S. 32).

5.3 Gesundheit und Krankheit im Islam

Nach dem orthodoxen Islam stehen Gesundheit und Krankheit in engem Zusammenhang mit dem »Glauben« und sind als etwas von Gott Gegebenes anzunehmen.

Danach ist Gesundheit zunächst als ein Geschenk oder eine Belohnung, Krankheit dagegen als Ausdruck einer Bestrafung und auferlegten Sühne von Gott aufzufassen. Durch die Krankheit bestraft Gott den Betreffenden für seine Vergehen, z. B. seine Nicht-Einhaltung religiöser Gebote. Einem, der religiösen Vorschriften nicht beachtet und Sünden begeht, widerfährt strafende Gerechtigkeit. Danach ist die Krankheit bzw. das Leiden für den Betreffenden ein Schicksalsschlag und eine Strafe. Damit wird aber auch seine Treue und seine Frömmigkeit auf die Probe gestellt. Die Krankheit wird also als Prüfung Gottes, als Gnadenerweis und Sündenvergebung angesehen. Sowohl die Krankheit als auch die Heilung unterliegen allein der Gottesgewalt und ihnen muss mit Geduld und Ruhe begegnet werden.

»Sowohl Krankheit als auch Heilung finden für einen Muslim nicht ohne Kenntnis und Erlaubnis Gottes statt. Die Krankheitserreger und die medizinischen Maßnahmen sind Vermittler der Krankheit bzw. der Heilung, deren erste Ursache Gott ist. Dem Muslim obliegt es jedoch, sich erforderlicher und geeigneter Mittel zu bedienen, um von Gott geheilt zu werden« (Ilkilic 2005, S. 17).

Im Koran heißt es: »Und so ich krank bin, heilt er mich.« (Sure 26/80). »Und der mich sterben lässt, alsdann wieder lebendig macht« (Sure 26/81) (Der Koran 1960, S. 348).

Die Ursachen der Krankheiten liegen außerhalb des Körpers bzw. der Psyche und drängen von außen ein. Danach wird die Krankheit als Verlust der Lebenskraft und als Schädigung durch äußere – übernatürliche – Kräfte wie »böse Geister« oder als Störung des Kräftegleichgewichts im Körper verstanden: »Die Krankheiten werden als definierte, im Umfeld des Menschen existierende Seinsformen verstanden, die von außen her in den Körper eindringen. Sie affizieren ihn immer ganzheitlich, auch wenn bestimmte Körperbereiche der Organe besonders betroffen sind« (Zimmermann 1986a, S. 152).

Nach dem traditionell-islamisch geprägten Krankheitsverständnis können z. B. übernatürliche Kräfte den Betroffenen »zufällig« *(yanlış adım, cin çarpması)* treffen, indem er unwissend »kritische Orte« passiert, von denen man annimmt, dass sich hier Feen oder Dämonen aufhalten können. So waren ein nach § 63 untergebrachter Psychiatriepatient islamischer Herkunft und seine Eltern auch nach zweijähriger stationärer Behandlung nicht vom Glauben abzubringen, dass er deswegen krank geworden war, weil er sich an einem schmutzigen Ort aufgehalten und dort uriniert hatte. Er habe unwissend auf Feen oder Dämonen uriniert. Interessant war, dass der Vater des Patienten, der am stärksten daran glaubte, als Straßenreiniger arbeitete und sich während der gesamten sechsjährigen Behandlungszeit seines Sohnes nicht von Erklärungsversuchen der Behandler und Experten beeinflussen ließ. Immer wieder versuchte er, seinen Sohn von Hodschas (muslimischen Geistlichen) behandeln zu lassen. Seiner Meinung nach habe sein Sohn durch seine Handlung die Dämonen provoziert und eine Sünde begangen, indem er auch auf die Feen uriniert haben könnte. Seine Krankheit sei eine Folge seiner Provokation und somit als Bestrafung wegen Übertretung von religiösen Vorschriften anzusehen.

5.4 Traditionell-magisch-religiöse Vorstellungen über Krankheit und Heilung

Nach den traditionell-magisch-religiösen Vorstellungen sind die Krankheiten auf natürliche Phänomene oder auf übernatürliche Kräfte wie animistisch-magische Seinsformen zurückzuführen. Bei den Ersteren werden die Krankheiten auf klimatische Einflüsse, falsche Ernährung und auf die vier Naturelemente (Luft, Feuer, Erde, Wasser) zurückgeführt. »Wenn eine Person sich in einer bestimmten Gegend nicht wohl fühlt und meint, daß die Umwelteinflüsse sie ›krankmachen‹, wird oft der Ausdruck ›burasının havası, suyu, toprağı bana yaramadı‹ benutzt, was so viel bedeutet wie ›die Luft, das Wasser, die Erde von diesem Ort sind mir nicht bekommen‹. Die vier Elemente werden häufig direkt mit der Gesundheit in Verbindung gebracht« (Koen-Emge 1988, S. 65). Letztere, die übernatürlichen Kräfte, verursachen angeblich Krankheiten, indem sie als »schlechte Kräfte« oder »böse Geister« in den Körper eindringen, durch »Geisterwesen« (Demonen, Dschinn[29]). den »Bösen Blick« *(Nazar)*[30] oder »Zauberei«[31].

Da über die »übernatürlichen Kräfte« einschlägige Literatur vorhanden ist (vgl. u. a. Assion 2004; Başar 1972; Elworthy 1985; Eyüboğlu 1978; Grün 1994; Hauschild 1982; Khoury et al. 1991; Koen-Emge 1988; Seligmann 1910), wird hier

---

29 *Dschinn (im Koran):* »Und wahrlich, erschaffen haben wir den Menschen aus trockenem Lehm, aus geformtem Schlamm« (Der Koran 1960, Sure 15, Vers 26); »Und die Dschinn erschufen wir zuvor aus dem Feuer des Samûm« (Vers 27); »Es waren Leute unter den Menschen, die ihre Zuflucht (iblis) bei Leuten unter den Dschinn suchten; doch mehrten diese nur ihre Torheit« (Der Koran 1960, Sure 72, Vers 6).
30 Einige in türkischer Sprache angewendete Ausdrücke für den »Bösen Blick«: zum »Bösen Blick« kommen (*nazara gelmek*), vom »Bösen Blick« berührt werden (*nazar değmesi*), vom Auge berührt werden (*göz değmesi*), zum Auge kommen (*göze gelmek*), vom Auge befallen sein (*göze uğramak*)
31 Dabei wird zwischen Zauberei im positiven und negativen Sinne unterschieden. Bei einem Zauber im positiven Sinne handelt es sich um »weiße Magie« (z. B. Liebeszauber, Schutzzauber usw.) und bei einem Zauber im negativen Sinne um »schwarze Magie« (z. B. Schadenszauber oder Verfluchungszauber). In der türkisch-islamischen Gesellschaft wird hauptsächlich von einer schwarzen Magie ausgegangen, wenn von »büyü« gesprochen wird. Durch schwarze Magie wird versucht, bewusst und zielgerichtet Schaden oder Unheil zuzufügen, Beziehungskonflikte, die Streitigkeiten unter Ehepartnern, Familienmitgliedern und Nachbarn in die gewünschte Richtung zu lenken und unterschiedliche psychiatrische und neurologische Krankheiten wie Stummheit, Erblinden, Verhaltensstörungen oder sexuelle Schwierigkeiten hervorzurufen. Auch Unfälle und Missernten werden auf Zauberei zurückgeführt. Um die Krankheiten zu heilen bzw. die Effekte der schwarzen Magie aufzuheben, wird eine »Gegenmagie« bzw. »weiße Magie« veranlasst. Um den Schadenszauber zu neutralisieren (büyü çözmek), werden z. B. Amulette angefertigt. Weiße Magie wird auch zur Erfüllung von Wünschen (z. B. Liebeszauber, damit eine Frau die Liebe eines Mannes erwidert) oder als Vorbeugung gegen schwarze Magie oder als Schutz für Reisende vor Unfällen eingesetzt. Das Tragen von nichtgeweihten (z. B. Hundekot) und besprochenen (Amulett, Talisman) Mitteln, der Konsum von geweihtem Wasser und Essen sowie das Trinken von Wasser an heiligen Orten gehören zu diesem Glauben an Zauberei.

nicht weiter ausgeführt. Wichtig zu sein scheint aber die Rolle der sog. traditionellen Heiler (insbesondere Hodschas) und der Umgang mit ihren Praktiken sowie therapeutischen Haltungen.

5.5 Traditionelle Heiler und Behandlung von Krankheiten

Die Krankheiten, die auf natürliche Phänomene zurückzuführen sind, werden in der Regel selbst oder mithilfe einer Person, die darauf spezialisiert ist (z. B. Herbalist (in), Kocakarı), behandelt. Zu den wichtigsten Therapiemitteln gehören das Verabreichen von Lebensmitteln, Kräutern und Heilwassern, weiterhin das Einreiben mit Duftwasser, Olivenöl oder Yoghurt und das Auflegen von Pasten aus Lebensmitteln oder anderen Stoffen des Haushalts, wie etwa Zahnpasta. Auch das Baden in heißen Quellen, das Auflegen von heißen Ziegelsteinen auf den Körper oder Glasziehen (Schröpfen) gehören zu solchen Selbstbehandlungstechniken.

Beim Verdacht auf übernatürliche Krankheitsursachen werden magische Praktiken (s. o.) herangezogen. Dazu zählen u. a. das Tragen von blauen Perlen, Steinen und Amuletten *(muska)*; das Sprechen von Gebeten, Gelübden *(adak, vaat)*, Koranversen und Bannformeln *(sihir, büyü)*; Einnahme von geweihtem Wasser oder Zucker, Tragen eines geweihten Fadens, das Verbrennen von Salz, Haaren, Kräutern und das Bleigießen; die Darbietung von Tieropfern *(kurban)* sowie besonders, wenn es um Kinderlosigkeit, Fehlgeburten und Kindersterblichkeit geht, das Aufsuchen von Wallfahrtsstätten *(yatır, ziyaret)* und Gräbern von »heiligen Personen« *(tekke, evliya)*. Die traditionell-magischen Praktiken werden hauptsächlich von traditionellen Heilern durchgeführt, und den Betroffenen bzw. ihren Angehörigen werden Handlungs- bzw. Umsetzungsanweisungen gegeben.

Die dem Verfasser bekannten und in der Literatur erwähnten traditionellen Heiler im türkischen Kulturraum sind:

- Hodscha (Korankundiger, Koranlehrer, sunnitisch religiöse Geistliche),
- alevitisch religiöse Geistliche *(Dede/Çelebi)*,
- Mystiker *(Derviş/Sufi)*,
- Herbalisten bzw. Kräuterheiler *(Kocakarı)*,
- traditionelle Hebammen und heilkundige Frauen *(Ocak / Ocaklı)*,
- Knochenheiler *(kırıkçı)*,
- Gewürz- und Pflanzenmittelverkäufer *(aktar)*.

Als Orte der traditionellen Praktiken gelten Heilstätten, Wallfahrtsstätten und Gräber.

Da im türkisch-islamischen Kulturkreis traditionelle Heilpraktiken meistens von Hodschas durchgeführt werden, wird hier als Beispiel auf diese eingegangen.

5.5.1 Hodscha *(Hoca)*

Der Begriff wird im Türkischen für religiöse Geistliche, Korankundige, traditionelle Heiler, Prediger und Vorbeter in der Moschee und als Synonym für Lehrer und Hochschullehrer verwendet. Wegen ihrer Tätigkeit als Magier werden Hodschas auch »Zauberer« *(büyücü)* und »Austreiber von Geisterwesen« *(Cindar oder Cinci Hoca)* genannt. Selten sind Frauen als Hodschas anzutreffen. Diese beschäftigen sich – in diesem Zusammenhang – mit der Hellseherei *(falcı)* oder auch Astrologie *(yıldızcı)*.

Denjenigen Hodschas, die magisch-religiöse Praktiken ausüben, werden Fähigkeiten zugesprochen, Geisterwesen, den »Bösen Blick«, schwarze Magie etc. erkennen und behandeln zu können. Es gibt keine eindeutige Erkenntnis darüber, woher die als Magier agierenden Hodschas ihr Wissen bzw. ihre Ausbildung haben. »Für die meisten jedoch gilt, daß sie den arabischen Koran lesen können. Die Praktiken, die sie ausüben, lassen stark vermuten, daß deren Wissen eine Mischung aus dem Islam, der ›Medizin des Propheten‹, der islamischen Kosmologie sowie Numerologie und Relikten aus vorislamischen Perioden ist« (Koen-Emge 1988, S. 79). Zu der Ausbildung bzw. Qualifikation von Hodschas überhaupt stellt Özkara Folgendes fest: »Viele von ihnen haben selbst nur eine rudimentäre Schulbildung. Sie unterrichten dann Arabisch, meist ohne selbst Arabisch zu verstehen und sich auf Arabisch verständigen zu können, ja manche können sogar auch nicht Türkisch lesen und schreiben. Sie vermitteln den Kindern dann ihre eingeschränkte eigene Weltanschauung und religiöse Philosophie, die mit der realen Welt meist überhaupt nichts zu tun hat« (Özkara 1988, S. 56, zit. nach Atabay 2001, S. 52).

Die Tätigkeitsbereiche dieser Hodschas nehmen ein breites Spektrum ein. Zusammengefasst bieten sie in folgenden Bereichen Diagnosen, Behandlungen und Prognosen an:

- chronische Beschwerden
- psychische, neurologische und psychosomatische Erkrankungen, hinter denen magisch-religiöse Ursachen vermutet werden, wie z. B. Epilepsien, Lähmungen, depressive Verstimmungen, Verhaltensstörungen, Taubheit, Stummheit, sexuelle Beschwerden, Unfruchtbarkeit
- psychotische Symptome wie Halluzinationen, Stimmen hören etc.
- psychosoziale Probleme wie inner- und außerfamiliäre Streitigkeiten und zwischenmenschliche Beziehungskrisen
- ökonomische und berufliche Schwierigkeiten
- plötzlich eingetretene Krankheiten, die man nicht erklären kann

Diagnose und Behandlung

Der Betreffende alleine, in Begleitung von Angehörigen oder die Angehörige – ohne den Betreffenden – konsultieren den Hodscha. Dieser fragt in der Regel nach Namen und Geburtsdatum des Betreffenden und stellt meistens mithilfe seiner Bücher über islamische Kosmologie bzw. des Koran oder des sogenannten »Yıldızname«

(ein Buch über schwarze Magie), worin alles stehen soll, seine Diagnose: »Die Diagnosestellung geht nicht in die Richtung, differenzieren zu wollen, um welche Krankheit es sich handelt, sondern wichtig ist, festzustellen, ob hinter dem Unheil ›büyü‹, ›nazar‹, ›cins‹, Sünde oder andere Kräfte stecken. Wenn es so ist, geht es primär darum, festzustellen, durch wen oder was dieses verursacht wurde« (a. a. O., S. 80).

Die Behandlung von Hodschas bezieht sich zwar meistens auf Amulette, Talismane mit Auszügen aus dem Koran bzw. heiligen Schriften, aber es werden häufig auch Rituale verschrieben, welche von dem Betreffenden bzw. von seinen Angehörigen durchzuführen sind. Während der Sitzung werden die Betroffenen oft unter Rauch versetzt, besprochen, es werden Gebete mit dem heilenden Atem in ihr Gesicht pustend ausgesprochen, oder sie müssen geweichtes Wasser trinken (vgl. ebd.). Alle Praktiken werden rituell und mit großem Selbstbewusstsein durchgeführt.

Beispiel für eine Behandlungsform durch einen Hodscha

Es handelt sich hier um die Behandlung eines Kindes, bei dem vermutet wird, es sei von einem Dschinn befallen:

Aus einer zufällig aufgeschlagenen Seite des Koran erfährt der Cinci Hoca durch Wort und Zahlenmagie die Ursache der Krankheit. Er liest danach ein Kapitel aus dem Koran laut vor, welches sich mit dem Dschinn beschäftigt und haucht seinen Atem auf die Brust und ins Gesicht des Kindes. Danach wird das Kind dem Rauch eines im Kamin brennenden Hundeknochens ausgesetzt. Als Nächstes wird es in die Mitte des Raumes in einen Kreis gesetzt, den der Cinci Hoca siebenmal umrundet, während er magische Formeln spricht. Sieben Gerstenkörner *(arpa tanesi)* werden mit Bannformeln belegt und verbrannt und ebenso viele Steinchen besprochen und in ein Wassergefäß geworfen. Abschließend werden dem Kind noch einmal Segenswünsche ins Gesicht gehaucht, und es wird ihm gesegnetes Wasser zum Trinken verabreicht. Die gesamte Prozedur wird an sieben aufeinander folgenden Tagen vor dem Morgengebet wiederholt und in einer etwas abgeänderten Form am letzten Tag abgeschlossen. Dem Kind wird dann zweimal ein Amulett *(muska)* ausgehändigt. Von zwei Röllchen, die mit Koransuren, magischen Formeln und Zeichen beschriftet sind, wird eines unter der Haustürschwelle versteckt, und das andere wird für einige Zeit um den Hals getragen (vgl. Eyüboğlu 1978, S. 465 ff.).

Fallbeispiel: »21 Tage Beurlaubung aus der stationären Behandlung«

Herr B. wurde in einer psychiatrischen Klinik behandelt, weil er – psychotisch motiviert – mehrmals versucht habe, seinen Sohn bzw. seine Frau u. a. mit einem Messer anzugreifen bzw. zu erwürgen. Er war gut anbehandelt und zeigte keine akute Produktivsymptomatik. Die behandelnde Ärztin berichtete, dass sich der Patient in den letzten Tagen verändert habe. Auffällig sei, dass er ihr und gleichzeitig jeglicher weiblichen Person weiträumig aus dem Wege gehe. Er gebe ihr z. B. nicht mehr die Hand, mache einen Bogen um sie, sein Essverhalten habe sich ebenfalls verändert, er esse nicht mehr in der Klinik. Sie deutete sein Verhalten psychotisch und habe auf die Veränderungen durch Erhöhung bzw. Umstellung der Medikation reagiert, aber keinen Erfolg erzielen können.

Im Gespräch mit dem muttersprachlichen Psychotherapeuten versuchte der Patient zunächst den Fragen auszuweichen und bat um 21 Tage Beurlaubung vom stationären Aufenthalt. Nach langen Erörterungen gab der Patient den Grund seiner Verhaltensänderung und seines Beurlaubungswunsches preis. Er müsse eine rituelle Handlung vornehmen, die von Hodschas konzipiert sei. Mit Einverständnis des Patienten wurde mit dem Hodscha Kontakt aufgenommen, der im Auftrag des Patienten bzw. seiner Angehörigen das Behandlungskonzept in der Türkei veranlasste und das »geweihtes Wasser« hierherbrachte.

Im Gespräch erzählte der Hodscha dem Psychotherapeuten, dass er in der Türkei zwei Hodschas kenne, die in diesem Bereich Spezialisten seien. Er sei im Auftrag des Patienten bzw. seiner Angehörigen in die Türkei geflogen, habe die beiden Hodschas zusammengebracht, und diese hätten vier Tage und vier Nächte lang das Wasser »besprochen«. Dieses Ritual hätten die Hodschas abwechselnd in ca. achtstündigen Schichten ununterbrochen durchgeführt. Dabei hätten sie aus dem Koran gelesen, rezitiert und Gebete pustend ausgesprochen.

Besonders einer von den beiden Hodschas sei über die Situation des Patienten sehr gut informiert gewesen. Auf Nachfragen, wodurch bzw. von wem dieser Hodscha informiert sei, sagte er: »Der Hodscha lebt selber mit einer Fee und diese ist seine Informationsquelle«. Der Patient sei von einem weiblichen Dämon besessen. Dieser sei eine Fee und erscheine dem Patienten in Gestalt seiner Tochter. Deshalb liebe er seine Tochter so sehr und tue ihr nichts. Die Fee sei keine sunnitische Muslimin. Auf wiederholtes Nachfragen, was diese Fee nun sei, sagt er: »Diese Fee ist eine christliche Fee und deswegen ist sie schwer beeinflussbar, sie ist gefährlich. Wenn sie eine sunnitische Muslimin wäre, wäre dies kein Problem gewesen, sie dahingehend zu beeinflussen, dass sie C. (Vorname des Patienten, Verf.) verlässt.«

An dieser Stelle des Gesprächs schildert der Hodscha, was die Feen seien und wie schön es sein könne, mit ihnen zu leben. Sie könnten einen Menschen wie die eigene Frau befriedigen. Die Fee des Patienten (Herrn B.) wolle ihn heiraten. Wenn sie dies schaffe, dann sei es zu spät. Dann könne man sie überhaupt nicht mehr beeinflussen. Deswegen müsse man sich mit der Behandlung beeilen.

Von Hodschas vorgeschlagene Behandlung

Ein Tier müsse geschlachtet werden. In der Badewanne soll auf seinen Kopf ein Messer mit der stumpfen Seite bzw. ein Eisenstück gelegt werden und mit dem Blut des Tieres müsse gebadet werden (Ganzkörperbad). Danach dürfe er 21 Tage lang keinerlei Tierprodukte (Fleisch, Käse usw.) zu sich nehmen. In diesen 21 Tagen dürfe er auf keinen Fall Frauen, Pferde, Hunde, Schweine und Esel berühren oder die eigene Tochter sehen. Am 18., 19., 20. und 21. Tag müsse er in einem völlig leeren geschlossenen Raum untergebracht werden. Die Tür und die Fenster dieses Raumes müssten verriegelt sein und ununterbrochen und streng beobachtet werden. Er könne in einen Ausnahmezustand geraten. Denn diese letzten vier Tage seien die Tage, an denen die endgültige Trennung *(kesin kopuş günleri)* zwischen der Fee und dem Patienten erfolgen müsse. An diesen Tagen werde die Fee sehr gereizt und aggressiv sein und ihn massiv unter Druck setzen. Am 21. Tag werde aus seiner Nase Blut fließen oder vielleicht sogar ein Blutegel herauskommen. Dann werde er seine Frau rufen und sie darum bitten, ihn zu baden. Damit werde die Fee ihn verlassen und er sei dann geheilt.

Die Ausübung und Inanspruchnahme der magischen Praktiken sind im Koran und in einigen islamischen Ländern wie in der Türkei verboten. Aber trotzdem üben die Hodschas diese Tätigkeit im Namen von Gott und im Sinne des Korans aus, und die Muslime nehmen diese Angebote in Anspruch. Dieser Widerspruch ist einerseits mit dem Motiv einer lukrativen Verdienstquelle, andererseits mit der widersprüchlichen Haltung des Islam auf diesem Gebiet zu erklären.

Sowohl in der Türkei als auch in Deutschland sind viele Hodschas in dem Sektor tätig, die teilweise mit horrenden Honoraren arbeiten. Eine Auflistung bei einem langwierig erkrankten Psychiatriepatienten in Deutschland ergab, dass er bis dahin etwa 36.000 DM an Hodschas gezahlt hatte, um von seiner Symptomatik geheilt zu werden. In der Türkei ist es ähnlich, je nach der finanziellen und sozialen Situation und materiellen Belastbarkeit werden von den Hodschas oft horrende Honorare für ihre Tätigkeit verlangt. Nur einige Wenige verlangen keine Entschädigung: »Für ihre Arbeit verlangen ›hocas‹ zum Teil sehr viel Geld. Es ist bekannt, dass vor allem früher, als die westliche Medizin für viele Landbewohner kaum erreichbar war, die ›hocas‹ in den Dörfern sehr viel Macht hatten und die Dorfbewohner oft regelrecht plünderten. Mittlerweile gibt es auch in Deutschland viele ›hocas‹, für die die Betroffenen, die sie zu Rate ziehen, hohe Summen Geld bezahlen müssen« (Koen-Emge 1988, S. 84).

Die ambivalente oder gar widersprüchliche Haltung des Islam trägt dazu bei, dass die Hodschas ihre Tätigkeit im Namen des Islam ausüben. Obwohl der Koran die Existenz übernatürlicher Wesen und Kräfte, den »Bösen Blick« usw. ausdrücklich anerkennt, verbietet er gleichzeitig den Gläubigen ein praktizierendes Handeln damit, im Sinne einer Beeinflussung oder Manipulation. Menschen, die dennoch mit solchen Kräften »verkehren«, wie z. B. Hodschas, gelten als rituell unrein. Zwar kann der Gläubige sich an einen Hodscha wenden, er kann auch über ein eventuell vorhandenes Leiden oder eine Krankheit mit ihm reden, er darf es aber nicht in praktizierendes Handeln umsetzen, wie beispielsweise sich ein magisches Amulett gegen die bei ihm wirkende Magie geben lassen. Trotzdem sehen viele nur in der Gegenmagie eine Möglichkeit, mit den negativen Kräften fertig zu werden, und rufen deshalb Hodschas an, um dennoch praktizierend zu handeln. Auch das Tragen von Talisman *(nazarlık)*, Glasperlen *(boncuk)* und geschriebenen Koranversen *(ayet)* ist untersagt (Karaman 1989, S.17–18). Dieser im Koran immanente Widerspruch zwischen Annerkennung der Existenz einer Übernatürlichkeit und dem Verbot praktizierenden Handelns bringt für Gläubige erhebliche innere Konflikte mit sich.

Mohammed selbst tritt häufig als Heiler auf und verwendet bei verschiedensten körperlichen und seelischen Symptomen magische Praktiken wie Pusten, Spucken usw.

Darüber einige Beispiele aus dem Buch von Turan Dursun[32]:

»Der Prophet spuckte auf Alis Augen und die Augen waren sofort geheilt, als ob sie nie geschmerzt hätten.« (*Peygamber Ali'nin gözlerine tükürdü ve gözler hemen orada iyileşti. Öylesine ki, gözlerde hiç ağrı bulunmamış gibiydi*) (Dursun 1990, S. 134).

»Nach den Hadisen heilte Muhammed mit dieser Methode die (Knochen-) Brüche, die Wunden, sogar die Schwert-Verletzungen. Das heißt, durch Belesen und Pusten: Der Sohn von Ekva, Seleme wurde in Hayber an seinem Bein verletzt. Er kommt zu Mohammed. Mohammed pustet dreimal, Seleme hat kein Problem mehr, keine Schmerzen mehr.« (*Hadislere göre Muhammed, bu yöntemle kırıkları, yaraları, kılıç yaralarını bile tedavi ediyordu. Yani okuyup üfleyerek: Ekva' Oğlu Seleme Hayber'de bacağından vurulur. Muhammede gelir. Muhammed ›üç nefen‹ eder, yani okuyup ›üç kez üfürür‹ Seleme'nin sorunu, ağrısı, acısı kalmamıştır*) (a. a. O., S. 135).

Der Onkel des Sohnes von Ilaka heilte durch das Rezitieren der Fatiha (Sure des Koran, Verf.) einen Verrückten und bekam dafür 100 Schafe. Mohammed hat dieses als rechtmäßigen Verdienst betrachtet. (*Salt Oğlu Harice'nin amcası Ilaka Fâtiha okuyarak bir deliyi tedavi etmiş ve karşılığında 100 koyun almıştır. Muhammed bunu haklı bir kazanç olarak görmüştür*) (vgl. a. a. O., S. 139).

»Einer, der vom Skorpion gestochen wurde, wandte sich an Mohammed, welcher sagte: ›Wenn du vor dem Hinlegen bestimmte Suren rezitiert und gepustet hättest, hätte dich der Skorpion nicht gebissen, und wenn er dies getan hätte, so wärst du dennoch unbeschadet geblieben‹.« (*Akrep sokmuş, zehirlenmiş olan birinin başvurduğu Muhammed, şunları söyler: 'Sen yatarken şunları okuyup üfürmüş olsaydın, akrep seni sokmayacaktı, soksada zarar vermeyecekti*) (a. a. O., S. 140).

In einem zweistündigen Gespräch mit der Rechtsgutachterkommission (*Fetva Kurulu*) des »Amtes für religiöse Angelegenheiten« (*Diyanet İşleri Başkanlığı*[33]) gelang es dem Verfasser nicht, eine schriftliche Erklärung über das Verbot der magischen Heiltätigkeiten der Hodschas zu bekommen. Alle Mitglieder der Kommission waren der Meinung, dass diese nach dem Islam nicht erlaubt seien und die Menschen mit ihren psychischen und körperlichen Symptomen erst einen Arzt bzw. einen Psychologen aufsuchen sollten. Sie waren aber nicht bereit, diese Meinung in irgendeiner schriftlichen Form zu bescheinigen, als Fatwa[34] zu veröffentlichen oder in Form eines Briefes an die in Deutschland tätige offizielle Außenvertretung (DITIB) zu schicken. Ein Mitglied der Kommission begründete deren

---

32 Turan Dursun wurde von muslimischen Fundamentalisten ermordet, weil er den Koran kritisch interpretierte und u. a. Widersprüche im Koran aufdeckte.
33 das höchste Amt auf ministerialer Ebene in der Türkei, das religiöse Gutachten erstellt, sämtliche religiöse Angelegenheiten bestimmt, regelt und für die gesamte Türkei bindende Vorschriften herausgibt.
34 Fatwas sind bindende religiöse Edikte und können nur von Geistlichen mit anerkannter religiöser Autorität erlassen werden.

Haltung mit sinngemäß folgenden Aussagen: »Magische Heiltätigkeiten auszuüben, ist nach dem Islam eine Sünde und ist verboten. Aber aus religiöser Sicht ist es gut, wenn die Menschen aus religiöser Überzeugung einen Hodscha aufsuchen. Dies ist besser als ungläubig zu sein«. Daraus ist zu entnehmen, dass die religiösen Vertreter die magischen Heiltätigkeiten von Hodschas zumindest tolerieren.

Einfluss von Hodschas

Insbesondere wenn es um Lebens- und Glaubensfragen geht, gelten Hodschas in der Gemeinde als Respektpersonen und genießen eine gewisse Autorität. In der Vorstellung des Gläubigen ist er eine kompetente Person, deren Handlung nicht angezweifelt bzw. nicht in Frage gestellt werden darf. Der Interaktions- und Kommunikationsstil ist durch kulturspezifische Regeln bestimmt. Es ist geregelt, worüber und in welcher Weise gesprochen wird. Der Ratsuchende geht zum Hodscha mit einer inneren Bereitschaft, seinen Rat anzunehmen und umzusetzen. Die Krankheits- und Heilvorstellungen des Hodscha stehen im Einklang mit dem des Rat suchenden gläubigen Patienten. Beide gehen bei den Erkrankungen in der Regel (mit Ausnahme von – religiösem – Tabubruch) von einer exogenen Entität aus. Damit erfährt der Patient eine innere Entlastung bezüglich der Schuld- und Verantwortungsfrage. Dieses Gefühl wird dadurch verstärkt, dass die Sitzungen oft in Anwesenheit der Angehörigen stattfinden. Komplizierte psychische Phänomene werden oft in bildhaften Beschreibungen und metaphorischen Umschreibungen wiedergegeben. Der Hodscha übernimmt eine aktive Rolle, gestaltet das Setting, erstellt die Diagnose und den Behandlungsplan. Er gibt der Störung einen Namen und einen Sinnzusammenhang. Durch seine Interventionen und vielfältigen Suggestionen weckt der Hodscha in dem Betreffenden Hoffnungen und reaktiviert somit die Selbstheilungskräfte. So berichten viele Patienten, dass sie durch einen Besuch beim Hodscha eine gewisse Erleichterung und sogar vorübergehende Besserung der Symptomatik erfahren haben.

Erims Ausführungen in Anlehnung an Antonovsky bestätigen diese Annahmen. In Anlehnung an Antonovsky schreibt Erim: »Der von Antonovsky (1993) geprägte Begriff des Kohärenzgefühls bildet die Fähigkeit ab, mit schwierigen Lebenssituationen und mit Krankheit umzugehen und besteht aus den Konstrukten der Verstehbarkeit, der Handhabbarkeit und der Sinnhaftigkeit. Das Kohärenzgefühl besteht aus den Fähigkeiten des Individuums, den inneren und äußeren Stimuli einen Sinn zuzuordnen, Handlungsentwürfe in schwierigen Situationen zu entwickeln und diese Situationen als sinnhafte Herausforderungen zu erleben. Individuen mit hohen Kohärenzgefühl können mit Belastungen erfolgreich umgehen. Wenn die Religion unseren Erfahrungen solchen Sinn und solche Ordnung verleiht, wäre zu erwarten, dass sie ein die psychische Resilienz fördernder, protektiver Faktor ist« (Erim 2009, S. 213).

Nach Machleidt zeichnen sich für die Patienten nachvollziehbare sinnstiftende Konstruktionen zwischen Symptom und Diagnose sowie Ätiologie und Behandlungsmethode kulturübergreifend durch ihre innere Schlüssigkeit aus und stellen ein wesentliches therapeutisches Element dar (vgl. Machleidt 2013, S. 99). Danach zeigt sich bei einem holzschnittartigen Vergleich der in traditionellen Behandlungssetting und in der modernen Psychotherapie gefundenen vier Wirkfaktoren eine Teilkongruenz (vgl. a.a.O., S. 109). Diese sind: Aktivierung gesunder Persönlichkeitsanteile durch Beziehungssicherung, Arbeitsbündnis, Körper- und Trance-Techniken, Ressourcenaktivierung, Empowerment und Salutogenese; Erarbeitung von Problemlösungen durch emotiv-kognitive Korrektive; Wiederbelebung der konfliktuösen Gefühle und Kognitionen durch Konfliktaktualisierung, Konfrontation und Problemvergegenwärtigung; Analyse der emotionellen Dynamik im biografischen Zusammenhang durch Motivklärung, Deutungen und Symbolverständnis.

»In beiden Methodenrepertoires spielen Problemaktualisierungen und Problembewältigungsstrategien neben behavioralen, sozialen, pädagogischen und medikamentösen Interventionen eine wesentliche Rolle« (ebd.). Dabei betrachtet Machleidt die Sinnstiftung als eine der Hauptfunktionen beim Einsatz religiöser und spiritueller Deutungsmuster (vgl. a.a.O., S. 111).

Umgang mit traditionellen Heiler am Beispiel von Hodschas

Der Umgang mit traditionellen Heiler wie Hodschas im (psycho-)therapeutischen Bereich ist eine umstrittene Frage. Während für Koptagel-Ilal eine Auseinandersetzung mit traditionellen Heiler ein Irrweg und eine Zusammenarbeit mit ihnen inakzeptabel und unzweckmäßig ist (vgl. Koptagel-Ilal 1986), ist für Zimmermann (1983b, 1986c) und Pfeiffer (1994) eine Zusammenarbeit mit traditionellen Heilern bzw. muslimischen Geistlichen vorstellbar. Zimmermann vertritt die Ansicht, dass traditionelle Heiler sich in jeder Weise betätigen dürften, solange sie nicht die ärztlich verordnete Therapie blockieren bzw. gefährden (vgl. Zimmermann 1983b, 1986c). Hierzu sagt ein in der Türkei hoch angesehene Psychiater (Özcan Köknel): »Der Patient ist natürlich frei, nach Heilung zu suchen, wo er will, ohne uns zu fragen. Aber sobald er zu mir kommt, bin ich wirklich nicht bereit, ihn zu einem Hodscha zu schicken und zu sagen: ›Geh hin und finde dort deine Heilung‹« (Köknel 1990, S. 193).

Nach den Erfahrungen des Verfassers können zwar die Einflüsse von Hodschas positiv zur Behandlung beitragen, dies ist aber nur sehr selten der Fall. Im Laufe der 25-jährigen Tätigkeit in der Psychiatrie konnte nur ein einziger Hodscha erkundet werden, der den modernen Behandlungstechniken gegenüber eine offene Haltung hatte und seine Kenntnisse über die Religion und den Koran darauf verwandte, die Patienten zur psychiatrisch-psychologischen Behandlung zu motivieren. Beim überwiegenden Teil der Hodschas war eine Zusammenarbeit nicht möglich und aus therapeutischer Sicht gar nicht verantwortbar.

Ein türkeistämmiger Patient, der unter religiösem Wahn litt und im Rahmen seiner psychotischen Erkrankung glaubte, extensiv fasten *(kaza orucu)* zu müssen (weil er im Ramadan sein Fasten wegen der Medikamenteneinnahme habe brechen müssen) und tagelang nur durch Infusionen ernährt werden konnte, konnte von keinem der Hodschas aus seiner Gemeinde dazu motiviert werden, das Fasten zu beenden. Aus Gesprächen mit den Eltern und anhand von Büchern, die er las, konnte nachvollzogen werden, dass er immer wieder rückfällig wurde, weil er aus religiöser Überzeugung seine Medikamente absetzte. Die religiösen Bücher, die er las, rieten eher davon ab, Medikamente zu nehmen, denn diese könnten nicht erlaubte *(haram)* Substanzen beinhalten, wie z. B. Gelatine, die von Schweinen gewonnen werden. Obwohl er mehrmals von Medikamentenherstellern die Bestätigung erhalten hatte, dass dies nicht der Fall sei, sah er die vorgeschlagenen Medikamente als unrein für einen Muslim an.

Mehrere Gespräche mit Hodschas, die in Deutschland tätig sind, bestätigten dem Untersucher, dass ihr überwiegender Teil keine Kenntnisse über moderne Therapieansätze haben, eine undurchschaubare Rolle bei den Patienten spielen und keine offene Haltung einnehmen. Auch wenn sie in Anwesenheit der Therapeuten die Behandlung bejahen und zur Behandlung motivierende Worte sagen, sprechen sie mit dem Patienten in Abwesenheit seines Therapeuten ganz anders. Dieses Verhalten kann besonders bei Psychose-Patienten zur Verzögerung, Verschlechterung oder gar zu gefährlichen Handlungen führen, bis zur Gefahr einer Forenzifizierung: »Keine Hilfe ist für Patienten mit Psychosen zu erwarten, vielmehr dürften Hodschas eher zu einer Verschlechterung der Symptomatik beitragen. Bei Patienten mit einem Hirntumor, der sich zunächst nur in Form von psychischen Störungen bemerkbar macht, dürften Hodschas leicht zu gefährlichen Verzögerungen der Diagnostik und Therapie beitragen« (Röder 1986, S. 134).

Zum jetzigen Zeitpunkt erscheint die Hinzuziehung von Hodschas in die therapeutische Arbeit als illusionär und unrealistisch, sie dürfte als therapeutischer Kunstfehler zu werten sein. Hinsichtlich ihrer Ausbildung und ihrer Rolle dürfen sie nicht mit den christlichen Krankenhausseelsorgern gleichgesetzt werden, auch haben sie eine ambivalente, wenn nicht gar ablehnende Haltung zu den medizinischen Behandlungsansätzen und agieren häufig hinter verschlossenen Türen und unkontrolliert.

5.6 Therapeutische Haltungen

Es gibt – soweit es dem Verfasser bekannt ist – keine repräsentativen Untersuchungen über die Inanspruchnahme von traditionellen Heilern in Deutschland seitens der türkeistämmigen Migranten. Eine von Koen-Emge in der Türkei durchgeführte Untersuchung zeigt, dass 77,7 % der befragten Frauen aus einem Istanbuler Vorort im Laufe ihres Lebens mindestens einmal bei einem Hodscha gewesen waren und 63,8 % der Befragten eine Wallfahrtsstätte besucht hatten (vgl. Koen-Emge 1988, S. 105). Mehrere Untersuchungen zeigen, dass besonders unter den psychisch Erkrankten der Anteil der Inanspruchnehmenden hoch bis sehr hoch ist. Eine von Assion in Deutschland durchgeführte Untersuchung bestätigt diese Ergebnisse. Es wurden insgesamt 105 (50 ambulante Patienten einer türkischen Nervenarztpraxis und 55 stationäre Patienten einer psychiatrischen Klinik) mittels eines semistrukturierten Interviews befragt. »Von diesen hatten 39 ambulante und

39 stationäre, also insgesamt 78 Patienten volksmedizinische Heilmethoden in Anspruch genommen (74 %). Frauen suchten etwas häufiger als Männer volksheilkundliche Hilfe auf (Frauen amb.: 80 %, stat.: 75 %; Männer amb. 75 %, stat. 68 %)« (Assion 2004, S. 96). »Eine deutliche Mehrzahl von vier Fünftel der Patienten kam den volksmedizinischen Ratschlägen nach (80 %). Nur 5 % aller Patienten unterließen es, diese zu befolgen« (a.a.O., S. 81). Diese Erhebungen beziehen sich aber nicht auf die Allgemeinbevölkerung, sondern eher auf Patienten mit psychischen Auffälligkeiten. Meistens werden ärztliche bzw. therapeutische Dienste und traditionelle Heiler parallel in Anspruch genommen.

Es darf nicht außer Acht gelassen werden, dass die traditionell-magischen Krankheits- und Heilungsvorstellungen für den Betreffenden eine Funktion haben, und dieses muss im Rahmen der Therapie thematisiert und aufgearbeitet werden. Allein schon das Aufsuchen von therapeutischen bzw. medizinischen Versorgungseinrichtungen ist ein Zeichen der Bereitschaft und Offenheit und sollte als ein Beziehungsangebot seitens des Patienten verstanden werden. Die Konsultation eines traditionellen Heilers vor, während oder nach der Behandlung darf nicht überbewertet werden und vor allem nicht unbedingt als Ablehnung der modernen Behandlungen interpretiert werden.[35] Oft bedeutet das Aufsuchen eines traditionellen Heilers eine Verzweifelungshandlung und ist Ausdruck von Enttäuschung, Hilflosigkeit und des Nicht-wahrhaben-Könnens, dass die Behandlung der Krankheit ein langwieriger Prozess ist bzw. ein Leben lang dauern kann, wenn es sich um eine chronische Erkrankung handelt: »Je ernsthafter und langanhaltender, je mehr die körperliche Integrität verletzt ist und nicht wieder hergestellt werden kann, umso deutlicher treten Sinnfragen für den Kranken und für den Professionellen – Ärzte, Pflegekräfte und andere – auf« (Collatz 2000, S. 9). Die Inanspruchnahme traditioneller Heiler und magisch-religiöse-volksheilkundliche Hilfen gewinnen in der Regel eher an Bedeutung, wenn moderne Behandlungsverfahren nicht den »erwarteten Erfolg« bringen.

Grundsätzlich ist davon auszugehen, dass eine therapeutische Haltung, die durch Empathie, Wertschätzung, Offenheit, Bereitschaft und Neugier gekennzeichnet ist, auch bei Menschen mit traditionellen Vorstellungen zum Erfolg einer Behandlung führen kann. Dazu gehört, dass die traditionellen Vorstellungen des Patienten zwar grundsätzlich nicht in Frage gestellt werden, aber im Laufe der Therapie zwecks Aufarbeitung zum Gegenstand gemacht werden.

Für das therapeutische Vorgehen scheint wichtig zu sein, über die Krankheits- und Heilungsvorstellungen der Patienten und ihrer Familien Kenntnisse zu haben, diese bei der Behandlung zu berücksichtigen und das Thema nicht zu tabuisieren, aber auch keine traditionellen Heiler in die Behandlung einzubeziehen, geschweige

---

35 Der Islam betrachtet den Körper als eine Art Leihgabe Gottes, den man gut behandelt muss. Das heißt, man muss auf seine Gesundheit achten und sich im Krankheitsfall behandeln lassen. Islamische Rechtslehre versteht den Krankheitszustand als einen Ausnahmezustand, der alle Pflichten und Regeln (wie z. B. beten, fasten, reisen etc.) außer Kraft setzt. Dies gilt außerdem auch in den Fällen, in denen (falls seitens der Patientinnen Wert daraufgelegt wird) kein gleichgeschlechtliches medizinisches Fachpersonal zur Verfügung steht.

denn die Patienten zu ihnen zu schicken. Alles andere soll selbstverständlich der freien Entscheidung des Patienten überlassen werden.

Bei der Begegnung mit Patienten islamischer Glaubensrichtung muss selbstverständlich – wie bei jedem anderen Patienten auch – immer von einem individuellen Krankheitserleben ausgegangen werden. Gerade deshalb soll hier ausdrücklich hervorgehoben werden, dass Behandler nicht jedem Patienten islamischer Glaubensrichtung unterstellen sollten, dass dieser in dem hier beschriebenen traditionellen Krankheitsverständnis oder den traditionellen Behandlungsmethoden unverrückbar verwurzelt sein muss.

Die Effektivität der Behandlung dieser Patienten hängt oft mit einer von interkulturell therapeutischer Kompetenz geprägten Grundhaltung des Behandlers zusammen.

6 Zur Geschichte der Arbeitsmigration im Nachkriegsdeutschland

Paul: »Wenn man an einen fremden Strand kommt, ist man immer zuerst etwas verlegen.«
Jakob: »Man weiß nicht recht, wohin man gehen soll.«
Heinrich: »Wen man anbrüllen darf!«
Josef: »Und vor wem man den Hut zieht.«
Paul: »Das ist der Nachteil, wenn man an einen fremden Strand kommt.«
(Brecht 1967, S. 508, Oper »Aufstieg und Fall der Stadt Mahagonny«).

6.1 Historischer Rückblick

Während der Durchführung der Interviews mit den Therapeuten entstand der Eindruck, dass es manchen schwerfällt, dem Verhalten der Zuwanderer mit Verständnis zu begegnen.

»Aber was mich auch einfach ärgert, ist, wenn auch Patienten hier, die schon seit vielen Jahren in diesem Land leben und (...) der deutschen Sprache nicht mächtig sind, das macht mich sauer, stinkig, ... ich kann es nicht verstehen, wie jemand seit Jahren in diesem Land lebt, ohne sich darum zu bemühen, die Sprache zu erlernen. Das geht mir gegen den Strich, ich verstehe es nicht«.

Neben aller Berechtigung dieser Kritik, dass auch Migranten ihren Teil im Integrationsprozess leisten sollten, erscheint sie doch plakativ und verkürzt, da sie unter den Zuwanderern hinsichtlich ihrer Migrationsgeschichte und -motivation ebenso wenig differenziert wie hinsichtlich ihrer sozioökonomischen Ressourcen und der vorgefundenen Verhältnisse im Aufnahmeland Bundesrepublik Deutschland. Integration ist ein polyvalenter Prozess und kann nur gelingen, wenn die Beteiligten aufeinander zugehen, voneinander lernen und dabei ihre Unterschiedlichkeit respektieren.

Wie weit die Wirklichkeit von diesem Anspruch entfernt ist, macht ein Blick in die Geschichte der (Arbeits-)Migration im Nachkriegsdeutschland deutlich. Dieser historische Blick ist nicht nur aus soziologischen oder ökonomischen Gründen interessant, sondern bildet den Kern des Verständnisses der therapeutischen Arbeit mit Migranten verschiedener Generationen. Ohne Kenntnis dieser Hintergründe kann der Patient in seinem historischen Gewachsensein und seiner persönlichen Biografie nicht als Subjekt erfasst werden, sondern nur in einer isolierten Symptomatik.

Folgende Ausführungen sind für das Verständnis der von den Patienten und Therapeuten in den Interviews angesprochenen Themen als Hintergrund gedacht. Dabei ist wichtig anzumerken: Es handelt sich hierbei um eine verkürzte Darstellung, die nicht den Anspruch einer soziologischen Gesamtdarstellung der Migrationsgeschichte hinsichtlich der psychosozialen und gesundheitlichen Versorgung seit Beginn der Arbeitsmigration im Nachkriegsdeutschland erhebt.

Migrationssoziologisch betrachtet, kann man zunächst die bundesrepublikanische Migrationsgeschichte seit 1955 in drei Phasen gliedern:

1. Anwerbung der sogenannten »Gastarbeiter« im Zeitraum 1955 (Unterzeichnung des ersten Anwerbeabkommens) bis 1973 (Ausrufung des Anwerbestopps)
2. Der hauptsächlich seit 1973 einsetzende Nachzug von Familienmitgliedern
3. Die stetige Zunahme von Flüchtlingsmigration seit den 1980er Jahren aus unterschiedlichen Ländern, etwa aus den ehemaligen Ostblockländern, Bürgerkriegsflüchtlingen aus den Balkanstaaten, Flüchtlinge die in den letzten Jahren aus Syrien, Afghanistan, Pakistan sowie aus vielen afrikanischen Staaten (wie z. B. aus Somalia etc.).

6.2 Anwerbevertrag und die ersten Arbeitsmigranten (»Gastarbeiter«)

Die Arbeitsmigration im Nachkriegsdeutschland beginnt in den 1950er Jahren. Zum Wiederaufbau des durch den Zweiten Weltkrieg zerstörten Deutschland benötigte man Arbeitskräfte aus dem Ausland. Interesse an einer Beschäftigung ausländischer Arbeitskräfte bestand nicht nur seitens der Bundesregierung, sondern auch seitens der Industrie und der Landwirtschaft. Neben einem ohnehin bestehenden Defizit an Arbeitskräften in Industrie und Landwirtschaft benötigte man zusätzlich 270.000 Arbeitnehmer zur Deckung des Truppenkontingents zur Erfüllung der Bedingungen des 1952 unterzeichneten Vertrages über die Europäische Verteidigungsgemeinschaft. Daher sprach man schon Anfang 1953 von der Notwendigkeit der »außernationalen Kräfte«, um dem Arbeitskräftemangel entgegen zu wirken.

»In den ersten zehn Jahren nach dem Zweiten Weltkrieg überwand die Bundesrepublik rasch die anfänglich hohe Arbeitslosigkeit und erreichte Ende der 1950er Jahre bereits Vollbeschäftigung. Neben der rasant wachsenden Wirtschaft trugen der Eintritt geburtenschwacher Jahrgänge in den Arbeitsmarkt, die Verlängerung der Ausbildungszeiten, die Verkürzung der Wochenarbeitszeiten, der Anstieg des durchschnittlichen Renteneintrittsalters und der Aufbau der Bundeswehr zu den Engpässen am Arbeitsmarkt bei. Schließlich stoppte der Bau der Berliner Mauer im Jahre 1961 den Zustrom von Arbeitskräften aus der DDR (vgl. Herbert 2001, S. 208; Herbert und Hunn 2007, S. 703). Die Arbeitskräfteknappheit stellte angesichts weiter steigender Nachfrage das größte Hemmnis für eine Ausweitung der Produktion bei stabilen Preisen dar. Aus der Sicht der Arbeitgeber und der Bundesregierung lag es daher nahe, diesen Bedarf durch ausländische

Arbeitnehmer zu füllen (Knortz 2008, S. 76-77), um die Unternehmensgewinne zu erhalten« (Höhne et al. 2014, S. 3).

Aus diesen Gründen nahm die Bundesregierung Verhandlungen mit verschiedenen Anwerbeländern auf. Als Erstes unterzeichnete man ein Anwerbeabkommen mit Italien.[36]

Etwa von der Mitte der 1950er bis in die Mitte der 1960er Jahre wurden mit folgenden Ländern Anwerbeverträge geschlossen (vgl. Jamin 1998a, S. 74):

- am 20. Dezember 1955 mit Italien (geändert 1957 und 1961),
- am 29. März 1960 mit Spanien,
- am 30. März 1960 mit Griechenland,
- am 30. Oktober 1961 mit der Türkei,
- am 21. Mai 1963 mit Marokko (nur auf Kohlebergbau bezogen),
- am 17. März 1964 mit Portugal,
- am 18. Oktober 1965 mit Tunesien,
- am 12. Oktober 1968 mit Jugoslawien.

In den 1960er und 1970er Jahren entwickelte sich die Türkei zu dem Anwerbeland, aus dem die meisten Arbeitsmigranten stammten. Sie machen auch heute noch die größte Gruppe der Migranten in Deutschland aus. Auf diese Gruppe sollen die weiteren Ausführungen exemplarisch fokussieren.

Vier Jahre vor der Unterzeichnung des Anwerbeabkommens mit der Türkei (30. Oktober 1961) flog der damalige Bundespräsident Theodor Heuss nach Ankara (5.–13. Mai 1957). Er machte dort das Angebot, junge türkische Berufsschulabsolventen nach Deutschland einzuladen. Aufgrund dieser Einladung kamen 150 Personen, viele davon zu Ford nach Köln – wo einige dann bis ins Rentenalter blieben. Ältere Ford-Manager erinnern sich noch heute dankbar an die fleißigen »Heuss-Türken«. Laut DOMiD-Berichten wurden sie in Deutschland herzlich willkommen geheißen und waren bei ihren Arbeitskollegen äußerst beliebt (vgl. Hunn 2005, S. 36).

Man stellte fest, dass die »Heuss-Türken« *pünktlich*, *fleißig* und *nie krank* waren. Diesen Erfahrungen folgend nahm man auch mit der Türkei Verhandlungen über ein Anwerbeabkommen auf.

6.3 Deutsche Verbindungsstelle

Zur Umsetzung des (noch nicht ratifizierten) Anwerbevertrags wurde inoffiziell in der Türkei im Juli 1961 unter Leitung von Hans Meier eine Deutsche Verbin-

---

36 Es ist wichtig zu erwähnen, dass zu diesem Zeitpunkt die Arbeitslosigkeit auf dem deutschen Arbeitsmarkt 2,7 % betrug.

dungsstelle (eine Außenstelle der Bundesanstalt für Arbeit in Istanbul) gegründet. Ihre Aufgabe bestand darin, gemäß den Anforderungen der Bundesanstalt für Arbeitsvermittlung und Arbeitslosenversicherung (BAAV) Arbeitskräfte anzuwerben, sie auf ihre fachliche und gesundheitliche Eignung zu prüfen, eine Auswahl für die vorgesehenen Arbeitsstellen zu treffen und deren Reise von Istanbul nach München zu organisieren.

Die in der Verbindungsstelle tätige Anwerbekommission suchte gezielt nach Personal, das für die in Deutschland vorgesehenen Aufgaben qualifiziert war. »Die deutschen Unternehmer brauchten dringend Arbeitskräfte, und die Bundesanstalt für Arbeit besorgte sie ihnen möglichst effizient und kostengünstig. Die deutsche Verbindungsstelle in Istanbul konnte es sich leisten, aus einer vierfachen Anzahl von BewerberInnen die gesündesten und fachlich geeignetsten auszuwählen, und sie tat es« (Jamin 1998, S. 167).

Dem Abkommen entsprechend legte die türkische Anstalt für Arbeit und Arbeitsvermittlung (İİBK) eine Dienstanweisung vor, wonach sich die Bewerber zu richten hatten (vgl. Eryılmaz 1998a, S. 103–105):

- Bestimmte Altersgrenzen durften nicht überschritten sein. Die Altersgrenze lag bei 40 Jahren für qualifizierte männliche Arbeiter, für Frauen bei 45, für Bergarbeiter bei 35 und für unqualifizierte Arbeiter bei 30 Jahren.
- Sie durften keine augenfälligen körperlichen Gebrechen haben.
- Sie mussten ihren Militärdienst geleistet haben. Wenn Absolventen von Berufs- und technischen Schulen noch keinen Militärdienst geleistet hatten, wurde von ihnen eine Bescheinigung verlangt, die besagte, dass sie für mindestens ein Jahr vom Militärdienst zurückgestellt waren.
- Sie durften keine der folgenden Straftaten begangen haben: Diebstahl, Taschendiebstahl, Annahme von Bestechungsgeldern, unzüchtige Handlungen, Schmuggelei bzw. Zoll- oder Steuerhinterziehung oder sich eines der im türkischen Strafgesetzbuch unter dem Oberbegriff »unehrenhafte Straftaten« aufgezählten Vergehen wie Unterschlagung, Veruntreuung, Bestechlichkeit, Bestechung, Diebstahl, Betrug, Fälschung, böswillige Täuschung oder betrügerischer Konkurs schuldig gemacht haben.
- Sie mussten sich ordentlich kleiden und lesen und schreiben können. Es wurden Leseproben auf Türkisch durchgeführt.
- Die Facharbeiter mussten zur Feststellung der Fachlichkeit eine Arbeitsprobe abgeben.
- Für die Industrie der Bundesrepublik durfte kein Nachteil entstehen.
- Das Freisein von jeglicher Art von Drogeneinnahme war vorausgesetzt.

Die Erfüllung der o. g. Kriterien reichte natürlich nicht aus, um angenommen zu werden. Man musste sich bei der Deutschen Verbindungsstelle einer Gesundheitsprüfung unterziehen.

6.4 Gesundheitsprüfung

Die Arbeitsmigranten wurden mithilfe einer strengen Gesundheitsprüfung von der in der Türkei tätigen deutschen Gesundheitskommission sehr sorgfältig selektiert. Dabei wurden bei den Bewerbern gründliche körperliche Untersuchungen vorgenommen. Es wurden Blut- und Urinproben untersucht, Blutdruck gemessen, Röntgenaufnahmen gemacht, Augen, Ohren, Zähne, Geschlechtsorgane und die Leistengegend wurden untersucht und Silikose-Untersuchung für Bergleute (Staublunge als Gewerbekrankheit der Bergleute) durchgeführt. Zur Feststellung von körperlichen Behinderungen und Operationsnarben ließ man die Bewerber in Gruppen von 10 bis 15 Personen vorführen, die dann, bis auf die Unterhose entkleidet, einige Körperbewegungen machen mussten. Schließlich folgte eine Röntgenuntersuchung.

Da neben einem deutschen Arzt auch türkische Arzthelferinnen (gleichzeitig Übersetzerinnen) anwesend waren, war es besonders für die aus Anatolien stammenden Menschen eine besonders erniedrigende Erfahrung, sich zu entkleiden, um Geschlechtsorgane und Leistengegend zu zeigen. Diese Art von Untersuchung entsprach nicht den Gewohnheiten, Gepflogenheiten und Traditionen der zu untersuchten Türkeistämmigen. Diese Situation war für sie sonderbar. Viele wollten diesen Teil der Untersuchung nicht mitmachen, und einige haben sogar nur aus diesem Grund auf ihre Bewerbung verzichtet, obwohl nach Deutschland zu kommen und dort zu arbeiten sehr begehrt war. Viele Arbeitnehmer bewerten die Gesundheitsuntersuchung als eine menschenunwürdige Behandlung, wenn sie auf darauf angesprochen werden. Man schämt sich, überhaupt darüber zu sprechen.

Unter der Überschrift »Die Gesundheitsuntersuchung verletzte viele Gefühle« veröffentlichte DOMiD, damals noch unter dem Namen DOMIT (Dokumentationszentrum und Museum über die Migration aus der Türkei, Materialsammlung 2000, Arbeitsblatt 9a) Erfahrungsberichte von damaligen »Gastarbeiterinnen« und »Gastarbeitern«: »…splitterfasernackt ausgezogen, von unserem männlichen Glied, entschuldigen Sie bitte, bis zu unserem hinteren Anus, durch deutsche Ärzte untersucht. Die Regierung der Türkischen Republik hat uns an Europa wie das Vieh auf dem Viehmarkt verkauft. Wir wurden sehr detailliert untersucht, angefangen von unseren Zähnen in unseren Mündern bis zu Operationsstellen an unseren Körpern, von A bis Z. Und sie nahmen 25 Personen in ein Zimmer und alle 25 mussten sich zusammen splitterfasernackt ausziehen: Zum ersten Mal habe ich daran gedacht, wie die schwarzen Sklaven in Afrika verkauft wurden, so sind wir auch durch einen Sklavenmarkt geschleust worden« (Aussage von Erol S. im Jahre 1965 als Arbeiter nach Deutschland gekommen, war vorher in der Türkei Student an der Technischen Hochschule Istanbul).»Was mich störte, weiß ich noch genau, dass man uns alle zusammen reingenommen hat, das heißt, mich störte, dass man uns wie beim Militär behandelte« (Aussage von Filiz Y. im Jahre 1964).

Zur Prüfung der Arbeitsfähigkeit wurde besonders auf Körperbehinderungen und Operationsnarben geachtet. Bei leichten körperlichen Auffälligkeiten, wie fehlende oder schlechte Zähne, Blutdruckproblemen etc. wurden die Bewerber zur erneuten Untersuchung bestellt. Sie hatten die Möglichkeit, sich nach der Behandlung der o. g. Beschwerden erneut der Gesundheitsprüfung zu unterziehen. Bei auffälligem Röntgenbefund, Vorliegen einer Operationsnarbe (z. B. Hinweis auf Blinddarmentfernung), Schwangerschaft etc. wurden die Bewerber für ungeeignet befunden und ihre Bewerbung abgelehnt. Damit war es für diese Bewerber nicht mehr möglich, auf legalem Wege nach Deutschland zu kommen.

Man versuchte auf jede erdenkliche Weise, die Gesundheitsprüfung zu bestehen. Es wurden anekdotenhafte Praktiken beobachtet. Es gab z. B. Männer, die laut Urinuntersuchung schwanger waren, weil sie aus Furcht, auffällige Befunde zu bekommen, den Urin ihrer Frauen untersuchen ließen, bzw. in den umliegenden Straßen der deutschen Verbindungsstelle in Istanbul von geschäftstüchtigen Straßenverkäufern angeblich »gesunden Urin« gekauft hatten. Oder man ließ in einigen Minuten aus Folie einen Zahnersatz anfertigen und präsentierte diese der Gesundheitskommission.

Besonders im deutschen medizinischen Dienst arbeitete man zeitweise unter enormem Zeitdruck. So wurden z. B. im Juli 1971 täglich 700 Bewerber untersucht. Mit der Verbesserung der medizinisch-technischen Untersuchungsmöglichkeiten stieg auch die Ablehnungsquote der Bewerbungen. »Der Anteil derjenigen, die nach der bei der Deutschen Verbindungsstelle in Istanbul durchgeführten Gesundheitsprüfung abgelehnt wurden, betrug 10,1 % im Jahre 1962 und 10,6 % im Jahre 1963, nach leichtem Rückgang stieg die Zahl der Ablehnungen steil an: 1971 betrug der Anteil 19,9 %, 1972 18,3 % und 1973 17,3 %.« (DOMIT, Materialsammlung 2000).

Von 1961 bis November 1973 bewarben sich insgesamt 2.659.512 Personen um einen Arbeitsplatz in Deutschland. Lediglich 648.029 von ihnen, das sind 24,34 %, wurden im gleichen Zeitraum tatsächlich vermittelt und nahmen eine Arbeit in der Bundesrepublik auf. Somit betrug die Ablehnungsquote 75,66 %. Dass die Anzahl der Interessenten die Zahl der angebotenen Arbeitsplätze bei weitem übertraf, gab den deutschen Arbeitgebern und der Deutschen Verbindungsstelle in Istanbul die Möglichkeit, bei der Auswahl äußerst wählerisch vorzugehen. Dabei spielte die Gesundheitsprüfung eine entscheidende Rolle (vgl. ebd.). Der Frauenanteil an den angeworbenen Arbeitskräften betrug 20 %.

Die aus der Türkei stammenden Arbeitsmigranten mussten sich im Regelfall insgesamt dreimal einer Gesundheitsprüfung unterziehen. Die erste fand vor der Vorstellung bei der Deutschen Verbindungsstelle statt. Dann gab es die Hauptuntersuchung bei der Deutschen Verbindungsstelle durch o. g. Gesundheitskommission, welche die Entscheidung über das Bewerbungsverfahren traf, und schließlich wurden sie in Deutschland auf ihren gesundheitlichen Zustand hin untersucht, bevor sie ihre Arbeit bei den jeweiligen Firmen aufnehmen konnten.

Hier muss noch hinzugefügt werden, dass die medizinische Untersuchung u. a. aus seuchenhygienischen Gründen durchgeführt wurde. »Hierdurch soll klargestellt werden, dass die ärztliche Untersuchung nicht nur auf Arbeitsverwendungsfähigkeit hin, sondern auch zum Schutz der Bevölkerung aus seuchenhygienischen Gründen vorgenommen wird« (Bundesarchiv Koblenz – B 149 – 22372, Telegramm des Auswärtigen Amtes an das Bundesministerium für Arbeit und Sozialordnung sowie an das Bundesministerium des Innern, 7.9.1961, in: Jamin 1998a, S. 73).

6.5 Gesundheit bei der Einreise und Anpassungsreaktionen in der Anfangsphase der Migration

Die medizinischen Untersuchungen in den Herkunftsländern der Arbeitsmigranten, welche die Anwerbekommissionen der Bundesanstalt für Arbeit in den 1950er und 1960er-Jahren durchführten, waren vorrangig als betriebsmedizinische Eignungsuntersuchungen gedacht. Zudem sollten Personen mit infektiösen oder parasitären Erkrankungen von der Rekrutierung ausgeschlossen werden (vgl. Yano 2001).

Der Erfahrungsbericht der Bundesanstalt für Arbeit aus dem Jahr 1962 teilt über die Untersuchungen der Kommission in der Türkei mit, dass ein Zehntel der Bewerber aus gesundheitlichen Gründen abgelehnt wurde (vgl. Yano 2001). Fast einem Viertel der Ablehnungen (23,6 %) lagen Röntgenbefunde der Lunge zugrunde. Die hohe Zahl der Lungenbefunde kann aber nicht allein auf Tuberkulose zurückgeführt werden, da eine Aufschlüsselung nach Diagnosen nicht vorliegt. Weitere Ablehnungsgründe waren Störungen der Sinnesorgane (19,4 %) oder des Herz-Kreislauf-Systems (12,8 %) sowie ein »schwächlicher Allgemeinzustand« (7,6 %) (vgl. Yano 2001). Nicht alle potenziellen Arbeitsmigranten unterzogen sich allerdings einer Gesundheitsuntersuchung. Zeitweilig reisten zwei Drittel der italienischen und ca. 20 % der türkischen Arbeitnehmer ohne eine solche Untersuchung ein (vgl. ebd.).

Migration und der damit verbundene Verlust vertrauter Beziehungen und Lebensgewohnheiten werden auch bei körperlicher Gesundheit als psychische Belastung erlebt. In einer 1977 veröffentlichten Studie unter 200 männlichen Arbeitern aus Mittelanatolien wiesen drei Monate nach ihrer Ankunft 20 % der Befragten depressive Symptome auf. Nach einem ein- bis zweijährigen Aufenthalt wurde eine Symptomverschiebung in Richtung psychosomatischer Symptome, insbesondere Magenbeschwerden sowie Kopf- und Rückenschmerzen, festgestellt (vgl. Häfner, Moschel, Ozek 1977). Eine neuere Befragung von 300 Spätaussiedlern kommt zu vergleichbaren Ergebnissen: Im Durchschnitt berichteten sie signifikant über mehr körperliche Beschwerden als eine deutsche Vergleichsgruppe, wobei insbesondere Kopfschmerzen, Mattigkeit und Erschöpfbarkeit häufiger genannt wurden. Hingegen zeigten sich keine Unterschiede in Bezug auf die Häufigkeit von Krankheiten, die zu einem Arztbesuch führten (vgl. Wittig, Merbach, Siefen et al. 2004).

6.6 Arbeitsbedingungen und Wohnsituation

Die Arbeitsmigranten der Gastarbeitergeneration waren hierhergekommen, um für eine beschränkte Zeit zu arbeiten, Geld zu sparen und in ihr Herkunftsland zurückzukehren. Sie kamen eher aus sozialer Not und wollten mit dem hier angesparten Geld wieder in ihr Herkunftsland zurückkehren, ihre wirtschaftliche Lage verbessern und so für sich und für ihre Familien bessere Lebensbedingungen schaffen. Das Hauptmotiv der Migration war also die Existenzsicherung im Heimatland. Auch das Aufnahmeland Deutschland betrachtete den Aufenthaltsstatus der Arbeitsmigranten als auf ein paar Jahre beschränkt und als vorübergehend. Zu Beginn der Migration hatte man sich sogar auf ein Rotationsprinzip geeinigt. Danach sollten die Arbeitnehmer einen vorrübergehenden Zeitraum in Deutschland arbeiten und dann zurückkehren. Je nach Bedarf wollte man dann neue Arbeitskräfte anwerben.

Somit machten sich weder die Entsendeländer noch das Aufnahmeland Gedanken über einen mehrere Jahre oder gar Jahrzehnte andauernden Migrationsprozess. Viele der ersten Generation der Arbeitsmigranten kamen auf Probe nach Deutschland. Sie wollten ausprobieren, ob sie sich hier niederlassen konnten. Ein Migrant sagte: »Ich kam sowieso mit der Haltung: Wenn es mir nicht passt, gehe ich wieder zurück. Wir sind nicht gekommen, um zu bleiben« (Jamin 1998b, S. 228).

Die »Migration auf Probe« führte mit der Zeit zur Entwicklung einer ambivalenten Haltung der Betreffenden. Das so genannte »Rückkehrsyndrom« der Migranten, die Jahrzehnte aus ihren halbgepackten Koffern leben, ist u. a. mit dieser anfänglichen und immer noch ungelösten Ambivalenz zu erklären.

Die ersten Arbeitsmigranten, die aufgrund des Anwerbevertrages kamen, kehrten auch gegen Ende der 1960er Jahre entsprechend dieser Motivation und Vertragssituation größtenteils wieder in ihre Heimatländer zurück. Ziemlich schnell stellten sie aber fest, dass sie dort mit ihrem hier ersparten Geld ihre Erwartungen nicht erfüllen konnten. Das Geld war schnell verbraucht und sie standen da, wo sie begonnen hatten. Der Entschluss, wieder nach Deutschland zu kommen, war daher schnell gefasst.

Die ersten Arbeitsmigranten hinterließen während ihres Urlaubs in ihren Heimatländern ein bestimmtes, von Wunschvorstellungen geprägtes Bild von Deutschland. Deutschland wurde als das Land mit vielen Möglichkeiten beschrieben. Es wurde nicht über die tatsächlich gemachten Erfahrungen berichtet, sondern geprahlt, dass man dort nur leichte Tätigkeiten ausübe. Man arbeite z. B. an Maschinen, wo man nur einen Knopf zu betätigen brauche, dann laufe alles wie von selbst, man wohne in schönen Wohnungen, die Frauen seien sehr locker usw.

Die Realität der ersten Migrantengeneration war in der Regel eine andere als sie sich erhofft hatte. Sie arbeiteten und lebten in teilweise unzumutbaren Verhältnissen, mit drastischen Folgen für die Gesundheit. »Die deutsche Industrie braucht sie (türkische Männer und Frauen, Verf.) in Zeiten des Wirtschaftswunders dringend für einfache Arbeiten. Beschäftigt werden die »Gastarbeiter« und »Gastarbeiterinnen« vor allem im Bergbau, in den Autoproduktionen, in Textilfabriken und Chemiewerken. Die Arbeitsbedingungen sind hart« (Böhmer 2011).

»Bei den ausländischen Arbeitnehmern handelte es sich jedoch noch 1972 zu über 70 % um ungelernte oder angelernte Arbeiter (Bundesanstalt für Arbeit 1973, S. 64, zitiert nach Höhne et al. 2014, S. 8). U. a. dieser Umstand trug dazu bei, dass sie überproportional häufig die unteren Lohnsegmente besetzten. In manchen Bereichen gelang es den Gastarbeitern, diesen Nachteil dadurch wettzumachen, dass sie schmutzige und gefährliche Tätigkeiten annahmen, welche durch Sonderzulagen vergütet wurden. Per Saldo fielen die Bruttostundenlöhne der Ausländer in den meisten Wirtschaftsbereichen und Leistungsgruppen jedoch unterdurchschnittlich aus (Bundesanstalt für Arbeit 1973, S. 64, zitiert nach Höhne et al. 2014, S. 8–9).

»Stets war das Durchschnittseinkommen der ausländischen Arbeitnehmer – gleicher Bezahlung für gleiche Tätigkeiten – wegen der Einstufung in niedrige Lohngruppen geringer als das deutscher Arbeitnehmer. (…) 1985 liegt der durchschnittliche Bruttostundenlohn der ausländischen Arbeiter um 14,4 % unter dem aller Arbeiter in der Industrie.« (Boos-Nünning 1998, S. 343).

Obwohl zu diesem Zeitpunkt die Arbeitslosigkeit auf dem deutschen Arbeitsmarkt 2,7 % betrug, war es nicht möglich, die arbeitslosen Deutschen in den offenen Arbeitsstellen zu beschäftigen. »Indem die Gastarbeiter jene Arbeiten verrichteten, die die Deutschen nicht mehr machen wollten, ermöglichten sie vielen Deutschen den sozialen Aufstieg. Sie nahmen in der Steinkohleförderung die Arbeitsplätze ein, die die Deutschen geräumt hatten« (Höhne et al. 2014, S. 10). Die angeworbene »Gastarbeiter« wurden vor allem im Bereich der Eisen- und Metallerzeugung, dem Bergbau, der chemischen Industrie, Autoproduktionen, Müllabfuhr und die »Gastarbeiterinnen« in den Textilfabriken und Elektroindustrie beschäftigt.

Für die »Gastarbeiter« aus den Anwerbeländern gab es typische »Ausländerarbeitsplätze«. Diese wurden dort beschäftigt, wo schlecht angesehene Arbeit zu verrichten waren (Wohnungs-, Büro- und Gebäudereinigung); wo Geruch, Lärm und Hitze die Qualität des Arbeitsplatzes beeinträchtigte (Nahrungsverarbeitung, chemische Produktion, Metallerzeugung und -verarbeitung); wo die Arbeitszeiten besonders unattraktiv waren (Hotel- und Gaststättengewerbe, Betriebe mit Schichtarbeit); wo schwere und gefährliche Arbeit getan wurde und eine hohe Unfallgefährdung bestand (Haus- und Straßenbau, Bergbau, Eisen- und Stahlindustrie); wo besonders einförmige Arbeit zu leisten war (Fließbandfertigung, z. B. in der Elektro- und Elektronikindustrie) und wo ein besonders hohes Maß an Austauschbarkeit der Arbeitskräfte gegeben war und damit ein besonders hohes Entlassungsrisiko bestand.

Diese Arbeitsbedingungen sind eine der Faktoren, die dazu führten, dass die Migranten höheren Krankheitsrisiken ausgesetzt waren. Obwohl diese nach strengen Gesundheitskontrollen als Positivauslese nach Deutschland gekommen sind, ist es deshalb nicht verwunderlich, dass bei dieser Gruppe größere gesundheitliche Beeinträchtigungen im Alter nachzuweisen sind als bei deutschen Arbeitnehmern.

Auch bezüglich der Unterbringung der damaligen »Gastarbeiter« war man in Deutschland auf einen vorübergehenden Aufenthalt eingestellt. Da die Betriebe verpflichtet waren, für die Unterbringung selbst Sorge zu tragen, wurden viele »Gastarbeiter« in den werkseigenen Arbeiterwohnheimen untergebracht. »In den ersten Jahren legte man bei der Schaffung von Arbeiterwohnheimen die Richtlinien für Bauarbeiter-Wohnheime von 1934 zugrunde, die noch aus der Zeit des Nationalsozialismus stammten. Erst neun Jahre nach dem Anwerbeabkommen mit Italien, im Jahre 1964, wurden neue Richtlinien für die italienischen Arbeiter eingeführt, die später für alle ausländischen Arbeitnehmer galten (Eryılmaz 1998b, S. 171-172). Dieser Prozess mündete erst 1973 in einem Gesetz, welches bei den Mindeststandards von Unterkünften nicht mehr nach Staatsangehörigkeit der Bewohner differenzierte (vgl. Höhne et al. 2014, S. 11).

»Da der normale Wohnungsmarkt zur Unterbringung ausländischer Arbeitnehmer nicht ausreicht, werden Wohnungsprovisorien (…) wie Abbruchhäuser, Kellerwohnungen, Dachbodenwohnungen und Gartenlauben sowie umgebaute Produktionsstatten, Lager und Verwaltungsgebäude zusätzlich für die Unterbringung in Anspruch genommen. Es werden Baracken erstellt und Gemeinschaftsunterkünfte (…) errichtet, die ausländischen Arbeitsnehmern als Unterkunft dienen« (Zieris 1973, S. 11, zitiert nach Eryılmaz 1998b, S. 171). Nach einer Untersuchung bestand von ausländischen Arbeitnehmern angemieteten Unterkünfte in NRW zu rund 14 % aus Dachboden- und Kellerwohnungen. 4 % waren Baracken und weitere 2 % bestanden aus Gartenlauben und Schuppen« (Zieris 1972, S. 12, zitiert nach Höhne et al. 2014, S. 11).

Unterschiedliche Quellen weisen darauf hin, dass Migranten für ihre Wohnungen überdurchschnittlich hohe Mieten zahlen. In den Medien war zu lesen, dass den »Gastarbeitern« etwa ein Taubenschlag oder eine »feuchte und kalte Garage« (FAZ 1974) als Wohnung vermietet wurde oder die Migranten überhöhte Mieten für die Wohnungen mit geringen Qualität zahlen mussten. »Obwohl der Durchschnittswohnstandard der Wohnungen von Ausländern schlechter war als der von Deutschen, lag der Durchschnittsmietpreis über dem der deutschen Bevölkerung« (Boos-Nünning 1998, S. 346). Die durchschnittlichen Mietpreise der Wohnungen ausländischer Arbeitnehmerfamilien waren um 31 % über dem durchschnittlichen Mietpreis aller Mietwohnungen in Nordrhein-Westfalen (vgl. Zieris 1972, S. 10-11, zitiert nach Höhne et al. 2014, S. 12).

Die Benachteiligung der Migranten auf dem Wohnungsmarkt scheint sich bis in die Gegenwart fortzusetzen. Im zweiten Integrationsindikatorenbericht der Beauftragten der Bundesregierung für Migration wird festgestellt, dass Migranten in den unterschiedlichen Siedlungstypen deutlich höhere Kaltmieten pro Quadratmeter zahlen müssen als Personen ohne Migrationshintergrund (Beauftragte der Bundesregierung für Migration, Flüchtlinge und Integration 2012, S. 114).

Die ehemaligen »Gastarbeiter« bildeten auf dem Arbeits- und Wohnungsmarkt die soziale Unterschicht und sind verhältnismäßig deutlich benachteiligt. »Zumindest jene Gastarbeiter, die blieben, bildeten bald dauerhaft die Unterschicht im Arbeits- und Wohnungsmarkt. Wenngleich damit im Laufe der Jahrzehnte absolute Wohlfahrtsgewinne verbunden waren, so zeigen die Analysen zur gegenwärtigen sozialen Lage der ehemaligen Gastarbeiter, dass diese auch im Alter am unteren Rand der Gesellschaft überrepräsentiert sind. Sie erhalten deutlich niedrigere Renten als die Deutschen, tragen ein extrem hohes Armutsrisiko und wohnen bescheiden« (Höhne et al. 2014, S. 24).

6.7 Soziale Lage der Migranten

Die Mehrzahl der Migranten gehören zu sozialschwachen Bevölkerungsschichten an und sind z. B. in Bezug auf die finanzielle Lage im Vergleich mit Menschen mit deutscher Staatsangehörigkeit bzw. mit der Gesamtbevölkerung schlechter gestellt. Nach dem Ergebnis einer Untersuchung des Essener Zentrums für Türkeistudien und Integrationsforschung (ZfTI) müssen z. B. türkischstämmige Personen in Deutschland mit niedrigen Renten gegenüber der Gesamtbevölkerung rechnen. So bezogen türkische Männer im Durchschnitt eine Rente in Höhe von 703 Euro, während deutsche Männer 1.057 Euro bekamen. Bei Frauen sah es ähnlich aus, Türkinnen bekamen 356 Euro, deutsche Frauen 528 Euro. Ausschlaggebend für die geringen Renten der türkeistämmigen Bevölkerung ist, dass sie weniger verdienten und öfter arbeitslos waren (vgl. Kölner Stadt Anzeiger: 24.11.2010).

Martina Sauer und Dirk Halm von der Stiftung Zentrum für Türkeistudien und Integrationsforschung (ZfTI) stellen nach einer repräsentativen Befragung (1.007 Personen) im Rahmen einer DIA-Studie fest, dass im Durchschnitt Türkeistämmige aufgrund geringerer Einkommen und häufigerer Arbeitslosigkeit eine schlechtere Altersvorsorge haben. »Die finanzielle Lage der Türkeistämmigen ist äußerst angespannt« (DIA, 2010). Nach der im Auftrag des Deutschen Instituts für Altersvorsorge (DIA) durchgeführten Untersuchung trifft die Rentenlücke die Menschen mit türkischem Migrationshintergrund in Deutschland härter als die Gesamtbevölkerung. Die Rentenbezüge türkischer Einwanderer sind im Schnitt geringer. Außerdem sind türkische Einwanderer im Alter schlechter versorgt als Deutsche. Danach hatten 2008 türkeistämmige Männer eine durchschnittliche Rente von 703 Euro und türkische Frauen 356 Euro. Bei den Deutschen lagen die Renten bei Männern im Schnitt bei 1.057 Euro, bei Frauen 528 Euro. »Anders als in der Gesamtbevölkerung beschäftigen sich Frauen mit einem türkischen Hintergrund deutlich seltener mit dem Thema Altersvorsorge als Männer, sind weniger informiert, handeln seltener und erwarten geringere Renten« (ebd.).

Danach betrug die Armutsquote in Bezug auf die Haushalte 34 % der türkeistämmigen Bevölkerung, während dies bei der deutschstämmigen Bevölkerung 12 % waren.

Diese Ergebnisse werden auch durch eine Sonderauswertung von einer Mikrozensus-Untersuchung (2012) bezogen auf die Armutsgefährdungsquoten ab 65 Jahren bestätigt.

Danach ist das Altersarmutsrisiko unter den Deutschen mit nur 12,5 % weitaus niedriger als das der Ausländer aus den Anwerbestaaten, welches mit 41,8 % noch knapp über dem Niveau der Ausländer insgesamt liegt (vgl. Höhne et al. S. 18). »Hier erweist sich, dass die niedrigen Renten der Türken mit einem sehr hohen Altersarmutsrisiko von 54,7 Prozent einhergehen. Dieses ist bei den Männern mit 53,9 Prozent nur geringfügig niedriger als bei den Frauen (55,6 Prozent). Die Altersarmutsquoten der Menschen aus den Nachfolgestaaten des ehemaligen Jugoslawien (37 Prozent) und Italien (29 Prozent) nehmen sich demgegenüber moderat aus. Im Vergleich zu den Deutschen ist ihr Armutsrisiko dennoch enorm hoch« (ebd.).

Aus der diesbezüglichen Tabelle geht hervor, dass es große Unterschiede zwischen Menschen mit und ohne deutsche Staatsangehörigkeit gibt. Daneben zeigen sich auch Differenzen zwischen den unterschiedlichen Migrantengruppen. Die niedrigen Renten der Türkeistämmigen erhöhen das Risiko von Altersarmut (54,7 %). In dem bevölkerungsreichsten Bundesland Nordrhein-Westfalen

(NRW), wo vergleichsweise die meisten Migranten leben, fällt der Gegensatz zwischen Deutschen und den ehemaligen Gastarbeitern noch deutlicher aus. »Während das Altersarmutsrisiko von Personen ab 65 Jahren mit deutscher Staatsangehörigkeit mit 11,3 Prozent noch unter dem Bundesdurchschnitt liegt, tragen die Alten aus den Anwerbestaaten ein Armutsrisiko von 46,9 Prozent. Besonders drastisch fällt das Altersarmutsrisiko unter den Türken aus. In dieser Gruppe sind fast sechs von zehn Personen von Altersarmut bedroht.« (ebd.)

Die Interessen der Entsendeländer und Anwerbeländer waren bei dem Anwerbeabkommen mehrheitlich profitorientiert. Die Entsendung der Arbeitskräfte ins Ausland bezog sich z. B. aus der Sicht der Türkei auf folgende Hypothesen (vgl. Abadan-Unat, Kemiksiz 1992, S. 18):

- Die Ersparnisse der Arbeitsmigranten werden eine Haupteinnahmequelle zugunsten der nationalen Entwicklung sein.
- Da fast alle der ins Ausland abgewanderten Arbeitskräfte ohne Arbeit waren, werden sie in ihren Heimatländern keinen Leistungsabfall verursachen.
- In den entwickelten Industrieländern werden die meist ungelernten Arbeitsmigranten in der industriellen Produktion eingesetzte Fertigkeiten erlernen. Diese Fertigkeiten werden in Bereichen erworben, für die in der Heimat Bedarf besteht. Die qualifizierten Arbeitskräfte werden in ihr Land zurückkehren und in den Sektoren weiterarbeiten, in denen sie sich qualifiziert haben.

Die türkeistämmige Arbeitsmigranten haben lange Jahre durch ihre Devisen die türkische Wirtschaft beflügelt und waren eine unverzichtbare Einnahmequelle geworden. Die Ersparnisse der türkeistämmigen Arbeitsmigranten wurden durch alle erdenklichen Methoden in die Türkei gelockt und teilweise unterschlagen. Als Beispiel seien hier nur das sogenannte »Grüne Kapital« und der Spenden-Skandal »Leuchtturm« genannt. Diese haben mehrere Millionen Euro bzw. Deutsche Mark unter politisch-religiös-islamischen Vorwand gesammelt und veruntreut.

Unter dem Vorwand, den bedürftigen Menschen Hilfe in Form von Nahrung zukommen zu lassen, wurden nur von »Leuchtturm« Spendengelder in Höhe von 41 Millionen Euro gesammelt. Davon wurden 16 Millionen nachweislich zweckentfremdet, wie das Landgericht Frankfurt feststellte und deshalb die Verantwortlichen zu Haft- und Bewährungsstrafen verurteilte (vgl. https://de.wikipedia.org/wiki/Deniz_Feneri).

Die deutsche Abteilung von »Deniz Feneri« sei eine »Fata Morgana« gewesen, stellte der Vorsitzende Richter Jochen Müller fest. Der Spendenbetrug überrage alles, was er bisher erlebt habe (Frankfurter Allgemeine Zeitung, »Haftstraft für türkischen Spendensammler,« FAZ, 17.09.2008). Vom größten Spendenskandal des Jahrhunderts spricht gar die oppositionelle Republikanische Volkspartei (CHP) in der Türkei. (https://www.unzensuriert.at/content/00533-Spenden-Skandal-Leuchtturm-war-nur-Fata-Morgana).

Dazu kommen viele angebliche Kapitalanleger, Lebensmittelketten, nichtstaatliche türkische Hilfsorganisation etc., die die Ersparnisse der Türkeistämmigen mit folgenden religiösen Argumenten gesammelt haben: Danach würde man nach islamischem Recht (ohne Zinserträge zu bekommen) Geld anlegen, denn Zinseinnahmen seien nach islamischem Recht eine Sünde.

Viele Arbeitsmigranten, die teilweise ihre ganzen Ersparnisse dadurch verloren haben, sind psychisch krank geworden, einige sind in Krisen geraten, haben suizidiert bzw. Suizidversuche unternommen.

Die jahrzehntelange Praxis aller türkischen Regierungen, im Ausland lebende Türkeistämmige nur als Geldquelle zu sehen, löste bei vielen von ihnen das Gefühl aus, nicht ernstgenommen und geschätzt zu werden. Sie fühlten sich wie ein Familienmitglied, das man übersieht, das kein Geborgenheitsgefühl erlebt und immer nur angesprochen wird, wenn es gebraucht wird. Dies führt oft zu innerpsychischer Zerrissenheit und psychischen Konflikten.

Die Türkeistämmigen in Deutschland lebten hier etwa 50 Jahre lang ohne formelle politische Partizipation. Erst nach einer Wahlgesetzänderung im Mai 2012 bekamen die im Ausland lebenden türkischen Staatsbürger die Möglichkeit, in Wahllokalen außerhalb der Türkei ihre Stimme abzugeben. Während einer gemeinsamen Pressekonferenz im Februar 2014 in Berlin verkündeten die Regierungschefs Deutschlands und der Türkei, dass die Stimmabgabe in Deutschland innerhalb von vier Tagen in sieben zentralen Wahllokalen erfolgen werde (Pressemitteilung 2014). Alle türkischen Regierungen und Politiker aller Parteien hatten bis dahin diesbezüglich nur leere Versprechungen gemacht und durch verschiedene Taktiken die Türkeistämmigen hingehalten.

Besonders bei den Wahlen 2015 und während der Abstimmung des Verfassungsreferendums 2017 wurden die im Ausland lebenden Türkeistämmigen als wichtiges Wählerpotential entdeckt und für eigene parteipolitische Interessen instrumentalisiert. Die politische Polarisierung der türkischen Regierung und künstlich angezettelte Konflikte mit der EU, besonders mit Deutschland, den Niederlanden und Österreich, führte bei vielen hiesigen Türkeistämmigen zu (innerseelischen) Spaltungen und Ambivalenzen. Viele fühlten sich wie Kinder aus geschiedenen Ehen.

6.8   Anwerbestopp und Familiennachzug

Die Bundesregierung beschloss mit der durch die Organisation OPEC (Organisation Erdöl exportierender Länder) ausgelösten Ölkrise am 23.11.1973 ein genereller Anwerbestopp für alle Vertragsländer. Somit begann in Deutschland eine neue Phase der Einwanderungsgeschichte. Diese war durch den Zuzug der Familienangehörigen gekennzeichnet. Die Einwanderung in die Bundesrepublik war von diesem Zeitpunkt an nur noch im Rahmen der Familienzusammenführung möglich. Die Angst vor der Einführung strengerer Einreisebestimmungen und die sich langsam abzeichnende Absicht, länger als geplant in Deutschland zu bleiben, führte dazu, dass besonders die Migranten aus der Türkei möglichst schnell ihre Familienangehörigen (Partnerinnen /Partner und Kinder) nach Deutschland holten.

Dies führte wiederum, entgegen der mit dem Anwerbestopp beabsichtigten Begrenzung, zu einer zeitweiligen Zunahme der Zuwanderung. So war in den Jahren von 1978 bis 1980 die Zuwanderung hauptsächlich im Rahmen der Familienzusammenführung z. B. aus der Türkei höher als die Rückwanderung.

Der allgemeine Trend anderer migrantischer Gruppen nach dem Anwerbestopp war aber eher der Rückgang der Zuwanderungszahl in die Bundesrepublik. Dies kann u. a. damit erklärt werden, dass in Ländern wie Griechenland, Portugal und Spanien ein Machtwechsel stattfand und damit eine Demokratisierung und Modernisierung mit wirtschaftlich positiver Entwicklung in die Wege geleitet wurde.

Nach Untersuchungen von Harun Gümrükçü blieben im Zeitraum zwischen 1964 bis 1983 ca. 40 % aus der Türkei stammende und 10 bis 25 % aus den anderen Anwerbestaaten kommende Arbeitsmigranten in Deutschland (vgl. Gümrükçü 1986, S. 164–169).

Daraus ergibt sich, dass die Migration in Deutschland mit ihren ständig wechselnden Generationen ein dynamischer Prozess ist, der an unsere Gesellschaft entsprechend ihren Bedürfnissen neue Anforderungen stellt.

Der Nachzug von Familienangehörigen nach Deutschland brachte vielfältige Probleme mit sich. Zunächst waren es die Ehepartner, die nachzogen und die nach Möglichkeit auch hier arbeiten sollten. Dadurch entstand der »unvollständige oder gespaltene Familientyp«. Das heißt, ein Teil der Familie ist nach Deutschland gekommen, ein anderer Teil (meistens Ehefrauen und Kinder, bzw. ein Teil der Kinder) sind im Herkunftsland geblieben.

In dieser Phase tauchten insbesondere im Bereich Bildung (Kindertagesstätte, Schule, Ausbildung bzw. Lehre) Probleme auf, auf die man in Deutschland nicht vorbereitet war. Auch heute noch gibt es in den Bereichen wie Schule, Ausbildung, Kindergarten, Arbeitslosigkeit, Gesundheitsversorgung etc. Chancenungleichheiten.

6.9 Rückkehr oder Niederlassung?

»Viele von ihnen werden in Deutschland
ein neues Leben aufbauen,
sie werden dort Wurzeln schlagen
und ihr Heimatland
nur noch als Gäste besuchen.«
(Theodor Marquard, Direktor der deutschen Verbindungsstelle Istanbul 1966)

Zwischen 1955 (erste Anwerbevertrag mit Italien) und 1973 (Anwerbestopp) kamen insgesamt 14 Millionen Arbeitskräfte nach Deutschland und elf Millionen, d. h. 80 %, gingen wieder zurück. Ungefähr die Hälfte aller zwischen 1961 und 1973 zur Arbeit nach Deutschland angeworbenen Arbeitsmigranten aus der Türkei gingen wieder zurück (DOMIT, Materialsammlung 2000).

Die erste Generation der »Gastarbeiter« hatte wie oben erwähnt nicht vor, lange in Deutschland zu bleiben. Sie waren nicht gekommen, um in Deutschland zu leben, sondern lediglich um hier zu arbeiten, in kurzer Zeit genügend Geld zu sparen und in die Herkunftsländer zurückzukehren. Diesen Plan konnten viele aber nicht realisieren. Der als vorübergehendes (Familien-)Projekt geplante Aufenthalt in Deutschland hat sich – entgegen der anfänglichen Vorstellungen (zumindest für die vielen Arbeitsmigranten der ersten Generation) – zu einem dauerhaften Aufenthalt gewandelt. Erst nach dem Anwerbestopp bzw. ab etwa Mitte der 1970er Jahre wurden dann die Ehepartner bzw. Kinder, die bei den Großeltern, Onkeln und Tanten hinterlassen waren, von ihren Eltern nachgeholt. Einige dieser Kinder sind bis zum endgültigen Zusammenzug zwischen Deutschland und dem Herkunftsland hin- und hergeschickt worden. Wenn die Kinder in Deutschland für ihr geplantes Ziel, Geld zu verdienen, zum Hindernis wurden, schickte man sie wieder in die Heimat zu den Großeltern bzw. Verwandten zurück. Bilge Toyran (48): »Wir haben sie Mama und Vater genannt, aber wir waren uns fremd. Es ist schwer, ohne Eltern aufzuwachsen. Wir waren nicht liebelos, aber die Mutter- und Vaterliebe, die fehlte.« Ayhan Zeytin (48): »Nicht genug geliebt zu werden, das trage ich immer noch mit mir. Das hat viel mit dieser Kindheit zu tun« (ARD: 21.10.2013, 23:30 Uhr. http://programm.ard.de/TV/Programm/Jetzt-im-TV/?sendung=281061084¬9080181).

Viele dieser Kinder, die man als »Kofferkinder« (Papoulias 1987) bezeichnen kann, haben jahrelang in einem elternlosen Schwebezustand ohne deren Fürsorge und ohne das Geborgenheitsgefühl emotional arm leben müssen. Die verdrängten Kindheitsgefühle und ein blockierter Zugang dazu könnten – als psychischer Belastungsfaktor – als eine mögliche Vulnerabilität zu psychischen Problemen betrachtet werden.

Die geschätzte Zahl der »Kofferkinder« türkischer »Gastarbeiter« betrug ca. 700.000 (vgl. ebd. & Wilhelm 2011).

Der anfängliche Einwanderungsgrund der Migranten war zwar wirtschaftlicher Art. Aber, wie ähnliche Einwanderungsprozesse (z. B. in Amerika, Australien, Kanada usw.) zeigen, findet bewusst oder unbewusst ständig und mit zunehmender Aufenthaltsdauer auch intensiv eine Auseinandersetzung mit den Normen und Werten der Herkunfts- und der Aufnahmekultur statt. Diese zeigt sich am Ende je nach Tendenz der Identifikation und Übernahme als Handlungsanleitung (in Anlehnung an Berry) in Form von *Assimilation* (Aufgabe der eigenen Kultur mit Kontakt zur einheimischen Gesellschaft, Aufgehen in der Aufnahmekultur), *Segregation* oder *Separation* (Beibehaltung der eigenen Kultur ohne Kontakt zur einheimischen Gesellschaft, Beibehalten eigener Werte und Normen und teilweise Gettoisierung), *Marginalisierung*, auch *Exklusion* (Aufgabe der eigenen Kultur ohne Kontakt zur einheimischen Gesellschaft, Verlust eines Orientierungsrahmens und Gefahr des sozialen oder psychischen Scheiterns) und *Integration* (Beibehaltung der eigenen Kultur mit Kontakt zur einheimischen Gesellschaft, Synthese und Neudefinition ohne Aufgabe tradierter Werte und Normen oder Verneinung der neuen Kulturvorgaben).

Insbesondere im Falle der Segregation und Marginalisierung kann es geschehen, dass unbewusst die Norm- und Wertvorstellungen des Aufnahmelandes doch in Teilen übernommen werden, gleichzeitig aber sich innere Widerstände entwickeln, in das Herkunftsland zurückzukehren. Erklärungen und Rechtfertigungen werden gesucht, weshalb man noch, entgegen seinem Vorhaben, im Land bleiben möchte.

Die meisten Migranten geben als Grund für ihr Bleiben die bessere medizinische und soziale Versorgung in Deutschland an. Ferner spielt die Zukunft der Kinder bei ihrer Entscheidung eine wichtige Rolle. Da sich die Kinder dem Rückkehrwunsch der Eltern nicht anschließen, fühlen sich die Eltern gezwungen, weiter hier zu leben, oder führen dies zumindest als Begründung an.

Bekannt ist, dass die Migranten besonders im mittleren und höheren Lebensalter häufiger Bilanzierungskrisen entwickeln, in denen die mit der Migration verbundenen Hoffnungen, Wünsche und Illusionen an der Realität des Erreichten gemessen werden.

Zu den Lebensplänen der Arbeitsmigranten der ersten Generation gehörte in der Regel die Rückkehr in das Herkunftsland, sobald das ersparte Geld oder die Rente reichen würde, um dort eine gesicherte Existenzgrundlage zu schaffen oder zu erhalten. In der Repräsentativbefragung zur Situation der ausländischen Arbeitnehmer und ihrer Familienangehörigen in der Bundesrepublik Deutschland im Jahr 2001 haben von den Antwortenden mit konkreten Rückkehrplänen mehr als die Hälfte einen Ruhestand im Herkunftsland vor Augen (Personen aus der Türkei 55,0 %, aus dem ehemaligen Jugoslawien 48,3 %, aus Italien 52,9 % und aus Griechenland 69,2 %). Die Entscheidung für eine förmliche Verlegung des Wohnsitzes wird noch immer von aufenthaltsrechtlichen Bestimmungen beeinflusst. Menschen, die noch nicht im Rentenalter und keine EU-Bürger sind, müssen befürchten, keine erneute Aufenthalts- und Arbeitserlaubnis zu bekommen, wenn sie Deutschland einmal verlassen haben. In der o. g. Repräsentativbefragung berichten zwischen 9 % und 14 % der Befragten, dass sie seit ihrer ersten Einreise ihren Aufenthalt in Deutschland einmal oder mehrmals für länger als sechs Monate unterbrochen haben. Die Unterbrechung des Deutschlandaufenthalts hatte für mehr als 5 % der Betroffenen aufenthaltsrechtliche Konsequenzen, am stärksten für Befragte ab 45 Jahren (11,9 %). Man kann vermuten, dass ein Teil dieser verlängerten Aufenthalte auf Pläne zur permanenten Rückkehr ins Herkunftsland zurückzuführen ist, die sich bei genauerer Prüfung als nicht durchführbar erwiesen (vgl. Bundesministerium für Arbeit und Sozialordnung 2002).

In einer qualitativen Studie wurden in die Türkei zurückgekehrte, männliche Arbeitsmigranten nach ihren Beweggründen für die Rückkehrmigration befragt. Die Ergebnisse zeigen deutlich, dass die Entscheidung für eine Rückkehr nicht alleine von wirtschaftlichen oder gesundheitlichen Aspekten abhängig ist. Emotionale Beweggründe, wie z. B. die Bedeutung des Wohnsitzes im Heimatland und die Bindung an die Familie, Kultur- und Traditionsbewusstsein oder auch der Wunsch im Heimatland zu sterben, beeinflussen die Entscheidung zur Rückkehrmigration (vgl. Razum, Sahin-Hodoglugil, Polit 2005). Es gibt Hinweise, dass vor allem die älteren Menschen mit Migrationshintergrund ein Lebensmuster verwirklichen, das soziologisch als »transnationale Migration« bezeichnet wird. Transnationale Migration ist durch soziale Strukturen bzw. Räume gekennzeichnet, die von Menschen mit Migrationshintergrund zwischen ihrem Herkunfts- und ihrem Zuwanderungsland gebildet werden. Praktisch bedeutet dies eine grenzübergreifende doppelte Wohnsitzführung. Dieses neue Lebensmuster fügt sich nicht ein in die Zielsetzung der dauerhaften Niederlassung, die durch die Einbürgerung gefördert werden soll. Die älteren Menschen mit Migrationshintergrund, insbesondere aus der nicht zur EU gehörenden Türkei, werden dadurch zu einer Art »Pioniere wider Willen«, indem sie unter rechtlichen und meistens auch finanziell einengenden Bedingungen versuchen, ihre Bindungen an beide Länder aufrecht zu erhalten. Es wäre wert, genauer zu untersuchen, welche gesundheitlichen Belastungen und welche Nutzungsmuster des Gesundheitssystems mit dieser Lebensform verbunden sind, zumal sie nicht nur Menschen mit Migrationshintergrund, sondern auch eine erhebliche Zahl älterer Deutscher mit einem temporären Wohnsitz in zumeist südlichen Ländern betrifft. (vgl., ebd., S. 62).

Meltem Ayaz formulierte ihre gefühlsmäßige Spaltung mit dem Worten: »Ob ich hier lebe und mir vorstelle alt zu werden oder ob ich dort lebe und dort alt werde. Beide Möglichkeiten fasse ich ins Auge. Nur habe ich in jedem Fall ein lachendes und ein weinendes Auge« (zit. n. Wedell 1993, Umschlagsseite).

Eine ältere Migrantin aus der Türkei formuliert mit Trauer ihre Verzweiflung: »Ich habe keine Angehörigen mehr in der Türkei, die sind alle gestorben. Ich besuche in der Türkei den Friedhof. (...) In Izmir laufe ich herum wie eine Fremde, die Stadt ist größer geworden, ich kenne die Stadtteile nicht mehr. Aber in Köln habe ich einen breiten Bekanntenkreis. Wenn ich in die Stadt gehe, treffe ich eine Menge Bekannte. In Izmir langweile ich mich nach 15–20 Tagen, mir fehlt dort ein Freund, mit dem ich mich unterhalten kann. Und hier (in Deutschland) wollen diese Leute uns auch nicht mehr so richtig in letzter Zeit. In der Türkei habe ich niemanden mehr. Aber die dritte Generation wird einiges durchsetzen können, sie wird sich wehren« (Jamin & Eryılmaz 1998, S. 230–231).

Mittlerweile bilden die Migranten in Deutschland einen festen Bestandteil der Gesellschaft. Die Rückkehr in ihre Heimat wird für den größten Teil der Migranten als Wunschvorstellung bestehen bleiben, aber der überwiegende Teil bleibt hier ansässig. »Die meisten Arbeitskräfte gehen davon aus, nach einiger Zeit wieder in ihr Heimatland zurückzukehren. Auch die Deutschen rechnen fest damit, dass die ausländischen Männer und Frauen nur kurzzeitig »zu Gast« sein werden. Zur Überraschung beider Seiten werden die allermeisten in »Almanya« heimisch, viele von ihnen holen die Familie nach. Rund 2,9 Millionen Menschen mit türkischen Wurzeln sind inzwischen in unserem Land heimisch geworden« (Böhmer 2011).

Der in Bamberg lebende Dichter Nevfel Cumart (1996) bringt in seinem Gedicht »Über die Heimat«, das wir hier mit der freundlichen Genehmigung des Autors abdrucken können, die Gefühle der hier lebenden Migranten sehr treffend zum Ausdruck:

über die heimat I

*sie fragen mich
ob ich nicht wieder
zurückkehren will
in die heimat
ich frage mich
ob es ein*

über die heimat II

*mein vater
kehrt in die türkei zurück
er möchte nicht
in der fremde sterben
auch ich möchte nicht
in der fremde sterben*

*zurück gibt
in ein land
in dem es kein
beginn gab*

*und entschließe mich
in bamberg zu bleiben*

Die Bundesrepublik Deutschland sah sich bis zur Novellierung des Zuwanderungsgesetzes (*Gesetz zur Steuerung und Begrenzung der Zuwanderung und zur Regelung des Aufenthalts und der Integration von Unionsbürgern und Ausländern*), welche am 1. Januar 2005 in Kraft trat, nicht als ein Einwanderungsland. Für das Aufnahmeland Deutschland waren die eingewanderten Migranten »Gastarbeiter« bzw. »Ausländer«. Auch der überwiegende Teil der Migranten verstand sich als solche. Entsprechend der Bezeichnung des Gastgebers fühlten sie sich auch als Gäste. In der Herkunftskultur des Migranten z. B. aus der Türkei sind die Verhaltensregeln des Gastgebers und des Gastes klar definiert. Der Gastgeber richtet seine Wohnung nicht für einen Daueraufenthalt des Gastes ein. Dieser benötigt für eine vorübergehende Zeit einen Platz in der Wohnung des Gastgebers und hat sich an die vorgegebenen Verhaltensregeln zu halten. Er hat also keinen Anspruch auf eigene Wünsche und Bedürfnisse. Er erwartet aber vom Gastgeber, dass er ihn mit Respekt behandelt und auf sein Wohlergehen achtet. Ein türkisches Sprichwort sagt: »Der Gast isst bzw. speist nicht das, was er sich wünscht, sondern das, was ihm serviert wird« (*türk., Misafir umduğunu değil, bulduğunu yer*).

Es ist festzuhalten:

1. Die erste Generation der Arbeitsmigranten lebt zwar zum überwiegenden Teil noch immer aus dem Koffer (Rückkehrsyndrom), aber die meisten werden hier auch ihren Lebensabend verbringen. Es stellt sich hier die Frage der Versorgung älterer Migranten.
2. Die Migrantenfamilien haben hier lange Zeit in ihren Herkunftsstrukturen gelebt. Mit der dritten und vierten Generation sind diese aber ziemlich ins Wanken geraten. Die Familien verlieren ihre haltgebenden traditionellen Normen. Die patriarchalische Struktur der Familie verliert ihre Bedeutung.
3. Aufgrund fehlender oder mangelhafter Strukturen sind die betreuenden Regeldienste oft nicht in der Lage, den Problemen der Migrantenfamilien angemessen zu begegnen, z. B. mit muttersprachlichen Angeboten in Beratungsstellen und in der Jugend- und Familienhilfe.
4. Bedingt durch Zugangsbarrieren wenden sich Migranten in eingeschränktem Ausmaß an die gesundheitlichen und psychosozialen Regeldienste.

Zusammengefasst kann festgestellt werden, dass die Angehörigen der ersten Generation als Pioniere in das Gastland Deutschland gekommen sind, ihre Migration, als Familienprojekt angelegt, ist noch nicht abgeschlossen – die meisten von ihnen sind gedanklich auf eine Rückkehr ins Herkunftsland orientiert (ihre innere Uhr ist auf Rückkehr eingestellt), die Bilanzierung ihres Lebens fällt eher negativ aus und sie sehnen sich nach Wertschätzung ihrer Anpassungsleistungen. Sowohl die Entsendeländer wie auch die Anwerbeländer stehen besonders bei der ersten Generation der Migranten in einer Bringschuld.

6.10 Flüchtlinge[37]

Die Zeit ab 1980er Jahren ist durch politisch und wirtschaftlich motivierte Flüchtlingsbewegungen aus unterschiedlichen Ländern gekennzeichnet. Diese Phase setzte sich mit der gewollten Zuwanderung aus den sogenannten Ostblockländern (Aussiedler) und den eher ungewollten Bürgerkriegsflüchtlingen aus den Balkanstaaten (hauptsächlich aus dem ehemaligen Jugoslawien) fort. Besonders nach den Terroranschlägen vom 11. September 2001 in den USA und den in Folge dessen erfolgten Militäreinsätzen der USA in Afghanistan und Irak sowie Bürgerkriegen in nordafrikanischen Staaten (Libyen, Ägypten etc.) kommen neben Bürgerkriegsflüchtlingen auch viele wirtschaftlich motivierte Flüchtlinge aus den armen Regionen der Welt (insbesondere armen Länder von Afrika und Asien) nach Europa bzw. nach Deutschland. Seit dem Bürgerkrieg in Syrien (2011) suchen zehntausende Menschen aus dieser Region in der Bundesrepublik Deutschland Schutz. Die Flüchtlingszahlen erreichen 2015 einen erneuten Höhepunkt.

Nach den Angaben von UNO-Flüchtlingshilfe war die Zahl der Menschen, die vor Krieg, Konflikten und Verfolgung fliehen, noch nie so hoch wie heute. Ende 2015 waren 65,3 Millionen Menschen weltweit auf der Flucht. Im Vergleich dazu waren es ein Jahr zuvor 59,5 Millionen Menschen, vor zehn Jahren 37,5 Millionen Menschen (https://www.uno-fluechtlingshilfe.de/fluechtlinge/zahlen-fakten.html, 04.01.2017, 13:07 Uhr).

6.10.1 Fluchtursachen

Obwohl jeder Mensch aus ganz individuellen Gründen sein Heimatland verlässt, sind die Fluchtursachen vielfältig und komplex miteinander verwoben. Diese reichen beispielsweise von politischen und hochgewaltsamen Konflikten bis hin zur Bevöl-

---

37 Die Begriffe »Flüchtlinge« und »Geflüchtete« werden hier nicht im juristischen Sinne, sondern als Sammelbegriff für alle Personen verwendet, die als Schutzsuchende nach Deutschland gekommen sind – unabhängig von ihrem rechtlichen Status. Dazu zählen: Personen, die als Asylberechtigte und/oder Flüchtlinge nach der Genfer Flüchtlingskonvention anerkannt wurden oder einen anderen Schutzstatus erhalten haben *(Aufenthaltserlaubnis, Niederlassungserlaubnis)*, Personen, die (noch) nicht als Asylbewerber registriert wurden *(Bescheinigung über die Meldung als Asylsuchender (BÜMA), Bescheinigung über die Meldung als unerlaubt eingereister Ausländer / Menschen ohne Papiere / Duldung / sonstiger humanitärer Aufenthaltsstatus)*, sowie Personen, die sich in den Asylverfahren befinden oder deren Asylanträge abgelehnt wurden *(Aufenthaltsgestattung / Fiktionsbescheinigung / Duldung / sonstige Ausreisepflichtige)*. Flüchtlinge aus EU-Staaten gibt es nicht (vgl. IAB, 15/2016).

kerungsentwicklung in den Herkunftsregionen. Die Fluchtursachen könnten wie folgt zusammengefasst werden: Ethnisch-religiös motivierte Kriege, grausame Behandlungen und Foltererfahrungen, Todesstrafe, Todesgefahr/Todesangst, unfaire Gerichtsverhandlungen, Bestrafung von Homosexualität, Genitalverstümmelung, Blutrache/»Ehrenmorde«, Inhaftierung gewaltfreier politischer Gefangener, Gesetzliches Verbot von Schwangerschaftsabbrüchen, willkürliche Einschränkung der Meinungsfreiheit, extreme Armut (es leben 1,3 Mrd. Menschen von weniger als 1,25 Dollar am Tag, so wie extreme Armut von der Weltbank definiert wird. Jean Ziegler, taz, 26.09.2015, S. 3), Korruption und Bandenkriminalität, staatliche Diskriminierung (Ausschluss aus staatlichen Systemen: Bildung, Arbeit, Gesundheit, Rechtsschutz), unzureichende Existenzsicherung, Naturkatastrophen/Klimawandel/Umweltzerstörung, Verfolgung wegen Rasse, Religion, Nationalität, Zugehörigkeit zu einer bestimmten sozialen Gruppe oder wegen der politischen Überzeugung, Gefühl der Ohnmacht und Unsicherheit, Hoffnungs- und Perspektivlosigkeit.

Diese existenzbedrohenden Fluchtgründe stellen für den betreffenden einen »Schubwirkung« (»Push«-Faktoren/Motivationen) dar. Es ist logisch und nachvollziehbar, dass ein (kleiner) Teil der Menschen aus diesen Umständen heraus Orte, Länder aufsuchen, wo sie sich sicherer fühlen und sich bessere Lebensumstände versprechen. Sie hoffen auf ein Überleben bzw. besseres Leben für sich und ihre Familien. Europa, insbesondere Deutschland, bietet sich mit seiner Anziehungskraft als Ziel an und hat »Sogwirkung« (»Pull«-Faktoren/Motivationen). »Den Tod vor Augen erscheint die Flucht als Rettung« (Werner Strahl, Cap-Anamur-Vorsitzende).

Anzumerken ist, dass die Migration in weiter entfernte Länder nur von einem kleinen Teil der betroffenen Bevölkerung realisiert werden kann. Der Großteil – vor allem der Armuts- und Klimaflüchtlinge – hat nicht die Möglichkeit zur weiten Flucht, weshalb die Menschen in der Nähe ihrer Herkunftsregion bleiben (vgl. Gebauer 2015). Entgegen dem öffentlichen Diskurs lebten z. B. am Ende des Jahres 2014 86 % der transnationalen Geflüchteten in sogenannten »Entwicklungsländern«. Ihre ökonomischen und sozialen Rahmenbedingungen für die Unterstützung einer großen Zahl von Schutzsuchenden sind ungleich schlechter als die der Industriestaaten (vgl. Hirseland 2015). Die überwiegende Zahl der Menschen bleibt nach ihrer Flucht, wie das Beispiel Syrien zeigt, weiterhin in ihrer unmittelbaren Herkunftsregion. Die UNO-Flüchtlingshilfe bezeichnet den Bürgerkrieg in Syrien als größte humanitäre Krise unserer Zeit: Über 11 Millionen Syrer sind auf der Flucht. 6,5 Millionen Menschen sind Binnenvertriebene – fast fünf Millionen syrische Flüchtlinge suchen Schutz in den Nachbarländern Jordanien, Libanon, Türkei und Irak. In Syrien wird die Situation der Bevölkerung immer dramatischer. 13,5 Millionen Syrer sind auf Hilfe angewiesen. Darunter sind 5,47 Millionen Menschen, die in besetzten oder schwer erreichbaren Regionen leben (vgl. https://www.uno-fluechtlingshilfe.de/spenden-syrien-nothilfe/wc/J102?gclid=CJ¬2Uh8C3qNECFVW4GwodATENuw, 04.01.2017).

Die Lebens- und Unterbringungsbedingungen von Flüchtlingen in Deutschland sind immer noch weit entfernt von den Lebensstandards, die sich die Betroffenen erhofften. Diese werden in der Anfangsphase in Erstaufnahmeeinrichtungen, Sammelunterkünften bzw. in Turnhallen von Schulen mit 180–200 Personen ohne jegliche Privatsphäre untergebracht. Später werden ihnen Wohnheime zugewiesen, wo sie mit mehreren Personen z. T. nur ein Zimmer bewohnen dürfen, und die räumliche Enge und die ungewissen Perspektiven schaffen unter den Wohnheimbewohnern ein angespanntes Klima mit hohem Konfliktpotenzial. Manche Flüchtlingsfamilien leben seit mehreren Jahren mit einem Duldungsstatus, der immer nur um jeweils ein bzw. ein paar Monate verlängert wird. Für nicht anerkannte Flüchtlinge besteht keine Schulpflicht.

6.10.2 Gesundheitssituation und Gesundheitsversorgung von Flüchtlingen und Asylbewerber

Menschen, die aus o. g. Gründen den Tod vor Augen ihr Land verlassen haben und in den Zielländern als »sichere Orte« angekommen sind, sind gefährdet für diverse psychische Folgestörungen wie Posttraumatische Belastungsstörungen, Somatisierungsstörungen, Angststörungen, Depressionen, Suchterkrankungen, Anpassungsstörungen, andauernde Persönlichkeitsveränderung nach Extrembelastung, dissoziative Störungsbilder und die emotional instabile Persönlichkeitsstörung (Borderline) etc.

Die European Psychiatric Association geht davon aus, dass 50 % der asylsuchenden Flüchtlinge an psychischen Erkrankungen leiden (vgl. EPA 2015, zitiert nach Bender 2016).

Zudem sind die geflüchteten Menschen und Asylsuchenden in den Ankunftsländern vielen postmigratorischen Belastungs- bzw. Stressfaktoren ausgesetzt. Dazu zählen die Angst, nach Hause geschickt zu werden, Zukunftsunsicherheit in Bezug auf das Arbeits- und Aufenthaltsrecht, schlechte Unterbringungsbedingungen, Leben in Gemeinschaftsunterkünften, Probleme beim Zugang zu ärztlichen Diensten und sozialer Unterstützung, verzögerte Bearbeitung des Asylantrages, Trennung von der Familienangehörigen, Sorgen um zurückgelassene Familienmitglieder, Kommunikationsschwierigkeiten, Diskriminierung und Fremdenfeindlichkeit, fehlende Arbeit, schlechte Arbeitsbedingungen, Armut, Einsamkeit, Langeweile und schlechter Zugriff auf präferierte Nahrungsmittel (vgl. Silove et al. 1997, zit. nach Wöller 2016).

Eine Expertenkommission der Robert-Bosch-Stiftung hat unter dem Vorsitz von NRW-Ministerpräsident Armin Laschet ein Themendossier erstellt, in dem die Gesundheitsleistungen und Gesundheitsversorgung für Flüchtlinge und Asylbewerber von der Erstversorgung bis zur psychosozialen Behandlung zusammengetragen werden. Danach regelt das Asylbewerberleistungsgesetz (AsylbLG) die medizinische Versorgung von Geflüchteten, solange noch kein Anerkennungsstatus besteht. Abgedeckt ist die Behandlung akuter Erkrankungen und Schmerzzustände (§ 4 AsylbLG). »Sonstige Leistungen« – z. B. Psychotherapie – können im Einzelfall nach Antrag übernommen werden, sofern sie für die Sicherung des Lebensunterhaltes oder der Gesundheit unerlässlich sind und die Betroffenen besondere Bedürfnisse haben (§ 6 AsylbLG). Dies ist bspw. der Fall bei unbegleiteten Minderjährigen oder Personen mit schweren Gewalterfahrungen (Folter, Vergewaltigung oder sonstige schwere Formen psychischer, physischer oder sexueller Gewalt).

Aktuell ist auch der Gesetzgeber in hohem Maße gefordert, sich mit der Flüchtlingssituation auseinanderzusetzen, was immer wieder auch zur Änderung von rechtlichen Voraussetzungen führt, die ihrerseits einen zum Teil enormen Einfluss auch auf die psychische Situation der Geflüchteten haben (Beispiel: Asylpaket 2).

Kostenträger für die gesundheitlichen Leistungen nach AsylbLG sind in Abhängigkeit von der aufenthaltsrechtlichen Einordnung (wie Unterbringung in einer Erstaufnahmeeinrichtung (EAE) oder Zuweisung zu Kommune oder Landkreis), die jeweiligen zuständigen Behörden. Fahrt- und Dolmetscherkosten sind hier meist mit abgedeckt. Mit Aushändigung der Gesundheitskarte 15 Monate nach Registrierung werden die Gesundheitskosten über die Krankenkasse organisiert. Dolmetscher und Fahrtkosten müssen weiterhin bei den Kommunen beantragt werden. In einigen Bundesländern wurde die Gesundheitskarte bereits mit der Aufenthaltsgestattung eingeführt. Das Asylbewerberleistungsgesetz gilt jedoch unabhängig davon.

Bei gesichertem Aufenthaltsstatus, also nach Anerkennung als Geflüchteter, treten die Krankenkassen in die Pflicht. Ab diesem Zeitpunkt besteht wie bei jedem Leistungsberechtigten Anspruch auf psychotherapeutische Leistungen bei Indikation. Dolmetscherkosten werden allerdings von den Krankenkassen nicht übernommen. Diese Kosten müssen gesondert beantragt werden. Geltend gemacht werden können hier § 21 SGB II (Sonderbedarf) oder ggf. § 53 SGB XII.

Die ambulante medizinische Versorgung Geflüchteter differiert sehr stark in den Bundesländern. Einen Überblick bietet dazu das Themendossier »Zugang zu Gesundheitsleistungen und Gesundheitsversorgung für Flüchtlinge und Asylbewerber: Von der Erstversorgung bis zur psychosozialen Behandlung« der Expertenkommission der Robert-Bosch-Stiftung (vgl. Schellong et al. 2016).

In der praktischen Ausübung treten häufig Probleme auf, die für alle Beteiligten (Flüchtlinge, betreuende Einrichtungen, freiwillige Helfern, Behandlern etc.) folgenschwere Probleme mit sich bringen. Die gesetzlichen Rahmenbedingungen schränken – trotz elektronische Gesundheitskarte etc. – weiterhin den Zugang zur Gesundheitsversorgung ein. Um die Fehler wie bei der ersten Generation der sog. »Gastarbeiter« zu vermeiden, benötigen wir ein gut durchdachtes Integrationskonzept für die Geflüchteten, Asylbewerber sowie neuankommenden Migranten. Eine möglichst optimale gesundheitliche und psychosoziale Versorgung dieser Menschen scheint eine wichtige Voraussetzung für das Gelingen der Integration als reziproker Prozess zu sein in unsere Gesellschaft und damit eine wichtige Aufgabe und Herausforderung für unser Versorgungssystem. Daher könnten zur Verbesserung der gesundheitlichen Versorgung der Flüchtlinge folgende Handlungsempfehlungen von Bedeutung sein:

- Einführung eines geeigneten Verfahrens, um traumatisierte und besonders Schutzbedürftige mit speziellen Bedürfnissen frühestmöglich zu identifizieren.
- Frühzeitige Information und Beratung über medizinische, psychotherapeutische und psychosoziale Versorgung (kultursensibel)
- psychosozialer Gesundheitswegweiser für Flüchtlinge
- Anspruch auf alle Leistungen der gesetzlichen Krankenversicherung (somit Abschaffung von Asylbewerberleistungsgesetz)
- Ausbau und Förderung Psychosozialer Zentren für Flüchtlinge und Folteropfer

- Einrichtungen der psychosozialen/psychiatrischen Versorgung für Flüchtlinge: interkulturelle Öffnung/interkulturelle Kompetenz
- spezifische Fortbildungen für Fachpersonal (Interkulturalität, Lebenswelten von Flüchtlingen, rechtliche Aspekte)
- Ermächtigung von Psychotherapeuten, die nicht zur Behandlung gesetzlich Versicherter zugelassen sind, zur Versorgung traumatisierter Flüchtlinge
- Sonderbedarfszulassungen für fremdsprachige Psychotherapeuten
- Kostenübernahme für qualifizierte Dolmetscher bzw. Sprach- und Integrationsmittler für Behandlung und Therapie (Aufnahme der Dolmetscherleistungen in den GKV-Leistungskatalog)

»Eine gute psychosoziale Versorgung der Menschen mit Fluchterfahrung ist eine Voraussetzung für das Gelingen ihrer Integration in unsere Gesellschaft und damit eine wichtige Aufgabe und Herausforderung für unser Versorgungssystem. Die stark gestiegenen Kosten für Sprach- und Integrationsmittler spiegeln die Wichtigkeit kultursensibler Kommunikation in der Betreuung von Patienten mit Fluchthintergrund wider und unterstreichen die Notwendigkeit einer hinsichtlich Finanzierung und Ausbildung einheitlich geregelten flächendeckenden Versorgung mit spezialisierten Dolmetschern. Die gestellten Diagnosen und der hohe Anteil akutpsychiatrischen Geschehens zeigen die massive psychische Belastung der Menschen« (Schaffrath et al. 2016).

6.11 Psychosoziale Versorgung von Migranten

*»Man hat Arbeitskräfte gerufen,
und es kamen Menschen«*
Max Frisch

Jede gesellschaftliche Wandlung bringt zwangsläufig neue Herausforderungen für die betreffende Gesellschaft mit sich. Wandlungen in der Geschichte der Arbeitsmigration in Deutschland nach dem Zweiten Weltkrieg haben auch strukturelle Wandlungen in Bezug auf die Bedürfnisse der Migranten mit sich gebracht, auch hinsichtlich der medizinischen, schulischen und psychosozialen Unterstützung.

Jede der oben beschriebenen Migrationsphasen verlangte nach spezifischen Versorgungsangeboten, die jedoch nicht ausreichend erfüllt wurden. Das gemeinsame Merkmal aller Phasen war, dass man sich so verhalten hat, als ob die Probleme von und mit Migranten sich von selbst lösten, wenn man nur genügend zuwartete. Man hoffte, die Migranten, die Schwierigkeiten in der Adaptation zeigten, kehrten von selbst zurück und die übrigen würden sich assimilieren. Beides geschah nicht.

Da man fest davon ausging, dass der Aufenthalt der Arbeitsmigranten der 1950er bis 1960er Jahre (»Gastarbeiter«) nur von beschränkter Dauer sein würde, haben weder Entsende- noch Aufnahmeländer genügende Anstrengungen unternommen, einen bewusst gestalteten reziproken Integrationsprozess einzuleiten. Mit Ausnahme von Schweden haben die europäische Anwerbeländer keine kulturelle Integration von Beginn an angestrebt. Nur Schweden hat Spracherwerbszwang für die Neuankömmlinge umgesetzt (vgl. Abadan-Unat, Kemiksiz 1992, S. 12). Abadan-Unat führte im Auftrag der türkischen Regierung 1963 eine (erste) Studie unter den in Deutschland lebenden »Gastarbeitern« (damals lebten 36.000 Türkeistämmige in Deutschland) durch und stellt fest, dass diese zumindest ausreichend Deutsch lernen sollten, bevor sie nach Deutschland kommen bzw. ihre Arbeit aufnehmen. Dieser Vorschlag wurde von keinem der beiden Ländern (Türkei und Deutschland) ernstgenommen. Erst nach dem neuen Zuwanderungsgesetz (2005) wurden einige Maßnahmen (wie z. B. Integrationskurze zum Erlernen deutscher Sprache) eingeleitet.

Die psychosoziale Versorgung der Migranten im de facto Einwanderungsland Deutschland war und ist bisher mehr oder weniger dem Zufall überlassen worden. Es gibt vereinzelte, teilweise gute Bestrebungen, die auf Grund individueller Initiativen von einzelnen Institutionen oder Personen entstanden sind, eher auf Projektbasis (vorläufig, zeitlich beschränkt) laufen und in der Regel nicht in die festen Strukturen der Regeldienste verankert sind. Bisher wurde nicht für notwendig erachtet, die psychosozialen Einrichtungen den Bedürfnissen der Migranten anzupassen und entsprechend umzustrukturieren.

In der Anfangsphase (Ende der 1960er Jahre) wurde die psychosoziale Versorgung der Migranten auf die bundesweit organisierten Sozialberatungsdienste in der Trägerschaft der Wohlfahrtsverbände (v. a. Arbeiterwohlfahrt, Caritasverband und Diakonisches Werk) übertragen. Diese richteten ihre Angebote zunächst an den Bedürfnissen der ersten Generation von Arbeitsmigranten nach rechtlicher und sozialer Beratung aus. Neben Dolmetscherdiensten wurden ihnen Orientierungshilfen angeboten, sie wurden in sozialen Angelegenheiten beraten und erhielten Hilfen zur Erhöhung ihrer Anpassungs- und Integrationsfähigkeit. Die Mitarbeiter der Wohlfahrtsverbände sahen sich aber auch mit den psychischen Problemen ihrer Klientel konfrontiert, die aus dem Gefühl von Unsicherheit, dem Erlebnis von Entwurzelung, mangelnder Sprachkenntnis und einem Gefühl von Fremdheit entstanden waren. Sowohl hinsichtlich ihres Ausbildungsstandes als auch ihres institutionellen Tätigkeitsprofils waren diese Sozialberater nicht in der Lage, die psychosoziale Versorgung der Migranten zu übernehmen, bzw. Defizite des psychosozialen Versorgungssystems zu kompensieren.

Die Betreuung der Migranten aus der Türkei wurde dem Sozialberatungsdienst der Arbeiterwohlfahrt (AWO) »Türk Danış« übertragen. In den 1990er Jahren schaffte die AWO ihre Angebote im Rahmen eines Umstrukturierungsprogramms zum großen Teil ab bzw. reduzierte diese stark. Ersatzangebote wurden nicht geschaffen. Solche zentral organisierten Angebotsstrukturen und Spezialdienste scheinen nicht mehr zeitgemäß zu sein, aber umso wichtiger ist die interkulturelle Öffnung aller Institutionen und Regeldienste im Sinne von Integration und Partizipation auf allen Ebenen. Unsere Gesellschaft benötigt eine bis ins kleinste Glied aller Strukturen fest etablierte Anerkennungskultur. Diese zwingt uns, die bisherigen Strukturen und Rollen zu hinterfragen und neuzugestalten (▶ Kap. 3.6).

Literaturverzeichnis

Abadan-Unat, N. (Hrsg.). (1985): Die Auswirkungen der internationalen Arbeitsemigration auf die Rolle der Frau am Beispiel der Türkei. In: Abadan-Unat (Hrsg.). Die Frauen in der türkischen Gesellschaft. Dağyeli Verlag. Frankfurt am Main.

Abadan-Unat, N., Kemiksiz, N. (Hrsg.). (1992): Türkische Migration 1960 – 1984. Annotierte Bibliographie. Dagyeli Verlag, Frankfurt (Main).

Adams, J. S. (1965): Inequity in social exchange. In L. Berkowitz (Ed.), Advances in Experimental Social Psychology 2 (pp. 267–299). New York: Academic Press.

Addision, R. (1977): The racially different patient in individual and group psychotherapy. Journal of Contemporary Psychotherapy 9 (1): 39–40.

Akgün, L. (1991): »Strukturelle Familientherapie bei türkischen Familien«, in: Familiendynamik, Heft 1, Januar 1991.

Albrecht, N-J., Borde, T., Durlanik, L. (2005): Migration – Gesundheit – Kommunikation. Sprach- und Kulturmittlung. Deininger, Susanne/Brandt, Stefanie (2005): Umfrage zur Verständigung mit nicht deutschsprachigen Patientinnen und Patienten an Berliner Krankenhäusern.

Antonovsky, A. (1993): The structure and properties of the sense of coherence scale. Soc Sci Med 36: 725-733.

Aslan, S., Eroglu, S. (1990): Verrückt in der zweiten Heimat. Türkische Psychiatriepatienten und ihre Angehörigen. Diplomarbeit am Institut für Psychologie der technischen Universität Berlin.

Assion, H. J. (2004): Traditionelle Heilpraktiken türkischer Migranten. VWB Verlag für Wissenschaft und Bildung. Amand Aglaster.

Atabay, I. (2001): Ist dies mein Land? Identitätsentwicklung türkischer Migrantenkinder und -jugendlicher in der Bundesrepublik. 2. Auflage. Centaurus Verlag. Herbolzheim.

AWO (1990): Psychosoziale Beratung.

Balint, M. (1957): Der Arzt, der Patient und die Krankheit. Klett. Stuttgart.

Bataller Bautista, I. (2001): Das Dilemma der Jungfräulichkeit in der traditionellen und modernen Gesellschaft. Interpretation einer Gruppendiskussion mit türkischen und deutschen Frauen. In: Gruppenpsychotherapie und Gruppendynamik. Beiträge zur Sozialpsychologie und therapeutische Praxis. 37: 141–157. Vandenhoeck & Ruprecht in Göttingen.

Beauftragte der Bundesregierung für Ausländerfragen (Hrsg.). (2000): Berichte der Beauftragten der Bundesregierung für Ausländerfragen über die Lage der Ausländer in der Bundesrepublik Deutschland, Berlin, Februar 2000.

Beauftragte der Bundesregierung für Migration, Flüchtlinge und Integration (2005): Bericht über die Lage der Ausländerinnen und Ausländer in Deutschland. S. 130 ff.

Beauftragte der Bundesregierung für Migration, Flüchtlinge und Integration (2013): Das Kultursensible Krankenhaus. Ansätze zur interkulturellen Öffnung. Berlin

Bellaart, H. (2002): Interkulturelle Ausrichtung der Verwaltung in den Niederlanden – Beispiel Jugendhilfe. In: Friedrich-Ebert-Stiftung. Dokumentation der Fachkonferenz »Interkulturelle Öffnung der Verwaltung – Zuwanderungsland Deutschland in der Praxis« in Berlin vom 23./24. Mai 2002.

Bender, M. (2016): Spezialstationen für die psychiatrisch-psychotherapeutische Behandlung von Flüchtlingen – Pro & Kontra. In: Psychiatrische Praxis 2016; 43:131-133

Berkanovic, E. (1980): The effect of inadequate language translation on Hispanic's responses to health survey. American Journal of Public Health 70: 1273–1276. In: Haasen, C. Kultur

und Psychopathologie. In: Haasen, C. & Yagdiran, O. (2000). Beurteilung psychischer Störungen in einer multikulturellen Gesellschaft. S. 13–28. Freiburg. Lambertus.
Berliner Erklärung (2008): Berliner Erklärung: Zur Notlage bei der psychologischen und psychotherapeutischen Versorgung von Menschen mit Migrations- und Fluchthintergrund. Berliner Initiative: Psychologische und psychotherapeutische Versorgung von Menschen mit Migrations- und Fluchthintergrund in Berlin. Oktober 2008.
Bermejo I., Mayninger E., Kriston L. et al. (2010): Psychische Störungen bei Menschen mit Migrationshintergrund im Vergleich zur deutschen Allgemeinbevölkerung. In: Psychiatrische Praxis 2010; 37: 225–23
Bermejo I., Nicolaus L., Kriston L. et al. (2012): Vergleichende Analyse psychosomatischer Beschwerden bei Personen mit spanischem, italienischem, türkischem und russischem Migrationshintergrund. In: Psychiatrische Praxis 2012; 39:157–163
Blau, P. M. (1964): Exchange and power in social life. New York: John Wiley.
BMG (2001): Bundesministerium für Gesundheit. Empfehlungen der Arbeitsgruppe Armut und Gesundheit, Migration und gesundheitliche Versorgung. Dokument der Fachtagung »Fremdsein und Gesundheit«.
Böhmer, M. (2011): Fördern und Fordern. In: Kölner Stadt-Anzeiger, 1./2.11.2011
Bolten, J. (1999): Internationales Personalmanagement als interkulturelles Prozeßmanagement: Perspektiven für die Personalentwicklung internationaler Unternehmungen. In: Schmeisser, W. (Hrsg.). Personalführung und Organisation. München/Wien.
Bolten, J. (2000): Interkultureller Trainingsbedarf aus der Perspektive der Problemerfahrungen entsandter Führungskräfte. In: Götz, K. (Hrsg.). Interkulturelles Lernen/Interkulturelles Training. 3. verbesserte Auflage. Managementkonzepte Band 8. Rainer Hampp Verlag. München und Mering.
Boos-Nünning, U. (1998). Arbeiten und Wohnen als Lebensgrundlage. In: Eine Geschichte der Einwanderung aus der Türkei. Fremde Heimat – Yaban, Sılan olur. Aytaç Eryılmaz & Mathilde Jamin (Hrsg.)., Klartext-Verlag.
Boos-Nünning, U. (2000): »Familien in der Migration – soziale Lage, Entwicklung und Auswirkungen für soziale Versorgungsstrukturen«. In: Koch, E., Schepker, R., Taneli, S., (Hrsg.). Psychosoziale Versorgung in der Migrationsgesellschaft, Lambertus-Verlag.
Borde, T., Braun, T., David, M. (2003): Unterschiede in der Inanspruchnahme klinischer Notfallambulanzen durch deutsche Patienten/innen und Migranten/innen. Problembeschreibung, Ursachenanalyse, Lösungsansätze. Projektförderung: Bundesministerium für Bildung und Forschung Spitzenverbände d. Gesetzlichen Krankenkassen. Schlussbericht. https://www.¬google.de/?gws_rd=ssl#q=Inanspruchnahmeverhalten+der+Migranten (12.10.2016, 19.38 Uhr)
Bozorgmehr, K., Razum, O. (2015): Originalveröffentlichung: Effect of Restricting Access to Health Care on Health Expenditures among Asylum-Seekers and Refugees: A Quasi-Experimental Study in Germany, 1994-2013. PLoS ONE 10(7): e0131483. doi:10.1371/journal.pone.0131483. Zit. nach Arztbesuche für Asylsuchende ohne bürokratische Hürden (Nr. 103/2015). Pressemitteilung von Universität Bielefeld von 23.07.2015.
Brucks, U., Salisch, E., Wahl, W. (1985): »Wir sind seelisch krank, automatisch – und körperlich auch«. Zum Krankheitsverständnis türkischer Arbeiter. In: Collatz, J., Kürsat-Ahlers, E., Korporal, J. (Hrsg.). Gesundheit für alle. Die medizinische Versorgung türkischer Familien in der Bundesrepublik. EB-Verlag Rissen. Hamburg.
Brucks, U., Wahl, W. B. (2003): Über-, Unter-, Fehlversorgung? Bedarfslücken und Strukturprobleme in der ambulanten Gesundheitsversorgung für Migrantinnen und Migranten. In: Borde T, David M (Hrsg): Gut versorgt? Migrantinnen und Migranten im Gesundheits- und Sozialwesen. Mabuse, Frankfurt 2003; pp. 15-34.
Bühring, P., (2015): »Regelungen zur Finanzierung nötig«, in: Deutsches Ärzteblatt, Heft 45, S. 1873-1874.
BAMF (2016): Bundesamt für Migration und Flüchtlinge. Die zentralen Ergebnisse des Migrationsbericht 2014. 13.01.2016
Bundesministerium für Arbeit und Sozialordnung (Hrsg). (2002): Situation der ausländischen Arbeitnehmer und ihrer Familienangehörigen in der Bundesrepublik Deutschland – Repräsentativuntersuchung 2001. BMAS, Berlin

Bundes Psychotherapeuten Kammer (BPtK), 2015: Pressemitteilung. Muttersprachliche Behandlungsangebote und Dolmetscherdienste nicht ausreichend. Unabhängige Patientenberatung veröffentlicht Monitor Patientenberatung 2015 http://www.bptk.de/presse/pressemitteilungen/einzelseite/artikel/muttersprach.html; Stand: 26.07.2016, 11:52 Uhr.

Bürgin, D. (1993): Psychosomatik im Kindes- und Jugendalter. München und Jena: Urban & Fischer Verlag.

Bundesministerium für Gesundheit (2001). Empfehlungen der Arbeitsgruppe Armut und Gesundheit, Migration und gesundheitliche Versorgung. Dokument der Fachtagung »Fremdsein und Gesundheit«. Bonn. September 2001.

Burke, A. (1984): The multi-racial small group on race: theoretical issues and practical considerations. International Journal of Psychiatry 30: 89–101.

Calliess, I. T., Hein, J. (2011): »Interkulturelle Kompetenz in der Lehre für Medizinstudenten und in der Facharztausbildung von Psychiatern in Deutschland«. In: Machleidt, W. & Heinz, A. (Hrsg): Praxis der interkulturellen Psychiatrie und Psychotherapie – Migration und psychische Gesundheit. Urban & Fischer. München

Cantor-Graee, E., Selten, J.P. (2005): Schizophrenia and Migration: A Meta-Analysis and Review. Am J Psychiat 2005; 162: 12–24

Clement, U., Clement, U. (2000): Interkulturelles Coaching. In: Götz, K. (Hrsg.). Interkulturelles Lernen/Interkulturelles Training. 3. verbesserte Auflage. Managementkonzepte Band 8. Rainer Hampp Verlag. München und Mering.

Cochrane, R. (1971): Mental illness in immigrants to England and Wales: an analysis of mental hospital admissions, 1971. Soc Psychiatry 1977; 12: 25–35

Collatz, J. (1989): Brennpunkte sozialer Ungleichheit bei der medizinischen Versorgung ausländischer Arbeitnehmer und Flüchtlinge in der Bundesrepublik Deutschland, in: Zeitschrift für Sozialreform, Heft 11/12, 682–697.

Collatz, J., Brandt, A., Salman, R., Timme, S. (Hrsg.). (1992): Was macht Migranten in Deutschland krank? ebv Rissen. Hamburg.

Collatz, J. (1995): »Besondere Gesundheits- und Versorgungsprobleme von MigrantInnen in Deutschland«. In: Dokumentation der Fachtagung des Kölner Gesundheitsforums – Projektgruppe »Gesundheitsprobleme ausländischer Bürgerinnen und Bürger«. Gesundheitsversorgung der Migrantinnen und Migranten in Köln – Überangebot mit Defiziten –. Köln.

Collatz, J. (2000): Aspekte der Versorgung von Muslimen im Gesundheitswesen. In: Muslimen im Gesundheitswesen. Dokumentation der Fachtagung am 15. November 2000. Hannover.

Cremers, O. W. (1972): Anadolu Folklorundaki Şamanizm Kalıntıları (dt. Die Spuren des Schamanismus in der anatolischen Volkskunde). In: Türk Folklor Araştırmaları Dergisi. Bd. 13.

Cumart, N. (1996): Zwei Welten: Düsseldorf.

Das kultursensible Krankenhaus, Ansätze zur interkulturellen Öffnung. Hrsg.: Beauftragte der Bundesregierung für Migration, Flüchtlinge und Integration. Juli 2013

Das Lexikon (2005): Die Zeit, das Lexikon Band 9, Stichwort »Magie«. S. 230. Hrsg.: Zeitverlag Gerd Bucerius GmbH & Co. KG.

Der Koran (1060): Aus dem arabischen übertragen von Max Henning. Philipp Reclam jun. Stuttgart 1960. S. 348.

Die MiTest-Studie (2016): Abschlussbericht 2016. Eine qualitative Studie zur Inanspruchnahme von HIV- und STI- Testangeboten durch Migrantinnen und Migranten in Deutschland. Hrsg.: Robert Koch-Institut (RKI), 26.07.2016, Berlin

DGPPN (2012): Positionspapier der Deutschen Gesellschaft für Psychiatrie, Psychotherapie und Nervenheilkunde zum Thema »Perspektiven der Migrationspsychiatrie in Deutschland«. Nr. 14 / 13.09.2012, Berlin

DOMIT (2000): Materialsammlung zur Geschichte der Arbeitsmigration aus der Türkei: Anwerbung, Reise nach Deutschland, Fremdheiten; herausgegeben von DOMIT – Dokumentationszentrum und Museum über die Migration aus der Türkei. Aytaç Eryılmaz, Bengü Kocatürk-Schuster, Wulf Schade im Auftrag des Ministeriums für Arbeit und Soziales, Qualifikation und Technologie des Landes Nordrhein-Westfalen, Köln 2000

Dursun, T. (1990): Tabu Can Çekişiyor. Din Bu. (dt.: Das Tabu kämpft ums Überleben. Das ist Religion, I. Band, 5. Aufl.) Kaynak Yayınları. Istanbul.
Ekman, P., Friesen, W. V. (1969): The repertoire of nonverbal behavior: Categories, origins, usage, and coding. Semiotica, 1, 49–98.
Elworthy, F. (1985): The Evil Eye: An account of this Ancient and Widespread Superstition. Citadel Press, N. Jersey.
EPA (2015): Position Paper on Psychiatric Care of Refugees in Europa.
Erdheim, M. (1984): Die Repräsentanz des Fremden. Zur Psychogenese der Imagines von Kultur und Familie. In: Erdheim, M. (1988). Die Psychoanalyse und das Unbewusste in der Kultur. Suhrkamp, Frankfurt.
Erdheim, M. (1989): Körper und Kultur. Suva Rehabilitation 4, S. 26 ff.
Erdheim, M. (1994): Das fremde Böse. In: Praxis der Kinderpsychologie und Kinderpsychiatrie. 43: 242–247.
Erdheim, M. (1996): Angst und Faszination als Antwort auf das uns Fremde. In: Kiesel, D., Kriechhammer-Yagmur, S., von Lüpke, H. (Hrsg.). Gestörte Übertragung. Ethno-kulturelle Dimensionen im psychotherapeutischen Prozeß. Arnoldshainer Texte – Band 92. Haag + Herchen Verlag. Frankfurt am Main.
Erdheim, M. (2000): Das Fremde – Totem und Tabu in der Psychoanalyse. In: Streeck, U. (Hrsg.). Das Fremde in der Psychoanalyse. Erkundungen über das »Andere« in Seele, Körper und Kultur. 2. Aufl. Psychosozial. Gießen. S. 167–183.
Erim-Frodermann, Y. (1998): Muttersprachliche Psychotherapie als Ort der interkulturellen Begegnung in der einheimischen Institution. In: Kiesel, D., v. Lüpke, H. (Hrsg.). Vom Wahn und vom Sinn. Krankheitskonzepte in der multikulturellen Gesellschaft. Brandes & Apsel. Frankfurt a. M.
Erim-Frodermann, Y., Aygün, S, Senf, W. (2000a): Türkeistämmige Migranten in der psychotherapeutisch-psychosomatischen Ambulanz. In: Heise, T., Schuler, J. (Hrsg.). Transkulturelle Beratung, Psychotherapie und Psychiatrie in Deutschland. VWB – Verlag für Wissenschaft und Bildung. Amand Aglaster. S. 157–169.
Erim-Frodermann, Y., Lichtblau, K., Senf, W. (2000b): Veränderungen in einer einheimischen Institution nach Implementierung von muttersprachlicher Psychotherapie. Migranten, muttersprachliche und einheimische Behandler. In: Strauß, B., Geyer, M. (Hrsg.). Psychotherapie in Zeiten der Veränderung. Historische, kulturelle und gesellschaftliche Hintergründe einer Profession. Westdeutsche Verlag. Wiesbaden.
Erim, Y. (2001): Muttersprachliche Gruppentherapie mit türkeistämmigen Migrantinnen. In: Gruppenpsychotherapie und Gruppendynamik. Beiträge zur Sozialpsychologie und therapeutische Praxis. 37: 158–176. Vandenhoeck & Ruprecht in Göttingen.
Erim, Y., Senf, W. (2002): Interkulturelle Aspekte in der Psychotherapie. Übersicht. In: Psychotherapeut 2002. 47: 336–346.
Erim, Y. (2009): Die türkische Migrantin in der Psychotherapie. Wie prägt der islamische Glaube das Selbst und das Körperselbst unserer Patientinnen? – Ein Ethno-sozio-analytischer Exkurs. In: Yesim Erim, 2009, Klinische Interkulturelle Psychotherapie, Ein Lehr- und Praxisbuch. Verlag W. Kohlhammer, Stuttgart.
Erim, Y., Morawa, E., Özdemir, D. F. et al. (2011): Prävalenz, Komorbidität und Ausprägungsgrad psychosomatischer Erkrankungen bei ambulanten Patienten mit türkischem Migrationshintergrund. In: PPmP, Psychotherapie, Psychosomatik, Medizinische Psychologie (Psychother Psych Med). 2011; 61:472–480
Eryılmaz, A. (1998a): »Wie geht man als Arbeiter nach Deutschland?« In: Eine Geschichte der Einwanderung aus der Türkei. Fremde Heimat – Yaban, Sılan olur. Aytaç Eryılmaz & Mathilde Jamin (Hrsg.)., Klartext-Verlag.
Eryılmaz, A. (1998b): »Das Leben im Wohnheim?« In: Eine Geschichte der Einwanderung aus der Türkei. Fremde Heimat – Yaban, Sılan olur. Aytaç Eryılmaz & Mathilde Jamin (Hrsg.)., Klartext-Verlag.
Ete, E. (1995): Ethnomedizinische Aspekte der Integration der türkischen Patienten. In: Koch, E., Özek, M., Pfeiffer, W. M. (Hrsg.) Psychologie und Psychopathologie der Migration. Deutsch-türkische Perspektiven. Lambertus. Freiburg im Breisgau.

Eyüboğlu, İ. Z. (1978): Cinci Büyüleri ve Yıldızname (dt. Die Zauberformeln der Dschinnkundler und das Wahrsagerbuch). İstanbul.
FAZ (1974): Taubenschlag als Wohnung. Frankfurter Allgemeine Zeitung 1974:43.
FAZ (1977): Vor allem illegale Gastarbeiter leiden unter Mietwucher. Frankfurter Allgemeine Zeitung 1977:8. Herbert
Fenster, A. (1996): Group therapy as an effective treatment modality for people of color. International Journal of Group Psychotherapy 46 (3): 399–416.
Filtzinger, O. (1995): Checkliste zur Überprüfung der »Interkulturellen Öffnung«. In: Barwig, K., Interkulturelle Öffnung sozialer Dienste. Lambertus.
Fischer, B. (2000): (Ministerin für Frauen, Jugend, Familie und Gesundheit des Landes Nordrhein-Westfalen). Vorwort. In: Gesundheitsberichte NRW. Gesundheit von Zuwanderern in Nordrhein-Westfalen.
Fişek, G. O., Schepker, R. (1997): Kontext-Bewußtheit in transkulturellen Psychotherapie: Deutsch-türkische Erfahrung. In: Familiendynamik 22: 396–413.
Forlani, F. (1996): Zur Bearbeitung von Fremdheitserfahrungen im therapeutischen Prozeß. In: Kiesel, D., Kriechhammer-Yagmur, S., von Lüpke, H. (Hrsg.). Gestörte Übertragung. Ethno-kulturelle Dimensionen im psychotherapeutischen Prozeß. Arnoldshainer Texte – Band 92. Haag + Herchen Verlag. Frankfurt am Main.
Freie Universität Berlin (2017): Heilkunde in Mesopotamien. BabMed - Babylonische Medizin, FU-Berlin.
Freud, S. (1916/17): Vorlesungen zur Einführung in die Psychoanalyse. GW XI.
Gaitanides, S. (1992): »Psychosoziale Versorgung von Migrantinnen und Migranten in Frankfurt am Main«. Gutachten im Auftrag des Amtes für Multikulturelle Angelegenheiten. In: IZA, 3 / 4 / 1992.
Gavranidou, M. (2006): Einführung. In: Landeshauptstadt München, Referat für Gesundheit und Umwelt (Hrsg.). Interkulturelle Öffnung von psychiatrischen Einrichtungen. Dokumentation des Fachtags vom 2. Juli 2004.
Gavranidou, M. (2010): Interkulturelle Kompetenz in der Psychotherapie: Grenzen und Chancen. In: Symposium »Psychotherapeutische Versorgung von Menschen mit Migrationshintergrund«, Berlin.
Gebauer T. (2015): Hoffen und Sterben. Flucht und Abschottung in Zeiten globaler Krisen. Gesundheit braucht Politik 2015; 3: 4-6
Ghaeni, Z. (1999): Sprachbarrieren und Kommunikationsschwierigkeiten in der Klinik. In: Krank in der Fremde. Perspektiven zur interkulturellen Entwicklung von deutschen Kliniken. Ghaeni, Z. (Hrsg.). Frankfurt am Main. Cinko.
Glaesmer H., Wittig U., Brähler E. et al. (2009): Sind Migranten häufiger von psychischen Störungen betroffen? Eine Untersuchung an einer repräsentativen Stichprobe der deutschen Allgemeinbevölkerung. Psychiatrische Praxis, 2009; 36: 16–22
Grün, A. (1994): Der Himmel beginnt in dir. Das Wissen der Wüstenväter für heute. Verlag Herder, 6. Auflage.
Güç, F. (1991): Ein familientherapeutisches Konzept in der Arbeit mit Immigrantenfamilien, in Familiendynamik, Heft 1, Januar 1991.
Gümrükçü, H. (1986): Beschäftigung und Migration in der Türkei unter Berücksichtigung der Auswirkungen der Auswanderung auf die Volkswirtschaft der Bundesrepublik Deutschland (Beiträge zur Arbeitsmarkt- und Berufsforschung 204) Nürnberg. S. 164–169
Gün, A. K. (1995a): Vorwort. Kölner Gesundheitswegweiser für Migrantinnen und Migranten. Herausgeber: Projektgruppe »Gesundheitsprobleme ausländischer Bürgerinnen und Bürger« des Gesundheitsforums der Stadt Köln. 1.Auflage. Stand: Oktober 1995
Gün, A. K. (1995b): »Gesundheitsversorgung der Migrantinnen/Migranten in Köln, Ergebnisse eines im Gesundheitsamt durchgeführten Modellprojektes«. In: Dokumentation der Fachtagung des Kölner Gesundheitsforums – Projektgruppe »Gesundheitsprobleme ausländischer Bürgerinnen und Bürger«. Gesundheitsversorgung der Migrantinen und Migranten in Köln – Überangebot mit Defiziten – Köln.
Gün, A. K. (1998): Interkulturelle Öffnung am Beispiel der Gesundheitsversorgung der Migrantinnen und Migranten in der Stadt Köln. In: Kölner Antidiskriminierungs-büro. Dokumentation 1997/1998. Öffentlichkeit gegen Gewalt e.V. (Hrsg.).

Gün, A. K. (2003): Vortrag: »Erfahrungen aus der Stationären psychiatrischen Versorgung der Rheinischen Kliniken Köln«. In: Dokumentation des Werkstattgesprächs »Psychiatrische Versorgung von Migrantinnen und Migranten in Nordrhein-Westfalen«. Am 1. April 2003 im Ministerium für Gesundheit, Soziales, Frauen und Familie in Düsseldorf.

Gün, A. K. (2004): »Psychotherapeutische Versorgung im Versorgungsgebiet Köln«. Brief an »Berufungsausschuss für Ärzte -Psychotherapie- für den Bezirk der KV Nordrhein«, 23.06.2004

Gün, A. K. (2007): Interkulturelle Missverständnisse in der Psychotherapie. Gegenseitiges Verstehen zwischen einheimischen Therapeuten und türkeistämmigen Klienten. Lambertus-Verlag, Freiburg im Breisgau.

Gün, A. K. (2009): Interkulturelle Öffnung in den Institutionen der Gesundheitsdienste. In: Erim, Y., Klinische Interkulturelle Psychotherapie, Ein Lehr- und Praxisbuch. Verlag W. Kohlhammer, Stuttgart. S.: 118 – 134)

Gün, A. K. (2011): »Der kultursensible Ansatz und seine Umsetzung als Integrationsbeauftragter in einem psychiatrischen Krankenhaus«. In: Thomas Heise & Solmaz Golsabahi (Hrsg.). Mit Leib und Seele ankommen. Beiträge zum 4. Kongress des DTPPP in Düsseldorf 2010. Das transkulturelle Psychoforum, Band 18, herausgegeben von Thomas Heise. S. 81-90. VWB – Verlag für Wissenschaft und Bildung.

Gün, A. K. (2014): Interkulturelle Öffnung der psychiatrischen Institutionen. In: Dokumentation der Fachtagung (25.Oktober 2012, 2. Auflage): Gelebte Integration – Menschen mit Migrationshintergrund im psychiatrischen Krankenhaus. Möglichkeiten-Grenzen-Perspektiven. S. 16-23. Köln

Gün, A. K., (2015): Integrationsbeauftragter, LVR-Klinik Köln (LVR – Landschaftsverband Rheinland). In: »Das Kultursensible Krankenhaus«, Hrsg.: Beauftragte der Bundesregierung für Migration, Flüchtlinge und Integration, 3. Auflage, S. 28-29

Häfner, H., Moschel, G., Ozek, M. (1977): Psychische Störungen bei türkischen Gastarbeitern. Eine prospektiv-epidemiologische Studie zur Untersuchung der Reaktion auf Einwanderung und partielle Anpassung. Nervenarzt 48 (5): 268–275

Hahn, A., Willems, H. (1993): Fremdheit und (gruppen)-therapeutische Intimität. In: Werkstattberichte zum Thema ›Das Eigene und das Fremde: Ein Versuch zum Nationalgefühl‹. Abgedruckt in Heft 2/1993 des DPG-Arbeitskreises Psychoanalyse und Kultur.

Hallenberg, B. (2016): Grundeinstellungen und Lebensstile in der Bevölkerung mit Zuwanderungsgeschichte. Interview mit Bernd Hallenberg zu den ersten Ergebnissen der vhw-Migrantenmilieustudie in Deutschland 2016/2017. Dezember 2016. Berlin

http://www.vhw.de/fileadmin/user_upload/06_forschung/Gesellschaftliche_Vielfalt/Inter¬ view_zur_Migrantenmilieustudie_mit_Bernd_Hallenberg_vhw.pdf (Stand: 09.02.2017)

Hatfield, E., Traupmann, J., Sprecher, S., Utne, M., Hay, J. (1985): Equity and intimate relationships: Recent research. In: W. Ickes (Ed.), Compatible and incompatible relationships (pp. 91-117). New York: Springer Verlag.

Hauschild, Th. (1982): Der Böse Blick. Verlag Mensch und Leben. Berlin.

Heimann, P. (1964): Bemerkungen zur Gegenübertragung. In: Psyche, 19.

Heine, P., Assion, H.J. (2005): Traditionelle Medizin in islamischen Kulturen. In: J. Assion (Hrsg.), Migration und seelische Gesundheit (S. 29-42.). Heidelberg: Springer

Heinz, A. & Kluge, U. (2011): »Ethnologische Ansätze in der transkulturellen Psychiatrie«. In: Machleidt, W. & Heinz, A. (Hrsg): Praxis der interkulturellen Psychiatrie und Psychotherapie – Migration und psychische Gesundheit. Urban & Fischer. München

Herbert, U. (2001): Geschichte der Ausländerpolitik in Deutschland. München: Verlag C.H. Beck.

Herbert, U. & Hunn K. (2007): Beschäftigung, Soziale Sicherung und soziale Integration von Ausländern. In 1957.1966 Bundesrepublik Deutschland. Sozialpolitik im Zeichen des erreichten Wohlstandes. Geschichte der Sozialpolitik in Deutschland seit 1945, Hrsg. Michael Ruck und Marcel Boldorf, 685-724. Baden-Baden: Nomos

Herbig, N. (2011): Interkulturelle Öffnung als Qualitätsmerkmal der Patientenorientierung und Personalentwicklung. In: Qualitätsmanagement im Gesundheitswesen. Herbig N. Poppelreuter S. Thomann H. (Hrsg.) TÜV Media GmbH

Hinz-Rommel, W. (2000): Interkulturelle Öffnung als Innovation, - Erfahrungen für die Praxis – In: Blätter der Wohlfahrtspflege 7-8 / 2000, S. 154 ff.
Hirseland, K. (2015): Aktuelle Zahlen und Entwicklungen. Aus Politik und Zeitgeschichte APuZ 2015; 25: 17-25
Höhne J., Linden B., Seils E., Wiebel A. (2014): Die Gastarbeiter - Geschichte und aktuelle soziale Lage. WSI Report. 16 / September 2014
Hofstede, G. (1993): Interkulturelle Zusammenarbeit. Wiesbaden. Gabler.
Homans, G. (1961): Social behavior. New York: Harcourt.
Hughes, Th. P. (1995): Lexikon des Islam. Fourier, Wiesbaden.
Hunn, K. (2005): »Nächstes Jahr kehren wir zurück...«, Die Geschichte der türkischen »Gastarbeiter« in der Bundesrepublik. Reihe: Moderne Zeit. Neue Forschungen zur Gesellschafts- und Kulturgeschichte des 19. und 20. Jahrhunderts (hg. von Ulrich Herbert und Lutz Raphael); Bd. 11.
Huston, T. L., Burges, R. L. (1979): Social exchange in developing relationships: An overview. In R. L. Burges & T. L. Huston (Ed.), Social exchance in developing relationships (pp. 3–25). New York: Academic Press.
IAB (2016): Institut für Arbeitsmarkt- und Berufsforschung, Kurzbericht: 15/2016
Igel, U., Brähler, E., Grande, G. (2010): Der Einfluss von Diskriminierungserfahrungen auf die Gesundheit von Migranten. Psychiatrische Praxis 2010; 37:183-190.
Ilkilic, I. (2005): Begegnung und Umgang mit muslimischen Patienten. Eine Handreichung für die Gesundheitsberufe. 4. Überarbeitete Auflage. Hrsg.: May, B., Sass, H.-M. & Zenz, M. Zentrum für Medizinethik. Medizinische Materialien. Heft 160.
Jamin, M. (1998a): »Die deutsch-türkische Anwerbevereinbarung von 1961 und 1964, S. 74«. In: Eine Geschichte der Einwanderung aus der Türkei. Fremde Heimat – Yaban, Sılan olur. Aytaç Eryılmaz & Mathilde Jamin (Hrsg.)., Klartext-Verlag.
Jamin, M. (1998b): »Migrationserfahrungen«. In: Eine Geschichte der Einwanderung aus der Türkei. Fremde Heimat – Yaban, Sılan olur. Aytaç Eryılmaz & Mathilde Jamin Hrsg.)., Klartext-Verlag.
Jordan, E. (2000): In Funktion als Staatssekretär im Bundesgesundheitsministerium. Grußworte und Statements. In: Migration und Gesundheit, Perspektiven für Gesundheitssysteme und öffentliches Gesundheitswesen, Tagungsdokumentation. Gardemann, J. & Müller W. & Remmers, A. (Hrsg.). Berichte & Materialien Band 17.
Kálnoky, B. (2014): Fast jede dritte türkische Braut ist minderjährig. Panorama Zwangsheirat. https://www.welt.de/vermischtes/article123892353/Fast-jede-dritte-tuerkische-Braut-ist-¬minderjaehrig.html, Stand:15.01.2017
Kammhuber, S. (2000): Interkulturelles Lernen und Lehren. Deutscher Universitäts-Verlag. Wiesbaden.
Karaman, H. (1989): Edebiyat Yolcusunu Uğurlarken (dt.: Verabschiedung eines Literaturreisenden). Türkiye Diyanet Vakfı. Cep Kitapları Serisi. 4. Baskı. Ankara.
Kartal, R. (1990): Probleme und Besonderheiten bei der Akut- und Langzeit behandlung türkischer Patienten. In: Leitlinien neuroleptischer Therapie, Hrsg. Kurt Heinrich, Springer Verlag.
Kelley, H. H., Thibaut, J. W. (1978): Interpersonal relations: A theory of interdependence. New York. Wiley.
Khoury, A. T., Hagemann, L., Heine, P. et al. (1991): Islam Lexikon. Geschichte – Ideen – Gestalten. Herder. Freiburg – Basel – Wien.
Kiebel, H.D. (1972): Interracial conflicts as resistance in group psychotherapy. American Journal of Psychotherapy 26: 555–562.
Kizilhan, J. I., (2011): Verhaltenstherapie interkulturell. In: Machleidt, W. & Heinz, A. (Hrsg): Praxis der interkulturellen Psychiatrie und Psychotherapie – Migration und psychische Gesundheit. Urban & Fischer. München
Kizilhan, I., (2012): »Ehrenmorde«. Der unmögliche Versuch einer Erklärung. Verlag irena regener. Berlin.
Kizilhan, I., (2015): Migration, Identität und Zwangsverheiratung. In: Zwangsverheiratung geht uns allen an! - Grundlagen und Möglichkeiten der Prävention und Intervention. Hrsg. Aktion Jugendschutz Landesarbeitsstelle Baden-Württemberg.

Kline, F., Acosta, F, Austin, W., Johnson, R. (1980): The misunderstood Spanish-speaking patient. Amerikan Journal of Psychiatry 137: 1530–1533. In: Haasen, C. Kultur und Psychopathologie. In: Haasen, C. & Yagdiran, O. (2000). Beurteilung psychischer Störungen in einer multikulturellen Gesellschaft. Freiburg. Lambertus.

Kliniken in Köln (2008): Verzeichnis / Wegweiser 2008. KGS – Gesellschaft für Kommunikation im Sozialwesen mbH (Hrsg.). Januar 2008.

Kluge, U. (2015): Die Dritte im Raum. Interview über Psychotherapie mit Dolmetschern. BPtK-Newsletter. 4/2015

Knortz, H. (2008): Diplomatische Tauschgeschäfte. »Gastarbeiter« in der westdeutschen Diplomatie und Beschäftigungspolitik 1953-1973. Köln: Böhlau Verlag.

Koch E, Hartkamp N, Siefen RG, Schouler-Ocak, M. (2008): Patienten mit Migrationshintergrund in stationären - psychiatrischen Einrichtungen – Pilotstudie der Arbeitsgruppe »Psychiatrie und Migration« der Bundesdirektorenkonferenz. Nervenarzt 2008;79 (3):328-339.

Koch, E., Assion, H.J. (2011): Transkulturelle Psychiatrie: Alltag in Kliniken und Praxen. In: Psychiatrie und Psychotherapie up2date 5 / 2011. S. 301-309

Koen-Emge, E. (1988): Volksmedizinische Krankheitsvorstellungen und Heiler in der Türkei. Inaugural-Dissertation. Ruprecht-Karls-Universität. Heidelberg.

Kohlberg, L. (1996): Die Psychologie der Moralentwicklung. Suhrkamp Taschenbuch Wissenschaft 1232. Frankfurt am Main.

Kohls, M. (2011): Sterberisiken von Migranten. Analysen zum Healthy-Migrant-Effekt nach dem Zensus 2011. Bundesgesundheitsblatt-Gesundheitsforschung-Gesundheitsschutz, 2015, 58/6, S. 519-526

Kohnen, N. (2016): Von lamentierenden Italienern und schmerzfreien Indianern. Der kulturelle Kontext spielt bei Leid und Krankheit eine große Rolle. Kongressbericht, Schmerzkongress 2016. In: Medical Tribune Nr. 6. Neurologie-Psychiatrie. Dezember 2016.

Kohte-Meyer, I. (1999): Spannungsfeld Migration: Ich-Funktionen und Ich-Identität im Wechsel von Sprache und kulturellem Raum. In: Kultur, Migration, Psychoanlyse. Therapeutische Konzequenzen theoretischer Konzepte. Hrsg. Pedrina, F., Saller, V., Weiss, R., Würgler, M., 1999, Tübingen. Edition diskord.

Kohte-Meyer, I. (2009): Funktionsstörungen des ich und die Neuorientierung der Ich-Identität im Migrationsprozess. In: Erim, Y., Klinische Interkulturelle Psychotherapie, Ein Lehr- und Praxisbuch. Verlag W. Kohlhammer, Stuttgart. S.: 145 – 157)

Köknel, Ö. (1990): Kulturelle Faktoren bei der Behandlung Schizophrener mit Neuroleptika. In: Heinrich, K (Hrsg.). Leitlinien neuroleptischer Therapie. Springer Verlag.

Köpp, W., Röhner, R., Trebbin, M. (1993): Ausländische Patienten in der psychosomatischen Ambulanz. Psychotherapie, Psychosomatik nach Psychol. 43 (1993), S. 63–69.

Korporal, J. (1985): Arzneimittelverordnungen, physikalische Therapie, Heilverfahren und Rhebilitation bei Arbeitsmigranten. Ergebnisse offener Interviews mit Ärzte und Sozialarbeitern. In: Collatz, J., Kürsat-Ahlers, E., Korporal, J. (Hrsg.). Gesundheit für alle. Die medizinische Versorgung türkischer Familien in der Bundesrepublik. EB-Verlag Rissen. Hamburg.

Koptagel-Ilal, G. (1986): Behandlung der Eingewanderten Türken in Westeuropa. Curare 9. S. 155–160.

Künt, E. (2002): Medizin in der Antike. Aus einer Welt ohne Narkose und Aspirin. Konrad Theiss Verlag, Stuttgart.

Leidinger, R., Morawa, E., Erim, Y. (2015): Iranische und deutsche Patienten in einer psychiatrischen Großstadtpraxis: Gibt es Unterschiede in Bezug auf Häufigkeit und Schweregrad psychischer Störungen? In: Psychiatrische Praxis, 2015; 42: 1–9

Leithäuser, T., Volmerg, B. (1979): Anleitung zur empirischen Hermeneutik. Psychoanalytische Textinterpretation als sozialwissenschaftliches Verfahren. Frankfurt/M. Edition Suhrkamp Verlag.

Leithäuser, T., Volmerg, B. (1988): Psychoanalyse in der Sozialforschung. Eine Einführung am Beispiel einer Sozialpsychologie der Arbeit. Opladen. Westdeutscher Verlag.

Leyer, E. M. (1991): Migration, Kulturkonflikt und Krankheit: Zur Praxis der tankskulturellen Psychiatrie. Opladen. Westdeutscher Verlag.

Littlewood, R., Lipsedge, M. (1988): Psychiatric illness among British Afro-Caribbeans. Br Med J 1988; 296: 950–951

Lutz, H. (1995): Mittlerinnen zwischen Einwanderergemeinschaft und Aufnahmegesellschaft. Die Rolle muttersprachlicher Expertinnen in multikulturellen Teams. In: Attia, I., Pasqué, M., Konfeld, U., Lwange, G. M., Rommelspacher, B., Teimoori, P., Vegelmann, S., Wachendorfer, U. (Hrsg.). Multikulturelle Gesellschaft, monokulturelle Psychologie? DGVT, Tübingen, S. 292–296.

Machleidt, W. (2002): Die 12 Sonnenberger Leitlinien zur psychiatrisch-psychotherapeutischen Versorgung von MigrantInnen in Deutschland. Der Nervenarzt 2002, 73: 1208-1209

Machleidt, W. & Gün, A. K. (2011): »Tiefenpsychologische Behandlung Interkulturell« – »Merkmale und Methoden interkultureller Psychotherapie«. In: Machleidt, W. & Heinz, A. (Hrsg): Praxis der interkulturellen Psychiatrie und Psychotherapie – Migration und psychische Gesundheit. Urban & Fischer. München

Machleidt, W. (2013): Migration, Kultur und psychische Gesundheit. Dem Fremden Begegnen. Kohlhammer. Stuttgart.

Machleidt, W., Passie, T. (2011): »Schamanismus und Psychotherapie«. In: Machleidt, W. & Heinz, A. (Hrsg): Praxis der interkulturellen Psychiatrie und Psychotherapie – Migration und psychische Gesundheit. Urban & Fischer. München

Marcos, L. (1979): Effects of interpreters on the evaluation of psychopathology in non-English-speaking patients. American Journal of Psychiatry 136 (2): 171–174. In: Haasen, C. Kultur und Psychopathologie. In: Haasen, C. & Yagdiran, O. (2000). Beurteilung psychischer Störungen in einer multikulturellen Gesellschaft. Freiburg. Lambertus.

Marx, K., Engels, F. (1969): Die deutsche Ideologie. MEW Bd. 3. Berlin. In: Leithäuser, T. & Volmerg, B. (1979) Anleitung zur empirischen Hermeneutik. Psychoanalytische Textinterpretation als sozialwissenschaftliches Verfahren. Frankfurt/M. Edition Suhrkamp Verlag.

Maul, S & Westendorf, W: Erste Medizinkonzepte zwischen Magie und Vernunft. In: H. Schott (Hrsg.): Die Chronik der Medizin. Chronik-Verlag, Dortmund 1993. S. 16–33

Medizinische Praxis in der Antike (2017): Medizinisches Qigong beim Qi-Net. Gemeinschaft für medizinisches Qigong in Berlin. Stand: 22.Februar 2017: http://www.qi-net.de/inf/¬AntikeMed.htm (25.02.2017)

Mengistu, D. (2002): Public Health für Migranten. Konzepte für die Gesundheitsfürsorge auf kommunaler Ebene. In: Hegemann, T., Lenk-Neumann, B. (Hg.). Interkulturelle Beratung. Grundlagen, Anwendungsbereiche und Kontexte in der psychosozialen und gesundheitlichen Versorgung. Verlag für Wissenschaft und Bildung. Amand Aglaster.

Mikula, G. (1992): Austausch und Gerechtigkeit in Freundschaft, Partnerschaft und Ehe: Ein Überblick über den aktuellen Forschungsstand. In: Psychologische Rundschau, Band XLIII, Jahrgang 1992, Heft 43, S. 69–82, Hrsg. Stroebe, W., Göttingen-Bern-Toronto-Seattle, Hogrefe.

Mösko, M.-O., Baschin, K., Längst, G., von Lersner, U. (2012): »Interkulturelle Trainings für die psychosoziale Versorgung.« Psychotherapeut 57.1 (2012): 15-21.

Morales, V. F. (2013): »Sprach- und Integrationsmittler - Ein wichtiger Beitrag zur Verbesserung der Versorgung von Migranten«, In: das Krankenhaus, 01/2013, S. 54-57.

Morawa E., Erim Y. (2014): Zusammenhang von wahrgenommener Diskriminierung mit Depressivität und gesundheitsbezogener Lebensqualität bei türkisch- und polnischstämmigen Migranten. In: Psychiatrische Praxis 2014; 41:200–207

Muensterberger, W. (1982): Versuch einer transkulturellen Analyse: Der Fall eines chinesischen Offiziers. Psyche 36, S. 865–887

Nadig, M. (1985): Ethnopsychoanalyse und Feminismus – Grenzen und Möglichkeiten. In: Feministische Studien. Heft 2.

Ödegaard Ö. (1932): Emigration and insanity. Acta Psychiat Neurol Scand 1932 (Suppl. 4): 1–206

Oestereich, C. (2011): »Systemische Therapie interkulturell«. In: Machleidt, W. & Heinz, A. (Hrsg): Praxis der interkulturellen Psychiatrie und Psychotherapie – Migration und psychische Gesundheit. Urban & Fischer. München

Özkara, S. (1988): Zwischen lernen und Anständigkeit. Dağyeli. Frankfurt am Main.
Pape, U. (2012): Deutschland: Migranten häufiger psychisch krank. Newsletter »Migration und bevölkerung« von Bundeszentrale für politische Bildung. 16.10.2012: http://www.bpb.de/gesellschaft/migration/newsletter/146035/migranten-haeufiger-psychisch-krank (17.08.2016, 12:01 Uhr)
Papoulias, M. (1987): Die »Kofferkinder«: Mutter-Kind Trennung als Ursache für psychopathologische Reaktionen bei Familien von Arbeitsmigranten. In: Morten, A. (Grsg.). »Hören Sie Stimmen?« – »Ja, ich höre Sie sehr gut!«. Verlag Jakob van Hoddis. Gütersloh.
Parin, P. (1977): Das Ich und die Anpassungsmechanismen. Psyche 31. S. 481–505.
Pette, G. M. (1998): Unterschiedliche Versorgungsbedingungen für deutsche und ausländische Patientinnen in einer gynäkologischen Notfallambulanz. Z. f. Gesundheitswiss., 6. Jg. Nr. 4.
Pfeiffer, W. M. (1994): Transkulturelle Psychiatrie. Thieme. Stuttgart-New York.
Pressemitteilung des Amtes für Auslandstürken vom 01.02.2014. http://www.ytb.gov.tr/tr/yurtdisi-vatandaslar/1184-basbakan-erdoganytb-cok-daha-aktif-sekilde-sizlerin-yaninda-olmaya-sizlerin-yanindadurmaya-devam-edecek Online am 26.02.2014.
Quindeau, I. (1996): Fremdheit und Übertragung. Probleme im interkulturellen therapeutischen Prozeß. In: Kiesel, D., Kriechhammer-Yagmur, S., von Lüpke, H. (Hrsg.). Gestörte Übertragung. Ethno-kulturelle Dimensionen im psychotherapeutischen Prozeß. Arnoldshainer Texte – Band 92. Haag + Herchen Verlag. Frankfurt am Main.
Razum, O., Sahin-Hodoglugil, N., Polit, K. (2005): Health, wealth, or family ties? Why Turkish work migrants return from Germany. Qualitative study with re-migrants in Turkey. J Ethn Migr Stud 31 (4): 615–638
Razum, O. (2015): Was wissen wir über die gesundheitliche Situation und die pflegerische Versorgung von Migrantinnen und Migranten? Rede von Prof. Dr. Oliver Razum auf dem Integrationsgipfel 17.11.2015, Berlin. https://www.bundesregierung.de/Content/DE/Artikel/IB/Artikel/Gesundheit/Themenjahr-2015/2015-06-02-rede-razum.html (25.07.2016, 17:00 Uhr)
Rehfeld, U. (1991): Ausländische Arbeitnehmer und Rentner in der gesetzlichen Rentenversicherung. Dtsch. Rentenversich. Nr. 7, S. 468–492.
Reichel-Kaczenski, G. (1997): Lernen durch erlebte Einsicht. Psychosozial-Verlag. Gießen.
Resolution (2002): Resolution: Die Bundeskonferenz der Ausländerbeauftragten des Bundes, der Länder und der Gemeinden am 28./29.Mai 2002 in Wolfsburg zum Thema: »Migration und Gesundheit«.
RKI (2008): Gesundheitsberichterstattung des Bundes. Robert Koch-Institut in Zusammenarbeit mit dem Statistischen Bundesamt. Schwerpunktbericht: Migration und Gesundheit. Juli 2008, Berlin
Robert Bosch Expertenkommission zur Neuausrichtung der Flüchtlingspolitik. Themendossier Zugang zu Gesundheitsleistungen und Gesundheitsversorgung für Flüchtlinge und Asylbewerber: Von der Erstversorgung bis zur psychosozialen Behandlung. Vorsitz: Armin Laschet. Februar 2016. http://www.bosch-stiftung.de/content/language1/downloads/RBS_Kommissionsbericht_Fluechtlingspolitik_Gesundheit_ES.pdf, Stand: 04.01.2017, 22:25 Uhr.
Röder, F. (1986): Die Bedeutung der Hodschas für die Betreuung türkischer psychiatrischer Patienten. In: Jaede, W. & Portera, A. (Hrsg.): Ausländerberatung, S. 127–137. Lambertus-Verlag. Freiburg im Breisgau.
Röder, F., Opalic, P. (1987): Der Einfluß des Hodschas auf türkische psychiatrische Patienten in der Bundesrepublik – Eine Auswertung klinischer Fallbeispiele. Psychiat. Prax. 14: S. 157–162.
Rohner, R., Eroglu, S., Aslan, S. (1993): Behandlung hinter den Kulissen – Schulmedizinische Therapie und traditionelle Heiler. In: Rohner R., Köpp, W. Das Fremde in uns, die Fremden bei uns. Ausländer in Psychotherapie und Beratung. Roland Asanger Verlag. Heidelberg.
Rommelspacher, B. (1995): Kulturelle Dominanz und Therapie. In: Hermer, M. (Hrsg.). Die Gesellschaft der Patienten. Gesellschaftliche Bedingungen und psychotherapeutische Praxis. Forum für Verhaltenstherapie und psychosoziale Praxis. Band 26. S. 133–142. dgvt-Verlag. Tübingen.

Rommelspacher, B. (2000): Interkulturelle Beziehungsdynamik in Beratung und Therapie. In: Strauß, B., Geyer, M. (Hrsg.). Psychotherapie in Zeiten der Veränderung. Historische, kulturelle und gesellschaftliche Hintergründe einer Profession. Westdeutscher Verlag. Wiesbaden.

Salman, R. (2000): Der Einsatz von (Gemeinde-)Dolmetschern im Gesundheitswesen als Beitrag zur Integration. In: Gardemann, J., Müller, W., Remmers, A. (Hrsg.). Migration und Gesundheit: Perspektive für Gesundheitssysteme und öffentliches Gesundheitswesen. Tagungsdokumentation und Handbuch. Berichte & Materialien Band 17. Akademie für öffentliches Gesundheitswesen in Düsseldorf.

Salvendy, J. T. (2001): Die Rolle der Ethnie in der gegenwärtigen nordamerikanischen Gruppenpsychotherapie. In: Gruppenpsychotherapie und Gruppendynamik. Beiträge zur Sozialpsychologie und therapeutischen Praxis. Vandenhoeck & Ruprecht in Göttingen.

Sariaslan, S., Morawa, E., Erim, Y. (2014): Psychische Symptombelastung bei Patienten einer Allgemeinarztpraxis: Deutsche und türkischstämmige Patienten im Vergleich. In: Nervenarzt 2014; 85:589–595

Saynisch, D. (1997): Arzt und Patient: Die bedrohte Beziehung. Ein ärztlicher Befund. Agenda Verlag, Münster.

Schaffrath, J., Schmitz-Buhl, M., Gün, A.K., Gouzoulis-Mayfrank, E. (2016): Psychiatrisch-psychotherapeutische Versorgung von Geflüchteten am Beispiel eines großen psychiatrischen Versorgungskrankenhauses im Rheinland. In: PPmP, Psychotherapie, Psychosomatik, Medizinische Psychologie (Psychother Psych Med). Online-Publikation: 2016

Schellong, J., Epple, F., Weidner. K., Möllering, A. (2016): Modelle zur regionalen Versorgung psychisch vulnerabler Flüchtlinge. In: PPmP, Psychotherapie, Psychosomatik, Medizinische Psychologie (Psychother Psych Med). Online Publikation: 2016.

Schepker, R., Toker, M., Eberding, A. (1999): Eine Institution in der psychosozialen Versorgung von türkischen Migrantenfamilien. Praxisrelevante Ergebnisse des Projekts »Familiäre Bewältigungsstrategien«. In: Gogolin, I, Nauck, B. (Hrsg). Migration, gesellschaftliche Differenzierung und Bildung. Resultate des Forschungsschwerpunktes FABER (Folgen der Arbeitsmigration für Bildung und Erziehung). Leske&Buderich, Leverkusen. S. 255–278.

Schepker, R., Toker. M. (2009): Transkulturelle Kinder- und Jugendpsychiatrie, Grundlagen und Praxis. Medizinisch Wissenschaftliche Verlagsgesellschaft. Berlin

Schiffauer, W. (1983): Die Gewalt der Ehre. Erklärungen zu einem türkisch-deutschen Sexualkonflikt. Suhrkamp Taschenbuch. Frankfurt am Main.

Scholz, R. (2001): Die Neuverhandlung sozialer Ordnung in multikulturellen Gruppen. In: Gruppenpsychotherapie und Gruppendynamik. Beiträge zur Sozialpsychologie und therapeutische Praxis. 37: S. 158–176. Vandenhoeck & Ruprecht, Göttingen.

Schouler-Ocak, M., Bretz, H.J., Hauth, I. et al. (2010): Patienten mit Migrationshintergrund in Psychiatrischen Institutsambulanzen – ein Vergleich zwischen Patienten mit türkischer und osteuropäischer Herkunft sowie Patienten ohne Migrationshintergrund. In: Psychiatrische Praxis, 2010; 37: 384– 390

Schwarze, S. & Jansen, G. (1991): Arbeitsplatzbelastung und Krankheit bei ausländischen Arbeitnehmern in der Eisen- und Stahlindustrie. Arbeitmed. Sozialmed. Präventivmed. Nr. 27, S. 94–100

Secord, P. F. / Backman, C. W. (1980): Sozialpsychologie. Ein Lehrbuch für Psychologen, Soziologen und Pädagogen. 3. Auflage. Fachbuchhandlung für Psychologie, Verlagsabteilung. Frankfurt am Main.

Seidel, R. (2011): »Interkulturelle Kompetenz«. In: Machleidt, W. & Heinz, A. (Hrsg): Praxis der interkulturellen Psychiatrie und Psychotherapie – Migration und psychische Gesundheit. Urban & Fischer. München

Seligmann, S. (1910): Der böse Blick und Verwandtes. Ein Beitrag zur Geschichte des Aberglaubens aller Zeiten und Völker. Barsdorf, Berlin.

Silove, D., Sinnerbrink, I., Field, A. et al. (1997): Anxiety, depression and PTSD in asylum-seekers: associations with pre-migration trauma and postmigration stressors. Br J Psychiatry 1997; 170: 351–357

Sinus-Sociovision (2008): Hrsg. Zentrale Ergebnisse der Sinus-Studie über Migranten-Milieus in Deutschland. Heidelberg: Sinus-Institut; 2008
http://www.leipzig.verband-binationaler.de/fileadmin/user_upload/_imported/fileadmin/¬user_upload/Regionalgruppen/leipzig/Zentrale_Ergebnisse_der_Sinus-Studie_ueber_¬Migranten-Milieus_in_Deutschland.pdf (Stand: 09.02.2017)
Smith, G.N., Boydell, J., Murray, R.M et al. (2006): The incidence of schizophrenia in European immigrants to Canada. Schizophr Res 2006; 87: 205–211
Stöckigt, B., Machleidt, W. (2011): Behandlungsmethoden traditioneller Heiler in Ostafrike. In: Machleidt, W. & Heinz, A. (Hrsg): Praxis der interkulturellen Psychiatrie und Psychotherapie – Migration und psychische Gesundheit. Urban & Fischer. München
Strube, G. (1996): Kurzgefasst: »Sprechen: Psychologie der Sprachproduktion«. Psychologische Rundschau, 47, S. 117–136.
Sue, D. W., Sue, D. (2003): Counseling the culturally diverse (4th ed.) New York: John Wiley & Sons.
Sundquist, J., Bayard-Burfield, L., Johansson, L.M. et al. (2000): Impact of ethnicity, violence and acculturation on displaced migrants: Psychological distress and psychosomatic complaints among refugees in Sweden. J NervMentDis 2000; 188:357–365
SVR (1999): Der Sachverständigenrat für die konzentrierte Aktion im Gesundheitswesen. Bedarfsgerechtigkeit und Wirtschaftlichkeit, Bd. II: Qualitätsentwicklung in Medizin und Pflege. BT-Drs. 14/5661 v. 21.3.2001.
Tageszeitung Özgür Politika, 13.11.2003: Studie der türkischen Frauenorganisation in Diyarbakir, Türkei 2003.
Tanyol, C. (1960): Din ve Adetler (dt.: Religion und Bräuche). In: Türk Folklor Araştırmaları Dergisi. Bd. 6.
Theilen, I. (1985): Überwindung der Sprachlosigkeit türkischer Patienten in der Bundesrepublik: Versuch einer ganzheitlichen Medizin mit türkischen Patienten als Beitrag zur transkulturellen Therapie. In: Collatz, J., Kürsat-Ahlers, E., Korporal, J. (Hrsg.). Gesundheit für alle. Die medizinische Versorgung türkischer Familien in der Bundesrepublik. EB-Verlag Rissen. Hamburg.
Thibaut, J. W. & Kelley, H. H. (1959): The social psychology of groups. New York: Wiley.
Thomas, A. (1993): Psychologie interkulturellen Lernens und Handelns. In: A. Thomas (Hrsg.). Kulturvergleichende Psychologie. Eine Einführung (S. 377–424). Göttingen. Hogrefe.
Thomas, A., Kammhuber, S., Layes, G. (1997): Interkulturelle Kompetenz. Ein Handbuch für internationale Einsätze der Bundeswehr. Verlag für Wehrwissenschaften wVw GmbH. München
Thomas, A. (2000): Forschungen zur Handlungswirksamkeit von Kulturstandards. Handlung, Kultur, Interpretation. Zeitschrift für Sozial- und Kulturwissenschaften, 9, S. 231–279.
Thomas, A. (2003): Kulturvergleichende Psychologie. 2., überarbeitete und erweiterte Auflage. Göttingen-Bern-Toronto-Seattle. Hogrefe.
Thomas, A. (2009): Interkulturelles Training. Gruppendynamik und Organisationsberatung, 2(40), 128-152.
Tichomirowa, K. & Tutt, H. (2011): Kölner Stadt Anzeiger: 10.11.2011
Toker, M. (1998): Sprachliche und kulturelle Zugänge in der Psychotherapie – Dolmetscher als Kotherapeuten. In: Koch, E., Özek, M., Pfeiffer, W. M., Schepker, R. (Hrsg.). Chancen und Risiken von Migration. Deutsch-türkischer Perspektiven. Freiburg im Breisgau. Lambertus.
Tuik (2011): Türkische Amt für Statistik. http://www.tuik.gov.tr/PreHaberBultenleri.do?¬id=10844, Stand: 15.01.2017
Türkische Arbeitnehmer. (1971). S. 62.
Unterstöger, H. (2015): Auf Teufel komm raus. In: Süddeutsche Zeitung Nr. 297, Weihnachten, 24./25./26./27. Dezember 2015. S. 53
Van Yperen, N. & Buunk, B. (1990): A longitudinal study of equity and satisfaction in intimare relationships. European Journal of Social Psychology, 20, 287–309.

Vasquez, C. & Javier, R. (1991): The Problem with interpreters: communicating with spanish-speaking patients. Hospital and Community Psychiatry 42 (2): 163–165. In: Haasen, C. Kultur und Psychopathologie. In: Haasen, C. & Yagdiran, O. (2000). Beurteilung psychischer Störungen in einer multikulturellen Gesellschaft. Freiburg. Lambertus.
Verbraucherzentrale Nordrhein-Westfalen (2005): Manko bei der Gesundheitsversorgung von Migranten. Krankenhäuser ignorieren Sprachdefizite. Pressemitteilung vom 7.11.2005.
Vogel, K. (2008): Gesundheitliche Versorgung von Migrantinnen und Migranten am Beispiel des Krankenhaussektors. Sprachliche und kulturelle Hürden in der gesundheitlichen Versorgung. In: Markttransparenz im Gesundheitswesen Beiträge zu einer kontroversen Diskussion. Verbraucher zentrale NRW e.V., Düsseldorf. S. 40-46
Volmerg, B. (1984): Zur Sozialisation psychosomatischer Symptome in der Arbeitssituation von Bandarbeiterinnen. Psychosozial 23. S. 91–119.
Volmerg, B. (1988): Methoden der Auswertung. In: Leithäuser, T., Volmerg, B. Psychoanalyse in der Sozialforschung. Eine Einführung am Beispiel einer Sozialpsychologie der Arbeit. Opladen. Westdeutscher Verlag.
Wächter, M. & Vanheiden, T. (2015): Sprachmittlung im Gesundheitswesen. Erhebung und einheitliche Beschreibung von Modellen der Sprachmittlung im Gesundheitswesen. Im Auftrag der Beauftragte der Bundesregierung für Migration, Flüchtlinge und Integration. (Hrsg.). 30. September 2015. Berlin
Walburg, F. (2015): Psychiatrie in der Verantwortung – Menschenwürde achten!«. Ein Positionspapier von dem Vorstand der Deutschen Gesellschaft für Soziale Psychiatrie e.V. Köln
Wallbott, H. G. (2003): Nonverbale Kommunikation im Kulturvergleich. In: Thomas, A. (2003). Kulturvergleichende Psychologie. 2., überarbeitete und erweiterte Auflage. Göttingen-Bern-Toronte-Seattle. Hogrefe.
Walster, E., Walster, G. W. & Berscheid, E. (1978): Equity: Theory & Research. Boston: Allyn and Bacon Inc.
Weber, I. (1990): Dringliche Gesundheitsprobleme der Bevölkerung in der Bundesrepublik Deutschland: Zahlen – Fakten – Perspektiven, (Hrsg.: Projektgruppe »Prioritäre Gesundheitsziele« beim Zentralinst. für d. Kassenärztl. Versorgung im Auftrag des Bundesministeriums für Jugend, Familie, Frauen und Gesundheit), Baden-Baden: Nomos Verl.-Ges.
Weisner, M. (1997): In: Dokumentation der Fachtagung des Kölner Gesundheitsforums. Projektgruppe »Gesundheitsprobleme ausländischer Bürgerinnen und Bürger«. »Sucht und Migration«. Köln.
Weiss, R. (1999): Fremd- und Muttersprache im psychoanalytischen Prozess. In: Kultur, Migration, Psychoanlyse. Therapeutische Konzequenzen theoretischer Konzepte. Hrsg. Pedrina, F., Saller, V., Weiss, R., Würgler, M., 1999, Tübingen. Edition diskord.
Weizsäcker, V.v. (1947): Der Gestaltkreis. Thieme, Stuttgart.
Wertheimer, M. (1964): Produktives Denken. 2. Auflage der deutschen Ausgabe. Verlag Waldemar Kramer, Frankfurt am Main.
Wesselman, E., Lindemeyer, T., Lorenz, A. L. (2004): Wenn wir uns nicht verstehen, verstehen wir nichts. Übersetzen im Krankenhaus. Der Klinikinterne Dolmetscherdienst. Mabuse-Verlag.
Whitehead, M. (1990): The Concepts and Principles of Equity in Health. World Health Organisation, Regional Office for Europa, Copenhagen. In: Interkulturelle Kompetenz im Gesundheits- und Sozialwesen. Curriculum für eine berufsbegleitende Weiterbildung/Zusatzqualifikation. Rosendahl, C., & Borde, T. Evangelische Fachhochschule Hannover, Institut für praxisbezogene Forschung. Frühjahr 2002.
Wikipedia, 24 Februar 2017: Medizin des Altertums. https://de.wikipedia.org/wiki/Medizin_des_Altertums. Diese Seite wurde zuletzt am 24. Februar 2017 um 16:52 Uhr geändert. (25.02.2017, 14:04 Uhr)
Wilhelm, G. (2011): Generation Koffer: Die Pendelkinder der Türkei. Taschenbuch – Orlanda Verlag, August 2011

Winter, G. (1988): Konzepte und Stadien interkulturellen Lernens. In: Thomas, A. (Hrsg.). Interkulturelles Lernen im Schüleraustausch. SSIP-Bulletin Nr. 58. S. 151–178. Breitenbach. Saarbrücken.

Wittig, U., Merbach,M., Siefen, R.G. et al. (2004): Beschwerden und Inanspruchnahme des Gesundheitswesens von Spätaussiedlern bei Einreise nach Deutschland. Gesundheitswesen 66 (2): 85–92

Wöller, W. (2016): Trauma-informierte Peer-Beratung in der Versorgung von Flüchtlingen mit Traumafolgestörungen. In: PPmP, Psychotherapie, Psychosomatik, Medizinische Psychologie (Psychother Psych Med). 2016, 66: 349-355

Wunderlich, U. (1997): Ergebnisse einer Untersuchung am Institut der Poliklinik für Psychosomatik und Psychotherapie der Universität zu Köln. In: Kölner Stadtanzeiger. 1./2. Februar 1997

Yano, H., (2001): Anwerbung und ärztliche Untersuchung von ›Gastarbeitern‹ zwischen 1955 und 1965. In: Marschalck P, Wiedl KH (Hrsg) Migration und Krankheit. IMIS Schriften, Band 10. Universitätsverlag Rasch, Osnabrück, S 65–83.

Yildirim-Feldbusch, Y., (2003): Türkische Migranten: Kulturelle Missverständnisse. Sozialmedizinische Aspekte bei der Versorgung von türkischen Patienten in Deutschland. Deutsche Ärzteblatt 2003; 100(18)

Yüksel, S. (2003): Wie Frauen mit Gewalterfahrungen in der Familie gestärkt werden können – die Lage der Psychotherapie: Erfahrungen aus der Türkei. In: Vortrag auf dem türkisch-deutschen Psychiatriekongress. Verrückte Grenzen – Interkulturelle Begegnungen 16.–20. September 2003. Essen.

Zarifoglu, F. (1992a): »Psychiatrische Versorgung von Migranten unter Einbeziehung ethnopsychiatrischer Aspekte«. In: IZA 3 / 4 / 1992.

Zarifoglu, F. (1992b): Ein kurzes Resümee über die soziokulturellen Aspekte von psychischen Erkrankungen bei Migranten aus dem Nahen und Mittleren Osten sowie ihre psychosoziale Versorgung in Deutschland. In: Collatz, J., Brandt, A., Salman, R. & Timme, S. (Hrsg.). Was macht Migranten in Deutschland krank? ebv Rissen. Hamburg.

Zentralinstitut für die kassenärztliche Versorgung in Deutschland (Hrsg.). (1989): Die EVaS-Studie. Eine Erhebung über die ambulante medizinische Versorgung in der Bundesrepublik Deutschland. Deutscher Ärzte-Verlag. Köln.

Zieris, E. (1972): So wohnen unseren ausländischen Mitbürger. Bericht zur Wohnsituation ausländischer Arbeitnehmerfamilien in Nordrhein-Westfalen. Düsseldorf

Zieris, E., (1973): Betriebsunterkünfte für ausländische Mitbürger in Nordrhein-Westfalen. Hrsg. vom Ministerium für Arbeit, Gesundheit und Soziales des Landes NRW, Opladen

Zimmermann, E. (1983a): Psychologische und soziale Probleme ausländischer Patienten. Aus: Ausländische Patienten besser verstehen. Evang. Akademie Daben. S. 25–37. Bad Herrenalb.

Zimmermann, E., v.-Petrykowski, W. (1983b): Magische Krankheitsvorstellungen ausländischer Eltern als Problem in der Psychiatrie. Der Kinderarzt 14. S.1113–1122.

Zimmermann, E. (1986a): Transkulturelle Konzepte von Krankheit und Kranksein. Zur Problematik der Medizin der Migration. In: Bausinger, H. (Hrsg.). Ausländer – Inländer. Tübingen.

Zimmermann, E. (1986b): In Kompatibilität von Krankheitskonzepten und transkulturelle Missverständnisse. In: Curare 9, Sonderheft. Kranksein und Migration in Europa. S. 149–154.

Zimmermann, E. (1986c): Kranksein und Migration in Europa. Vortrag auf der VIII. Internationalen Fachkonferenz Ethnomedizin der Arbeitsgemeinschaft Ethnomedizin e.V. Heidelberg, 4.–6.4.1986.

Zurek, A. (1979): Das Denken der Arbeiterin. Ein prozeßanalytischer Vergleich von Arbeiterinnen und Studentinnen bei praktisch-technischen und sozialen Problemen mit der Lautes-Denken-Methode. Dissertationsschrift.

Zurek, A. (1992): Psychotherapie und Entfremdung. In: Verhaltenstherapie & psychosoziale Praxis. Band 24, (4). S. 433–457.

Zurek, A. (1995): Psychotherapie und Entfremdung. In: Hermer, M. (Hrsg.). Die Gesellschaft der Patienten. Gesellschaftliche Bedingungen und psychotherapeutische Praxis. Forum für

Verhaltenstherapie und psychosoziale Praxis. Band 26. S. 133–142. dgvt-Verlag. Tübingen.

Zurhorst, G. (2003): Eminenz-basierte, Evidenz-basierte oder Ökologisch-basierte Psychotherapie? In: Psychotherapeutenjournal, 2/2003. R. v. Decker.

Zwangsverheiratung in Deutschland - Anzahl und Analyse von Beratungsfällen. Wissenschaftliche Untersuchung im Auftrag des Bundesministeriums für Familie, Senioren, Frauen und Jugend, Kurzfassung, Stand 28.03.2011

Stichwortverzeichnis

A

Abhängigkeitskrankheit 125
Ablehnungsquote 204
Abwehr-
– haltung 20, 175
– mechanismus 20, 55
– strategie 78
Akkulturationsstil 128
Akkulturationsstress 128
Akzentuierung 13
Alevit 64
Alpha-Bias 49
Altersarmut 210
Altertum 14, 182
Ambiguitätstoleranz 24
Ambivalenzen 53
Amulett 179
Anamneseerhebung 22, 36
Anatomiekenntnis 32
Anerkennungskultur 222
Anhedonie 57
Animistisch-magische Seinsformen 187
Anpassungsleistung 129
Antike 182
Anwerbe-
– abkommen 201
– länder 210
– stopp 211
– vertrag 212
Arbeiterwohnheim 207
Arbeitslosigkeit 200
Arbeitsmigration 14
Arzt-Patient-Beziehung 34
Asklepios 183–184
Aspekte
– ethnische 72
– kulturelle 72
– religiöse 72
– sprachliche 72
Assimilation 87
Asylberechtigter 217
Asylbewerber 217
Asylbewerberleistungsgesetz 220
Audit-Instrument 153

Aufnahmeland 206
Ausgewogenheit 76
Ausländerarbeitsplätze 207
Auswertungsergebnis 12
Autonomie-
– Abhängigkeitskonflikt 59
– bedürfnis 117
– streben 63

B

Begegnung
– therapeutische 12
Behandlerwechsel 40
Behandlungskonzept 155
Behandlungstechnik
– magische 184
Beschneidung 165
– weibliche 165
Beschwörungsformel 183
Beta-Bias 49
Bewältigungsstrategie 12
Beziehung
– therapeutische 13
– tragfähige 32, 60
Beziehungsqualität 51
böse Geister 182, 186
böser Blick 179, 187
Brautpreis 164

C

Chancengleichheit 141
Checkliste 145
Chiffren 45
Christ 64
Curriculum 27

D

Dämonen 182, 187
Datenerhebungsverfahren 157
Dechiffrierung 48
Dezentrierung 24

Diagnostik 12
Diskriminierung 219
- strukturelle 157
DITIB-Moschee 59
Diversity 139
Doctor-Hopping 39
Dolmetschen 95
Dolmetscher
- -dienst 94
- Fach- 97
- -kosten 220
- -netz 149
- semiprofessionelle 92–93
DOMIT 203
Doppeluntersuchung 135
Dschinn 187

E

Ehre 162
Ehrenmord 63
Einfühlungsvermögen 22
Einverständnis im Unverständnis 72
Einwanderungsland 216
Empathie 22
Entsendeländer 210
Enttäuschungsgefühl 129
Erklärungsmodell 26
Erkrankungsrisiko 123
Erziehungsvorstellung 161

F

Fachkräfte
- bilinguale 99, 134
Familienkohäsion 168
Familienzusammenführung 58, 211
Fehl-
- diagnose 37
- einschätzung 40
- versorgung (Unter-/Überversorgung) 38
Flüchtlinge 200
Fluchtursache 217
Fort- und Weiterbildungscurriculum 146
Fremd-
- heit 34, 40
- heitsgefühl 19
- sein 53
- sprachenkenntnisse 155
- sprachenliste 157
Fremdenfeindlichkeit 219

G

Gastarbeiter 167
Geborgenheitsgefühl 211
Geflüchtete 217
Gegenübertragungsgefühl 51
Geisterwesen 187
Generationszugehörigkeit 57
Gerechtigkeit 75
Gerechtigkeitsdenken 80
Gesundheits-
- berichterstattung 120
- karte 220
- kommission 203
- prüfung 202
- versorgung 13
- wegweiser 152
Glaubenszugehörigkeit 65
Gleichbehandlung 24
- von Ungleichem 73
Gleichbehandlungsansatz 77
Gleichbehandlungsmaxime 73
Gleichmachung 78
Gnadenerweis 186
Gräberkult 185
Grundhaltung 198
Grünes Kapital 210
Gruppenpsychotherapie 133

H

Hadithe 180
Handlungsempfehlung 220
Handlungsstrategie 12
Heiler
- traditionelle 104
Heilung 14
Herkunftskultur 62
Herkunftsregion 33, 57
herkunftsspezifisch 14
Hermeneutik
- horizontale 13, 72
- vertikale 13, 72
Heuss-Türken 201
hierarchisch 159
Hodschas 179
Höflichkeitsform 162
Homosexualität 165

I

Identität 53
Identitätsfindung 110
Imam (islamischer Geistlicher, Hodscha) 181

Inanspruchnahme 52
- -Verhalten 13
Individualismus 59
Integration 87
Integrations-
- beauftragter 144, 157
- konzept 220
- kurs 222
Interaktion 54
Interkulturelle therapeutische Kompetenz (IKTK) 12, 17
Interkulturelle(r,s)
- Handlungskompetenz 18
- Kommunikation 12
- Kommunikationskompetenz 134
- Kompetenz 11
- Missverständnisse 15
- Öffnung 140
- Setting 12
- Therapiekontext 57
- Überschneidungssetting 52
Interne Fremdsprachenliste 150
Intranetportal 152
Islam 14, 65
Islamische Medizin 185

K

Kinderbräute 165
Klinikkonzept 156
Kofferkinder 213
Kohärenzgefühl 194
Kollektivismus 159
Kommunikation 26
- tragfähige 60
Kommunikations-
- barriere 137
- fähigkeit 28
- schwierigkeit 28
Kompetenz 12
Konflikt 53
- -bewältigungsstrategie 71
- Generations- 129
- -lösung 68
- -verlagerung 78
Kopftuch 58
Koran 180
Krankheit 14
Krankheits-
- behandlung 23
- bewältigung 31
- konzept 28
- risiko 207
- verständnis 23
- wahrnehmung 31

Krankheits- und Heilvorstellung 14, 105
- magische 14
- traditionell-religiös-magische 182
Kriterienkatalog 147
Kritikfähigkeit 57
KTQ (Zertifizierungsgesellschaft) 151
Kultur 81
- -immanenz 175
- -konflikt 50
- -sensibel 50
- -spezifisch 85
- -standard 17
Kulturalisierung 12
Kulturelle(r,s)
- Besonderheiten 22, 49
- Missverständniss 80
- Verständigung 80
Kulturkreis
- türkisch-islamischer 55

L

Lebensbedingungen 206
Leitbild 11, 145
Leitkriterien 13
Leuchtturm 210

M

Magier 182
Magischer Schutz 182
Marginalisierung 87
Maßnahmen
- personelle 144
- strukturelle 144
Matriarchat, heimliches 64
Metapher 45
Migranten
- Arbeits- 26
- -familien 14
Migration 11, 14
Migrations-
- ambulanz 143
- geschichte 14, 199
- hintergrund 119
- motivation 36
Migrations-Stress-Theorie 128
Minderjährige, unbegleitete 219
Missverständnis 11
- ethnisches 109
Mitarbeiterorientierung 155
Moschee 70
Muttersprache 91
Muttersprachler 92

241

N

Nationalitätszugehörigkeit 65
Neugierde 20
Niedergeschlagenheit 57
Niederlassung 212
Nivellierung 13
Norm- und Wertvorstellungen
– herkunftsspezifische 14
Norm, gesellschaftliche 11
Notfallambulanzstudie 39

O

Odyssee 142
Organchiffren 43
– Bauch 46
– Herz 47
– Kopf 46
– Leber 45
– Lunge 45
– Nabel 46
Organe, fallende 43
Organisation und Führung 155
Orientierungssystem 81

P

Patienten
– türkeistämmige 75
Patientenorientierung 155
Patientenzufriedenheit 157
patriarchalisch 159
Personalisierung 49
Phänomene, natürliche 187
Praktiken
– magisch-religöse 185
– volksmedizinische 185
Projektion 54
Prophetenmedizin 185
Prüfung Gottes 181, 186
Psychotherapeuten, bilinguale 52
Psychotherapie, Methoden der 11

Q

Qualitäts-
– kriterium 153
– management 155, 157
– managementbeauftragter (QMB) 151
– standard 100
– zirkel Integration (Arbeitskreis) 150
Quotenregelung 99

R

Redewendung 48
Regeldienst 140
Regelversorgungseinrichtung 52
Rehabilitation 72, 133
Reha-Maßnahme 133
religiös 55
religiöser Wahn 195
Renteneintrittsalter 200
Repräsentativbefragung 214
Respektperson 62
Rollendifferenzierung 14
Rolleneinteilung 161
Rückkehr 212
– -migration 214
– -syndrom 130, 206
– -wunsch 213–214

S

Scharia 171
Schichtzugehörigkeit 33
Schizophrenieerkrankung 127
Schizophrenierisiko 127
Schmerz-
– ausdruck 31
– empfinden 31
– symptom 126
Schubwirkung 218
Schuld und Sünde 180
Selbstheilungskraft 194
Selbstreflexion
– Bereitschaft zur 22
– Fähigkeit zur 20, 22, 147
Selektionstheorie 128
Separation 87
sexuelle Aufklärung 164
Sinus-Milieus© 171
– religiös-verwurzeltes Milieu 172
– traditionsverwurzeltes Migranten-Milieu 172, 174
Sklavenmarkt 203
Smalltalk 60
Sogwirkung 218
Sonderbedarfszulassung 221
Sonnenberger Leitlinien 155
Sprach- und Intergrationsmittler (SIM) 95
Sprachbarriere 87
Sprachkompetenz 97
Stellenausschreibung 155
Störung
– depressive 125
– somatoforme 125

Stressfaktor 127
Struktur
– Familien- 59
– kohäsive 58
– patriarchalische 161
Sünde 61
Symbole 48
Symptomverschiebung 205

T

Textinterpretation 13, 72
Therapeuten
– bilinguale 52, 147
– einheimische 12, 54
– muttersprachliche 13, 85
– türkeistämmige 12
Therapeutische Haltungen 35
Therapeut-Patient-Beziehung 12, 31
Therapiesetting 36
– interethnisches 54–55
traditionell 12, 55
Traditionelle(r,s)
– Heiler 179
– Medizin 179
Traumafolgestörung 110
Traumatisierung 15
Trennungs- und Entwurzelungserlebnis 129

U

Überbetonung 22
Übernatürliche Kräfte 187
Überschneidungssituation 11, 18
Übersetzen 95
– Auslassung 98
– Ergänzung 98
– Ersetzen 98
– Rollentausch 98
– Verdichtung 98
Übertragungsbereitschaft 13, 72, 117
Unausgewogenheit 77
Ungleichbehandlung 80
Ungleichheit 77
Unsicherheitsgefühl 28
Untersuchung 12

V

Verbundenheit 159
Verdrängungsmechanismus 78
Verfassungsreferendum 211
Verlegenheitsdiagnose 37
Verleugnung 22
Vermeidungsstrategie 78
Versorgung, psychosoziale 222
Versorgungsforschung 92
Verständigungs-
– barriere 37
– problem 124
– schwierigkeit 76
Vertrauensverhältnis 76
Vielfalt der
– Ethnien 11
– Kulturen 11
– Religionen 11
– Sprachen 11
Vulnerabilität 213

W

Wahlheimat 54
Wallfahrten 185
Wandel
– demografischer 154
– gesellschaftlicher 11
Wertorientierung 14
– religiöse 159
Wertvorstellung 169
– gesellschaftliche 11
Wunschvorstellung 206
Würde 162

Z

Zauberei 187
Zaubersprüche 182
Zugangsbarriere 13, 134
Zugangsschwelle 153
Zuwanderungsgesetz 216
Zwangsehe 165
Zwangsverheiratung 166
Zwischenraum 12

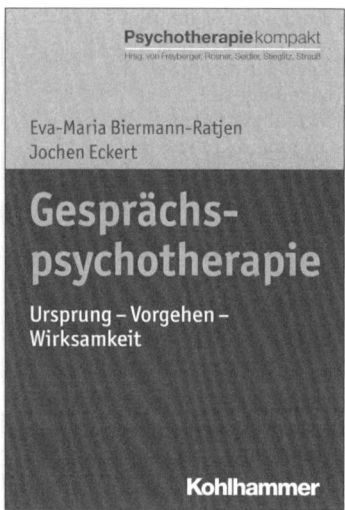

Eva-Maria Biermann-Ratjen
Jochen Eckert

Gesprächs-psychotherapie

Ursprung – Vorgehen – Wirksamkeit

*2017. 190 Seiten mit 2 Abb. und
6 Tab. Kart.
€ 29,–
ISBN 978-3-17-029080-8*
Psychotherapie kompakt

Die von Carl R. Rogers begründete Gesprächspsychotherapie ist ein humanistisches Psychotherapieverfahren, das in Deutschland, in Österreich und in der Schweiz gesetzlich anerkannt ist. Das Menschenbild dieser Therapieform beinhaltet ein fundamentales Vertrauen in die Ressourcen des Menschen und deren Entwicklung in Beziehungen. Die Gesprächspsychotherapie besteht in der Beziehung zwischen Therapeut und Klient, wenn es gelingt, dass der Klient erlebt und annehmen kann, dass ihn der Therapeut empathisch versteht und in keiner Weise bewertet. Dieses Buch verschafft einen kompakten, fachlich fundierten Überblick über Wirkungsweise, praktisches Vorgehen, wissenschaftliche Überprüfungen und Anwendungsgebiete der Gesprächspsychotherapie, veranschaulicht durch ein Fallbeispiel.

Dipl.-Psych. **Eva-Maria Biermann-Ratjen** war Klinische Psychologin an der Psychiatrischen Universitätsklinik Hamburg-Eppendorf.
Dr. Jochen Eckert war Professor für Klinische Psychologie und Psychotherapie an der Universität Hamburg.

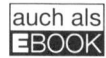

Leseproben und weitere Informationen unter www.kohlhammer.de

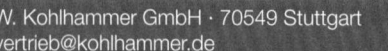